安徽省科技厅重大专项（公开竞争类）项目成果

经典名方『开心散』研究进展与应用

张彩云 主编

中国科学技术大学出版社

U0257025

内 容 简 介

本书是安徽省科技厅重大专项(公开竞争类)项目"经典名方'开心散'开发关键技术及产业化研究"和合肥综合性国家科学中心大健康研究院"揭榜挂帅"项目"新安医学经典名方'安神定态丸'的开发关键技术及产业化研究"的研究成果。"开心散"是国家中医药管理局制定的《古代经典名方目录(第一批)》100首经典名方之一,具有开心益智、安神宁心的功效。本书从经典名方"开心散"的起源与发展谈起,分析了开心散的具体应用和相关药理作用机制,介绍了开心散类方安神定志丸、薯蓣丸、补心汤的临床应用,着重阐述了开心散方中四味药的功效与主治、炮制方法以及相关考证,总结了开心散的临床应用,包括阿尔茨海默病、轻中度抑郁症、术后焦虑抑郁、围绝经期抑郁症、心脾两虚证抑郁、血管性痴呆、老年焦虑症及失眠,最后结合我国经典名方开发政策法规,概述了当前开心散的开发进展。

本书适合中医药相关专业研究人员和临床工作者参考使用。

图书在版编目(CIP)数据

经典名方"开心散"研究进展与应用/张彩云主编. —合肥:中国科学技术大学出版社,2024.6

ISBN 978-7-312-05984-1

Ⅰ. 经… Ⅱ. 张… Ⅲ. 经方—研究 Ⅳ. R289.2

中国国家版本馆 CIP 数据核字(2024)第 098405 号

经典名方"开心散"研究进展与应用
JINGDIAN MINGFANG "KAIXINSAN" YANJIU JINZHAN YU YINGYONG

出版	中国科学技术大学出版社
	安徽省合肥市金寨路 96 号,230026
	http://press.ustc.edu.cn
	https://zgkxjsdxcbs.tmall.com
印刷	合肥市宏基印刷有限公司
发行	中国科学技术大学出版社
开本	710 mm×1000 mm 1/16
印张	13
字数	269 千
版次	2024 年 6 月第 1 版
印次	2024 年 6 月第 1 次印刷
定价	50.00 元

编 委 会

主 编　张彩云

副主编　彭 灿　单晓晓　黄 鹏

编 委（按姓氏笔画排序）

前　言

　　随着国家各项中医药利好政策推进,当前中医药行业发展态势良好,我国中医药事业迎来了持续高速的发展。2017年7月1日,我国首部为传统中医药振兴而制定的国家法律《中华人民共和国中医药法》正式施行,其中明确提出了"古代经典名方是指至今仍广泛应用、疗效确切、具有明显特色与优势的古代中医典籍所记载的方剂"。古代经典名方是我国中药方剂的瑰宝和历代医家临床实践的精华,历经长期临床安全性和有效性验证,为其作为"经典药品"开发提供了保障,特别是豁免临床政策推动经典名方开发已成为当前传承创新发展中医药的突破口。国家中医药管理局会同国家药品监督管理局于2018年4月和2023年9月共发布了两批古代经典名方目录,为经典名方开发提供了基本遵循。2020年,国家药监局发布《中药注册分类及申报资料要求》中明确提出,经典名方中药复方制剂属于中药注册分类3.1类;2021年,国家药审中心发布《按古代经典名方目录管理的中药复方制剂药学研究技术指导原则(试行)》《古代经典名方中药复方制剂毒理学研究技术指导原则》等明确了经典名方开发的技术细则。

　　经典名方"开心散"是国家中医药管理局制定的首批百首方剂之一,始载于唐代医家孙思邈的《备急千金要方》,由远志、人参、茯苓和石菖蒲组成。方中远志交通心肾、安神益智;人参大补元气、复脉固脱、补脾益肺;辅以茯苓利水渗湿、宁心安神;佐以石菖蒲开窍化痰、醒神益智。四药合用益气养心、安神定志,主治"好忘"。现代中药临床和药理学研究证明经典名方"开心散"具有抗痴呆、抗抑郁、抗衰老等功效,对当前高发的老年痴呆、抑郁、焦虑和神经衰弱等病症有确切疗效。当前,在中医药理论、人用经验和临床试验"三结合"的中药注册审评证据体系指导下,综合运用传统中药研究方法和现代科学技术手段,开展经典名方"开心散"的新药研发对社会民众健康水平的提高意义重大,对全省乃至全国中医药产业发展意义重大,对传承祖国中医药文化和弘扬我国传统经典国粹精华更是意义重大。

本书是作者在承担 2022 年度安徽省科技厅重大专项(公开竞争类)"经典名方'开心散'开发关键技术及产业化研究"(202203a07020031)和 2023 年度合肥综合性国家科学中心大健康研究院"揭榜挂帅"项目"新安医学经典名方'安神定志丸'的开发关键技术及产业化研究"(2023CXMMTCM014)等相关新药研发过程中整理总结而成。全书共分为五章:第一章概述了近年来有关经典名方开发的国家政策和发展形势,溯源考证了经典名方"开心散"的组成、用法用量及类方的功能主治和临床应用情况;第二章在开心散组方药味功能主治和药材炮制的基础上,重点梳理了开心散所含化学成分并结合质量标志物(Q-marker)的概念,全面阐述了开心散的药效物质基础;第三章总结了开心散治疗阿尔茨海默病、抑郁症、血管性痴呆症等药理作用,从改善认知障碍、炎症因子、线粒体功能、氧化应激等"多靶点、多途径"角度阐释了开心散药效作用机制;第四章阐述了开心散和开心散加减方临床应用情况,总结了开心散与其他药物联用的临床研究,并简要说明了开心散剂型研究情况;第五章结合国家药品监督管理局药品审评中心发布的经典名方开发相关指导原则,从开心散关键信息考证、药学研究和非临床安全评价全面综述了经典名方"开心散"开发现状,为开心散及其他经典名方新药研发工作提供了有益参考。

本书的出版,首先至诚感恩源远流长的祖国中医药学,感恩"药王"孙思邈留下"开心散"这剂配伍精妙的良方造福大众! 衷心感谢国家出台的中医药利好政策和安徽省科技厅重大专项及合肥综合性国家科学中心大健康研究院基金对本人和团队经典名方开发工作的大力支持! 衷心感谢安徽中医药大学的领导、同事们和蚌埠丰原涂山制药有限公司负责人和工程师队伍在开心散开发过程中的贡献和付出! 衷心感谢王贝、沈宇等安徽中医药大学学子在书稿编写过程中的积极参与和劳动付出,有大家真"开心"! 在本书编撰过程中,除查阅了大量文献资料之外,还参阅了一些学者研究的相关资料,在此深表感谢。

　　尽管本人期待整体阐明经典名方"开心散"的研究进展与应用情况，限于作者在中医药领域和经典名方开发方面水平有限，书中存在不足和疏漏在所难免，敬请专家和广大读者批评指正。最后，祝愿我国中医药事业蒸蒸日上，为建设中华民族现代文明贡献中医药力量，为大众健康"开心"！

张彩云

2024 年 3 月于合肥

目　　录

第一章 概　述

　　古代经典名方是中医药临床应用发展的瑰宝和历代医家实践经验的精华,对经典名方的开发利用是当前中医药传承创新发展的重要突破口。经典名方"开心散"始载于唐代医家孙思邈所著《备急千金要方》,是国家中医药管理局制定的《古代经典名方目录(第一批)》100首经典名方之一。本章首先介绍近年来有关经典名方开发的国家政策和发展形势,然后对经典名方"开心散"的组成、用法用量源流进行追溯与考证,最后梳理开心散及类方的功能主治和临床应用情况。

第一节　经典名方概述与开发政策

　　中医药是中华民族的伟大创造,传承创新发展中医药是新时代中国特色社会主义事业的重要内容。古代经典名方是我们中华民族的宝贵财富,以千百年确切的临床疗效和良好安全性引起了行业各界的高度关注。2017年7月1日实施的《中华人民共和国中医药法》明确指出,经典名方是指"至今仍广泛应用、疗效确切、具有明显特色与优势的古代中医典籍所记载的方剂"。[1]作为中药方剂的杰出代表,经典名方是中医药理论历经几千年沉淀的精华,是方剂学乃至中药学理论体系的主要支撑,也是我国防治复杂疾病的重大医药资源。在医药工业现代化已臻于成熟的今天,医药工作者需尽力将中医药发扬光大,帮助大众消除心灵和身体上的各种病痛。如何结合古今应用的客观实际,以现代化的制备方式和方法标准让我国经典名方焕发时代活力,是当前经典名方开发的关键。

　　根据《中医古籍总目》记载的历代代表性医籍,结合医史文献学专家推荐,遵循"以健康为导向,围绕优势病种"的原则,经多学科专家多轮论证和逐层筛选,最终从103种代表性医籍所载的10万余首方剂中遴选出100首,整理推出《古代经典名方目录(第一批)》,于2018年4月由国家中医药管理局正式发布。[2]同年6月国家药品监督管理局会同国家中医药管理局组织制定了《古代经典名方中药复方制剂简化注册审批管理规定》(2018年第27号),发布了经典名方中药复方制剂注册审批豁免临床的利好政策。[3]在当前大力发展中医药的契机下,简化经典名方审批程序,深化中药注册领域改革,是新时期传承创新中医药的切入点和突破口。2020年国家药品监督管理局发布的《中药注册分类及申报资料要求》,明确了按古代经典名方目录管理的中药复方制剂属于中药注册分类 3.1 类;2021 年国家药审中心发布《按古代经典名方目录管理的中药复方制剂药学研究技术指导原则(试行)》和《古代经典名方中药复方制剂毒理学研究技术指导原则》等,为经典名方开发提供了基本遵循原则。[4-6]

经典名方应用广泛、用药历史悠久,其中中药材基原变迁、度量衡换算、古法炮制与现代工艺转化等关键信息考证,是古代经典名方中药复方制剂产品研发中首先要清晰的问题。既要明确经典名方的药材基原、炮制技术、剂量换算等关键信息,又要结合现代化大生产的实际情况,"尊古而不泥古",是贯穿经典名方开发过程始终的平衡思维。为加快经典名方研究成果转化,各研究单位按照《古代经典名方关键信息考证原则》要求开展了《古代经典名方目录(第一批)》有关方剂的基原、炮制、剂量及煎煮法、功能主治等考证研究。由国家中医药管理局同国家药品监督管理局药品注册管理司共同组织专家评议,目前从科学性、合理性等综合因素方面考虑,先后发布了《古代经典名方关键信息表(7 首方剂)》和《古代经典名方关键信息表(25 首方剂)》。[7,8]国家已发布的经典名方处方组成、药材基原、药用部位、炮制规格、折算剂量、用法用量、功能主治等关键信息,为第一批百首经典名方作为中药 3.1 类新药申报的药学研究提供了明确依据。

在经典名方关键信息确定后,应按照《中药新药用药材质量控制研究技术指导原则(试行)》《中药新药用饮片炮制研究技术指导原则(试行)》《中药复方制剂生产工艺研究技术指导原则(试行)》《中药新药质量研究技术指导原则(试行)》《中药新药质量标准研究技术指导原则(试行)》《中药均一化研究技术指导原则(试行)》等指导原则,开展经典名方药学研究的药材、饮片、基准样品和制剂生产开发。研发过程鼓励以优质道地药材为原料,从药材基原、产地、种植养殖、生长年限、采收加工、饮片炮制及包装贮藏等多个方面加强药材和饮片的质量控制,从源头保障制剂的质量,进行饮片炮制和制剂生产。按照国家发布的古代经典名方关键信息及古籍记载,以制剂的质量与基准样品的质量基本一致为目标,重视基准样品研究,确定商业规模的制剂生产工艺。开展过程相关性研究,明确关键质量属性和关键工艺参数,建立和完善符合中药特点的全过程质量控制体系,保证药品质量及其均一、稳定。经典名方开发应以长期稳定性试验结果为依据,确定复方制剂的有效期。同时,根据《药品注册管理办法》《中药注册分类及申报资料要求》等要求,古代经典名方在完成中试后需提交非临床安全性研究或毒理学研究资料。

第二节　开心散概述与开发关键信息

经典名方"开心散"是国家中医药管理局于 2018 年 4 月发布《古代经典名方目录（第一批）》中百首经典名方之一[3,8]，始载于唐代医家孙思邈所著《备急千金要方·卷十四·小肠腑方》[9]。开心散由远志、人参、茯苓和石菖蒲四味中药组成，具有益气养心、安神定志、益智抗衰等功效，主治心气不足证，症见神志不宁、健忘失眠、心悸怔忡等。方中远志通心安神、益智散郁；人参大补元气、安神益智；佐以石菖蒲开心窍、醒神明；辅以茯苓利水渗湿、宁心安神。现代临床应用和实验研究证明开心散在抗抑郁、抗痴呆、抗氧化、抗衰老等方面具有良好的药理作用[10]。

2018 年 4 月国家中医药管理局发布的开心散原方出处、处方、制法及用法如下[3]：

一、出处

《备急千金要方》，唐代孙思邈著。"开心散，主好忘方"。

二、处方

远志、人参各四分，茯苓二两，菖蒲一两。

三、制法及用法

首先将石菖蒲、茯苓、远志、人参分别打粉逐级过筛至七号筛，按 1∶2∶1∶1 称取四种药材粉末。制备时采用倍增套色法，即（少量茯苓打底）1 勺远志套色 +1 勺石菖蒲 +2 勺人参 +4 勺茯苓——依次等量递加研磨完成过七号筛即得。

饮服方寸匕，日三。

2022 年 9 月国家中医药管理局和国家药品监督管理局发布的开心散关键信息表如表 1.1 所示[8]。

参考《备急千金要方》记载和国家中管局公布的经典名方"开心散"关键信息可知，经典名方"开心散"组方中药材的基源分别为远志科植物远志（*Polygala tenuifolia* Willd.）或卵叶远志（*Polygala sibirica* L.）、五加科植物人参（*Panax ginseng* C. A. Mey.）、多孔菌科真菌茯苓［*Poria cocos*（Schw.）Wolf］和天南星科植物石菖蒲(*Acorus tatarinowii* Schott)。开心散具有益气养心,安神定志等功效,主治心气不足证,症见神志不宁、健忘失眠、心悸怔忡等。开心散中四味药材的配伍比例为远志∶人参∶茯苓∶石菖蒲＝1∶1∶2∶1(质量比);处方中各药味用量为远志、人参、石菖蒲各 13.8 g,茯苓 27.6 g。四味药材粉碎后过筛,得到开心散细粉(散剂)。然后用温水送服。开心散日用最大处方剂量为 9 g(含远志 1.8 g、人参1.8 g、茯苓 3.6 g、石菖蒲 1.8 g),一日分三次服用。

表 1.1　国家中医药管理局公布的经典名方"开心散"关键信息

基本信息		现代对应情况					
出处	处方、制法及用法	药味名称	基原及用药部位	炮制规格	折算剂量	用法用量	功能主治
《备急千金要方》(唐·孙思邈)	远志、人参各四分,茯苓二两、菖蒲一两。右四味,治下筛;饮服方寸匕,日三	远志	远志科植物远志(*Polygala tenuifolia* Willd. 或卵叶远志 *Polygala sibirica* L.)干燥根	生品	13.8 g	上四味,碎成细粉,每次冲服方寸匕,日三次	【功效】益气养心,安神定志 【主治】心气不足证,症见神志不宁、健忘不眠、心悸怔忡
		人参	五加科植物人参(*Panax ginseng* C. A. Mey.)干燥根和根茎	生品	13.8 g		
		茯苓	多孔菌科真菌茯苓(*Poria cocos* (Schw.) Wolf)干燥菌核	生品	27.6 g		
		石菖蒲	天南星科植物石菖蒲(*Acorus tatarinowii* Schott)干燥根茎	生品	13.8 g		

注:因"方寸匕"的容量折算标准受药材比重等因素影响,剂量折算结果差异较大。结合征求意见中研发单位提供的安全性评价研究结果,建议每次冲服 1～3 g,临床遵医嘱服用。在固定原方比例的基础上,结合安全性评价结果及临床用药实际确定具体服用剂量。

第三节　开心散开发关键信息考证

关键信息考证是经典名方开发的源头性要素,应遵循"传承精华、守正创新"的理念,理清开心散的发展脉络,为其经典名方开发提供史籍考证依据。开心散出现在大量医籍文献记载中,国家中医药管理局公布的开心散出自唐代医家孙思邈《备急千金要方·卷十四·小肠腑方》。以下是在国家中医药管理局发布的经典名方关键信息考证总则的指导下[11],通过参考古籍文献并结合"方寸匕"文物考证,梳理有关开心散的处方组成、剂量折算、药材基原及本草考证。

一、开心散复方配伍、剂量和用法用量考证

(一)处方配伍比例考证

大量医籍记载的开心散与《备急千金要方》的药味组成基本一致,但各个朝代开心散处方的配伍比例有很大差异,具体见表1.2。[12-18]北周医学家姚僧垣著《集验方》卷五所载"开心散,令人不忘方"的配方为"远志四两、人参二两,茯苓三两、菖蒲三两",重用远志交通心肾兼养心开窍,主治"心肾不交、痰浊阻窍之多忘"[12]。从表1.2可知,随着朝代变更,开心散处方中"远志:人参:茯苓:菖蒲"的配伍比例出现了2:3:3:2、1:1:2:1、1:1:1:1、1:2:2:1等不同情况。

表1.2　历代医家开心散配伍剂量与功效主治记载

朝代	书 名	方名	组 方				功效主治
			远志	人参	茯苓	菖蒲	
北周	《集验方》[12]	开心散	四两	二两	三两	三两	令人不忘
唐	《备急千金要方》[9]	开心散	四分	四分	二两	一两	主好忘
宋	《医心方》[13]	开心散	一两	一两	二两	一两	主好忘
	《三因极一病证方论》[14]	开心散	二两	三两	三两	二两	治喜忘恍惚,破积聚,止痛,安神定志,聪明耳目
元	《世医得效方》[15]	开心散	二两	三两	三两	二两	治心气不定,忧思多忘,神魂惊悸
明	《证治准绳·类方》[16]	开心散	二钱半	二钱半	二两	二两	治好忘
	《景岳全书》[17]	开心散	二钱半	二钱半	二两	一两	治好忘
清	《医灯续焰》[18]	开心散	二钱半	二钱半	二两	一两	治好忘

《备急千金要方》中记载开心散处方为"远志、人参各四分,茯苓二两、菖蒲一两",要确定方中药材配伍比例,首先应考证"分"与"两"的剂量关系。南北朝医药学家陶弘景在《本草经集注》明确"古秤唯有铢两,而无分名。今则以十黍为一铢,六铢为一分,四分为一两,十六两为一斤"[25]。此处的"分"是两晋南北朝药秤中

"六铢为一分,四分成一两"所特定的,在《千金要方》《新修本草》《政和本草》《本草纲目》等很多医学著作皆有记载,是研究古代药物剂量重要资料。

医家孙思邈在《千金要方》中引用了陶弘景的药秤,认为这是"神农之秤",并指出"隋人以三两为一两,今依四分为一两称而定"。目前传世通行本《备急千金要方》由北宋校正医书局整理刊行的,始于仁宗嘉祐二年(1057 年),终于英宗治平三年(1066 年)。郭正忠等考证发现,在 988—992 年间宋朝政府以"钱、两"十进位制替代"铢、分"两位进制[26]。北宋《太平圣惠方》对药物剂量也进行相关规定,"其方中凡言分者,即二钱半为一分也。凡言两者,即四分为一两也。凡言斤者,即十六量为一斤也",此处再一次提出"四分为一两"的换算关系[27]。按照现行北宋版《备急千金要方》校正整理时期推算,开心散组方中远志和人参存在"四分为一两"的换算关系,"远志、人参各四分"即为"远志、人参各一两"。同时,与《备急千金要方》同时代的《医心方》中记载的开心散处方为"远志一两,人参一两,茯苓二两,菖蒲一两",进一步验证了"四分为一两"的换算关系[19]。

因此,依据上述分析,我们考证《备急千金要方》记载的开心散中"远志∶人参∶茯苓∶石菖蒲的配伍比例为 1∶1∶2∶1"。这与国家中医药管理局和国家药品监督管理局最新发布开心散的配伍比例完全一致[8]。

(二)剂量折算考证

在经历两晋、南北朝混乱后,隋朝统一了度量衡与钱币,即《隋书·律历志》中记载"开皇以古称三斤为一斤,大业中依复古秤",说明隋朝的度量衡存在大小制两制的状况[28]。这种大小制同样延续至唐朝,《唐六典》文献中记载"凡积秬黍为度量权衡者,调钟律、测晷影、合汤药及冠冕之制则用之,内外官司悉用大者",亦是记载说明唐代规定了大小制,并且规定各自适应对象,明确医药用小制,其度量衡继续沿用秦汉制度[28]。《备急千金要方》中提及"孙氏生于隋末,终于唐永淳中,盖见隋志唐令之法矣。则今之此书当用三两为一两,三升为一升之制"[9]。如上所述,唐代医药用秤方面依旧沿用了汉代的小秤,因此折算时需要考证汉代的剂量折算,表 1.3 列举了关于汉代"两"的折算情况。[19-24]

表 1.3　汉代"两"的剂量折算记载

序号	文献/著作	剂量换算
1	《伤寒论讲义》[19]	汉一两 = 3 g
2	《方剂学》[20]	汉一两 = 9 g
3	《中医方剂大辞典》[21]	汉一两 = 13.92 g
4	《中国科学技术史·度量衡卷》[22]	汉一两 = 13.75 g
5	《伤寒论》和《金匮要略》[23]	汉一两 = 15.6 g
6	《经方本原剂量问题研究》[24]	汉一两 = 13.8 g

近现代全国通用教材、医药大辞典等对汉代"两"的折算多采用"一两＝3 g"的换算标准,如《伤寒论讲义》1964 年版[19]。而广州中医学院在 1979 年编著的《方剂学》中则提出"汉一两今为 9 g"的换算[20],1997 年彭怀仁在《中医方剂大辞典》中认为"一两＝13.92 g"[21]。丘光明根据出土的东汉器物考证,在《中国科学技术史·度量衡卷》中提出"东汉量值一两折合 13.75 g"[22];而 1983 年柯雪帆根据出土的西汉、新莽的出土器物考证,认为"一两折合 15.6 g"[23];2015 年傅延龄教授在《经方本原剂量问题研究》中通过对丘光明等有关出土文物的考察、经方药物质量的实测以及度量衡专家认证的换算,提出"汉一两＝13.8 g"的换算结果[25]。这与国家中医药管理局最新公布的《古代经典名方关键信息表(25 首方剂)》中汉唐换算结果一致,如表 1.1 中开心散的"一两"即按照 13.8 g 的剂量进行折算[8]。当然,开心散这一剂量换算的结果并非一次或一日服用的剂量,散剂制备一般是供多次服用的。所以,对开心散而言应注重考证处方的配伍比例。下面继续考证开心散的用法用量。

(三) 用法用量考证

《备急千金要方》记载开心散用法用量为"饮服方寸匕,日三",所以要确定其日用剂量和次用剂量需对"方寸匕"进行全面考证。医药学家陶弘景在《本草经集注》中指出"一方寸散,蜜和得如梧子,准十丸为度",提出"一方寸匕的内容物体积约与10 枚梧桐子体积相当"[26],而唐代药学家苏敬在《新修本草》提出"一方寸匕内容物与 16 枚梧桐子相当"[29]。根据 2014 年傅延龄教授在《论方寸匕、钱匕及其量值》中测出 1 枚梧桐子体积约为 0.27 cm^3 计算,则 10 枚梧桐则约为 2.7 cm^3,而 16 枚梧桐子体积为 4.32 cm^3[30]。1979 年《中药大辞典》中记录"一方寸匕药物的体积约为2.74 cm^3,植物药的重量约为 1 g,矿物药的重量约为 2 g"[31]。可见《中药大辞典》与《本草经集注》对"方寸匕"容积的度量基本一致,即一方寸匕内容物容积约为2.7 cm^3。而 1981 年赵有臣在文章《方寸匕考》中指出"一方寸匕的容积约为5 cm^3"[32]。

针对以上方寸匕的考证结果,我们对不同容积的开心散细粉进行称量以验证其质量。具体结果如图 1.1 所示,体积为 2.7 cm^3 的开心散细粉的净质量约为 1 g(与《中药大辞典》基本一致);4.32 cm^3 的开心散细粉约为 1.6 g;而 5 cm^3 的开心散细粉重约 1.8 g,总之根据以上考证整体上未超过 2 g。

2018 年熊长云在著作《新见秦汉度量衡器集存》和文章《东汉铭文药量与汉代药物量制》中公布了"方寸匕"的实物尺寸,为扁平状,总长为 15.6 cm,量身为 2.3 cm见方的方形铜片,量柄近于方片处刻有"方寸匕"3 个字[图 1.2(a)][33,34]。考虑到药材粉体比重的差异,我们参照此尺寸自制了如图 1.2(b)所示的"方寸匕"量器进行实测。根据陶弘景提及"抄散取不落为度"原则,使用自制方寸匕对开心散细粉进行多次实测称量,结果如表 1.4 所示。可见自制一方寸匕所称取开心散的质量为 1.663 g 左右,整体未超过 2 g,与上述考证结果基本相符。

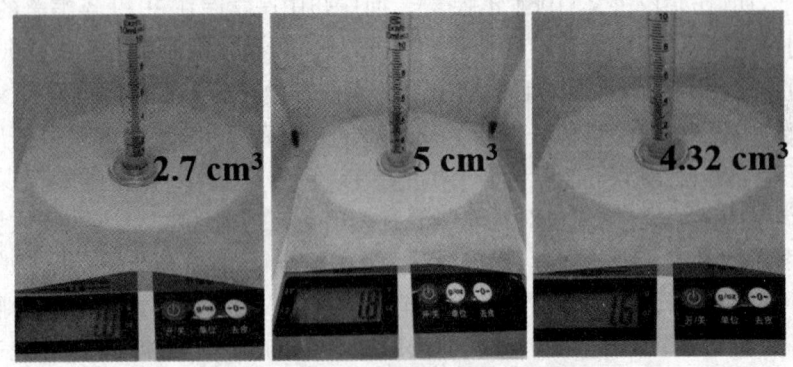

图 1.1　不同开心散考证体积的质量验证

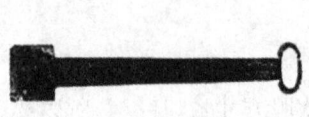

(a) 方寸匕文物图

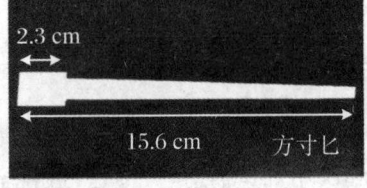

(b) 自制方寸匕

图 1.2　方寸匕文物图与自制方寸匕

目前,临床生药散剂每次服用剂量一般为 1～3 g[35],因此在保证开心散方剂组成和临床疗效的前提下,我们建议开心散每次冲服 2 g 左右,一日服用三次,即日服剂量为 6 g 左右。根据方中远志、人参、茯苓和石菖蒲四味药的比例为 1∶1∶2∶1,则开心散日服剂量为远志 1.2 g、人参 1.2 g、茯苓 2.4 g、石菖蒲 1.2 g。综上,我们结合文献考证和实测验证,本研究考证结果(表 1.4)与国家中医药管理局和国家药品监督管理局最新发布开心散的用法用量(1～3 g,见表 1.1)基本一致[8]。

表 1.4　自制一方寸匕量取开心散细粉的质量测量($n = 5$)

称量次数	开心散粉末质量(g)	$X \pm SD(g)$
1	1.715	
2	1.703	
3	1.724	1.663 ± 0.077
4	1.659	
5	1.516	

二、开心散药味本草考证

（一）远志

远志最早记载于《神农本草经》,"叶,名小草。一名棘菀,一名葽绕,一名细草。生川谷,味苦温,主咳逆,伤中,补不足,除邪气,利九窍,益智慧,耳目聪明,不忘,强志倍力。久服,轻身不老",列为上品[36]。《尔雅》中最早提及远志的形态"似麻黄,赤华,叶锐而黄"[37],南北朝《本草经集注》中记载"小草状似麻黄而青"[19],宋代药物学家苏颂在《本草图经》中写到"远志,生泰山及冤句川谷,今河、陕、京西州郡亦有之。根黄色形如蒿根。苗名小草,似麻黄而青,又如荜豆。叶亦有似大青而小者。三月开花,白色,根长及一尺。四月采根、叶,阴干,今云晒干用。泗州出者花红,根、叶俱大于它处。商州者根又黑色。俗传夷门远志最佳",汇总了远志的产地、形态和采收期等信息[38]。其中"根黄色形如蒿根"的记载,与《中国植物志》对远志科植物远志的描述"主根粗壮,韧皮部肉质,浅黄色,单叶互生,叶片纸质,线形至线状披针形"相近[39];而"花红,根、叶大者"与《中国植物志》中卵叶远志的"总状花序腋外生或假顶生,通常高出茎顶,被短柔毛,具少数花"描述最为相近[39]。远志药用部位随着朝代更迭也发生了一定变化,如南北朝《名医别录》[40]中远志用药部位为根叶,至明代以后多以根入药,而逐渐减少用叶入药,具体见表1.5。

开心散出自唐代《备急千金要方》,从表1.5中可以看到,唐、宋以前记载的远志为远志植物的根茎。而远志叶入药则会记载为小草,如前文《神农本草经》记载说"叶名小草",《本草原始》有"茎叶青色而极细小,故苗名小草"[37]。《世说新语·排调》中记载"处则为远志,出则为小草"[37],指地下的根是为远志,长出来的苗则为小草。故经典名方开心散中远志的基原及用药部位应为远志科植物远志或卵叶远志的干燥根,与《中华人民共和国药典》(以下简称《中国药典》)2020版中记载一致[41]。

表 1.5　不同历史时期远志的用药部位

年代	出　处	药　用　部　位
南北朝	《名医别录》[40]	四月采根、叶,阴干
	《本草经集注》[25]	四月采根、叶,阴干。用之打去心取皮,今用一斤正得三两皮尔,市者加量之。小草状似麻黄而青。远志亦入仙方药用
	《雷公炮炙论》[42]	远志凡使,先须去心,若不去心,服之令人闷。去心了,用熟甘草汤浸一宿,漉出,曝干用之也

年代	出　处	药　用　部　位
唐	《新修本草》[29]	四月采根,叶阴干。用之打去心取皮,今用一斤正得三两皮尔,市者加量之。小草状似麻黄而青。远志亦入仙方药用
宋	《本草图经》[38]	四月采根、叶,阴干,今云晒干用
明	《药性要略大全》[37]	四月采根、叶,阴干。叶名小草
明	《本草精义》[37]	古本通用远志、小草,今医但用远志,稀用小草
明	《本草汇言》[37]	有大叶、小叶二种,俱三月开花,四月采根
清	《本草述》[37]	远志三月开白花,根长及一尺,四月采根,晒干
清	《本草嵩原》[37]	苗名小草,三月开红花,四月采根晒干,用者去心取皮
清	《本草述钩元》[37]	四月采根,曝用

(二) 人参

人参始载于《神农本草经》,主补五脏,安精神,定魂魄,止惊悸,除邪气,明目,开心益智,列为上品[36]。《本草经集注》记载"人参生一茎直上,四、五叶相对生,花紫色……三桠五叶,背阳向阴"[25]。《本草图经》记载"人参初生小者,三、四寸长,一桠五叶;到了四五年后生两桠五叶,末有花茎;长到至十年后,便生三桠;生长年限更长的人参可以生四桠,各五叶。人参在三月、四月开花,细小如粟,蕊如丝,紫白色;到了秋后结果,或七、八枚,如大豆,生青熟红,自落"[39]。由此可见,古代医药家对人参的生长规律和形态已经有了详细的描述。《中国植物志》记载"人参根茎较短,主根肥大,呈纺锤形或圆柱形。茎单生,高 30~60 cm,有纵纹,无毛,基部有宿存鳞片。叶子为掌状,3~6 枚轮生茎顶,幼株的叶数较少,叶柄 3~8 cm"[39]。根据上述古今人参形态考证可知,人参来自五加科人参属植物人参(*Panax ginseng* C. A. Mey.)的干燥根及根茎,与《中国药典》2020 版中记载一致[42]。

(三) 茯苓

茯苓最初出自《神农本草经》并被列为上品,"味甘平,主胸胁逆气,忧恚,惊邪,恐悸,心下结痛,寒热烦满,咳逆,口焦舌干,利小便。久服安魂养神,不饥延年。一名茯菟,生山谷"[36]。南北朝《本草经集注》记载了茯苓的产地和性状,"(茯苓)今出郁州,彼土人乃假研松作之,形多小虚赤不佳。自然成者,大如三四升器,外皮黑,细皱,内坚白,形如鸟兽、龟鳖者良"[25]。唐代《药性论》记载"茯苓,臣,忌米醋。能开胃止呕逆,善安心神,主肺痿痰壅,治小儿惊痫,疗心腹胀满,妇人热淋,赤者破结气"[43]。北宋《本草图经》详细记载了茯苓"出大松下,附根而生,无苗、叶、花、实,作块如拳在土底,大者至数斤,似人形、龟形者佳,皮黑,肉有赤、白二种"[38]。

《中国药典》2020版记载茯苓是"多孔菌科真菌茯苓"的干燥菌核,具有利水渗湿、健脾宁心等功效[41]。可见,古籍记载茯苓的生长环境、寄生性、形态、性状和安神益寿的功效等,与今之药食两用的茯苓的特征是一致的,故国家中医药管理局和国家药品监督管理局共同发布的开心散中茯苓的基原及用药部位为多孔菌科真菌茯苓的干燥菌核(表1.1)[8]。

(四)菖蒲

菖蒲在我国有1000多年的入药历史,由于其分布广泛,别名众多,有昌本、菖蒲、水剑草、溪荪、泥菖蒲等说法,并且唐代以前对菖蒲生长环境、性状等记载不清晰,仅简单记载菖蒲部分特征,导致菖蒲存在名称混乱和基原偏差等现象。

菖蒲以"菖阳"之名收载于《神农本草经》中,位列上品[36]。本经中仅介绍了菖蒲的药效,对菖蒲形状没有过多描述,仅以"生池泽"介绍了其生长环境。在南北朝《雷公炮制论》中首次提出"需采石上生者,且根条嫩黄,紧硬节稠"的石上菖蒲,并与"根肥白节疏慢"的泥菖蒲进行了特征性的区分[42]。南北朝医药学家陶弘景在《本草经集注》中对菖蒲、昌阳和溪荪进行了简单区分,认为昌阳、溪荪与菖蒲的生长环境、形状、药效不同,不可与菖蒲同论。昌阳生长在湿地,溪荪在溪涧侧生长,且昌阳不堪服食,溪荪主咳逆,不可与菖蒲论为一种[25]。从《本草经集注》中可知古时菖蒲至少有三种:① 叶中有脊,形似水剑;② 叶中无脊,根肥白节疏慢;③ 叶细如菖蒲,无脊,这可进一步证明本经中菖蒲是石上菖蒲而不是湿地或溪涧。唐朝以前对菖蒲种类没有清晰分类记载,但南北朝后开始逐渐认识到菖蒲"乃石上者,根条嫩黄,根节紧密可入药"。宋朝药物学家苏颂在《本草图经》中进一步描述了菖蒲的生长时间、形态以及道地产区和采收时间,"今二浙人家,以瓦石器种之,且暮易水则茂,水浊及有泥滓则萎,近方多称用石菖蒲,必此类也。其池泽所生,肥大节疏粗慢,恐不可入药,唯可作果盘,盖气味不烈而和淡尔"[38]。可见宋朝医药学家已认识到石菖蒲与池泽所生的溪荪(水菖蒲)药效有差别,不堪入药。明朝医药学家李时珍在《本草纲目》[44]中对菖蒲进行了详细分析,明确记载了泥菖蒲、溪荪(水菖蒲)、石菖蒲和钱菖蒲的生长环境、形状和功效,可知菖蒲有四种:泥菖蒲、溪荪(水菖蒲)、石菖蒲以及钱菖蒲。在清朝《植物名实图考》[45]中钱菖蒲的记载与《本草纲目》中相似,说明钱菖蒲是石菖蒲的变种。

经典名方开心散从创立至清代,历经1200余年,组方中一直以"菖蒲"记载,宋朝后逐渐明确"可入药、有开心孔、通九窍、益心智"等功效的是"石菖蒲"。翁倩倩等对石菖蒲的考证研究推断,唐代以后主流使用的"菖蒲"是"石菖蒲"[46]。宋朝重视医药史,现行由北宋医药学家整理的《备急千金要方》中各医药学家也已认识石菖蒲与池泽所生的泥菖蒲和水菖蒲(溪荪)药效不同,故推测北宋《备急千金方》开心散中菖蒲应为"石菖蒲"。菖蒲古代本草记载中具体情况见表1.6。

表 1.6 菖蒲的本草记载

朝代	出 处	本 草 考 证
东汉	《神农本草经》[36]	菖蒲,味辛温,主风寒湿痹,咳逆上气,开心孔,补五脏,通心窍,明耳目,出声音,久服轻身,不忘不迷,或年延。一名昌阳,生池泽
魏晋	《名医别录》[40]	生上洛,及蜀郡严道。一寸九节者良,露根不可用。五月十二日采根,阴干
南北朝	《雷公炮制论》[42]	菖蒲凡使采石上生者,根条嫩黄,紧硬节稠,长一寸有九节者是真也
南北朝	《本草经集注》[25]	上洛郡蜀梁州,严道县在蜀郡,今乃处处有。生石碛上,概节为好。在下湿地,大根者名昌阳,不堪服食。真菖蒲叶有脊,一如剑刃,四月、五月亦作小厘花也。东间溪泽又有名溪荪者,根形气色极似石上菖蒲.而叶正如蒲,无脊。俗人多呼此为石上菖蒲者,谬矣。此止主咳逆,断蚤虱,不入服食用。诗咏多云兰荪,芷谓此也
唐	《新修本草》[29]	一名昌阳。生上落池泽及蜀郡严道。一寸九节者良。露根不可用。五月、十二月采根,阴干
唐	《本草拾遗》[47]	白菖,即今之溪荪也,一名菖阳。生水畔,与石上菖蒲都别,大而臭者是,亦名水菖蒲,根色正白,去蚤虱
宋	《本草图经》[38]	菖蒲,生上洛池泽及蜀郡严道,今处处有之,而池州、戎州者佳。春生青叶,其叶中心有脊,状如剑;无花实;五月、十二月采根,阴干。今以五月五日收之
宋	《证类本草》[48]	菖蒲,平。无毒。主风寒湿痹,咳逆上气,开心孔,补五脏,通九窍,明耳目,出音声,主耳聋,痈疮,温肠胃,止小便利,四肢湿痹,不得屈伸,小儿温疟,身积热不解,可作浴汤。久服轻身,聪耳目,不忘,不迷惑,延年,益心智,高志不老。一名昌阳。生上洛泽及蜀郡严道。一寸九节者良,露根不可用。五月、十二月采根,阴干。秦皮、秦艽为之使,恶地胆、麻黄
宋	《本草衍义》[49]	世又谓之兰荪,生水次,失水则枯,根节密者,气味足。有人患遍身生热毒疮,痛而不痒,手足尤甚,然至颈而止,粘着衣被,晓夕不得睡,痛不可忍。有下俚教以菖蒲三斗,锉,日干之,舂罗为末,布席上,使病疮人恣卧其间,仍以被衣覆之。既不粘着衣被,又复得睡,不五七日之间,其疮如失。后自患此疮,亦如此用,应手神验。其石菖蒲根,络石而生者节乃密,入药须此等

续表

朝代	出 处	本 草 考 证
明	《本草纲目》[44]	生于池泽,蒲叶肥,根高二三尺者,泥菖蒲,白菖也;生于溪涧,蒲叶瘦,根高二三尺者,水菖蒲,溪荪也;生于水石之间,叶有剑脊,瘦根密节,高尺余者,石菖蒲也;人家以砂栽之一年,至春剪洗,愈剪愈细,高四五寸,叶如韭,根如匙柄粗者,亦石菖蒲也;甚则根长二三分,叶长寸许,谓之钱蒲是矣。服食入药须用二种石菖蒲,余皆不堪
	《药鉴》[50]	石菖蒲,气温,味辛苦,无毒。主消目翳,去头风。开心志,益智慧。清音声,通灵窍。腹痛或走者立效,胎动欲产者即安。中恶槽死难醒,急灌生汁。温疟积热不解,即浴浓汤。大都温则驱手足湿痹,可使屈伸。辛则贴发背痈疽,能消肿毒。苦则除心热烦闷,能下气杀虫
清	《植物名实图考》[45]	菖蒲,《本经》上品。石菖蒲也。凡生名山深僻处者,一寸皆不止九节。今人以小盆莳之,愈剪愈矮,故有钱蒲诸名
	《神农本草经百种录》[51]	菖蒲,味辛温。主风寒,辛能散风,温能驱寒。湿痹,芳燥能除湿,咳逆上气,开窍下逆。开心孔,香入心。补五藏,气通和则补益。通九窍,明耳目,出音声,芳香清烈,故走达诸窍而通之,耳目喉咙皆窍也。久服轻身,气不阻滞则身体通利。不忘不迷或延年,气通则津液得布,故不但能开窍顺气,且能益精养神也
	《本草害利》[52]	石菖蒲,泻心猛将。辛香偏燥而散,阴血不足者,禁之。精滑汗多者,总用若多用独用,亦耗气血而为殃。犯铁器,令人吐逆。恶麻黄,总馆糖、羊肉、铁器,鲜喜蒲汁稍凉,而功胜于干者

　　《中国药典》2020 年版中记载石菖蒲为天南星科植物石菖蒲的干燥根茎,具有开窍豁痰、醒神益智、化湿开胃的功效,用于治疗神昏癫痫、健忘失眠、耳鸣耳聋、脘痞不饥、噤口下痢等证,性状为表面棕褐色或灰棕色,粗糙,有疏密不匀的环节,质硬,断面纤维性,气芳香,微辛,与古籍对石菖蒲记载一致[45]。因此,在经典名方开心散中,菖蒲的基原及用药部位选为天南星科植物的干燥根茎。

　　本节结合历代方书和本草古籍文献对开心散的配伍比例、折算计量、日用剂量及药材本草进行了整体考证,确定了经典名方开心散中远志∶人参∶茯苓∶石菖蒲的配伍比例为 1∶1∶2∶1;通过方寸匕考证和实测验证,建议开心散每日用量为 6 g 左右,一日分三次服用。组成开心散的四味药材的本草考证结果如图 1.3 所示,分别为远志科植物远志或卵叶远志、五加科植物人参、多孔菌科真菌茯苓和天南星科植物石菖蒲。借助古籍文献考证的开心散关键信息,与国家中医药管理局公布的《古代经典名方关键信息表(25首方剂)》信息基本一致(表1.1),这为经典名方开心散向"经典产品"的现代化开发提供了科学参考依据。

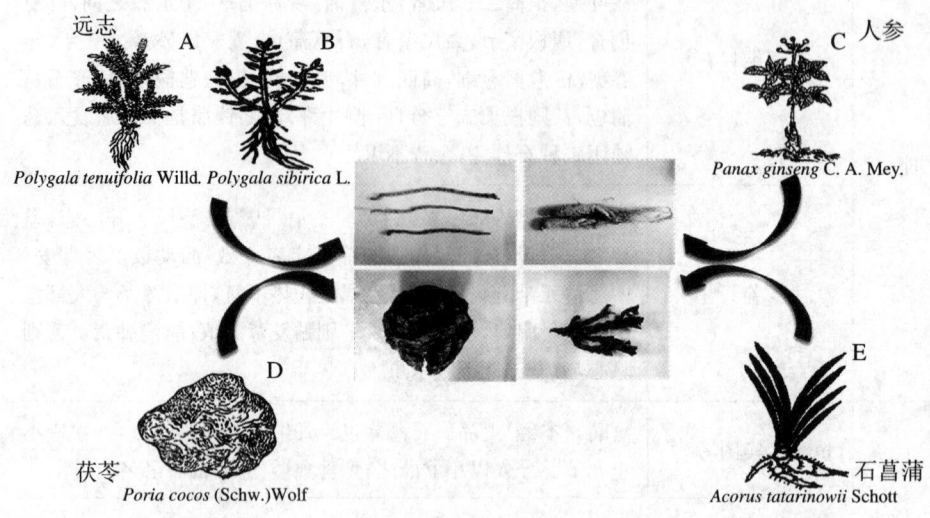

远志　A　　B
Polygala tenuifolia Willd.　*Polygala sibirica* L.

C　人参
Panax ginseng C. A. Mey.

D
茯苓
Poria cocos (Schw.)Wolf

E
石菖蒲
Acorus tatarinowii Schott

图 1.3　开心散处方及本草组成示意图
A.《本草图经》;B.《本草纲目》;C.《本草图经》;D.《植物名实图考》;E.《本草纲目》

第四节　开心散溯源及主治考证

国家中医药管理局发布在《古代经典名方目录(第一批)》的开心散始载于唐代医家孙思邈《备急千金要方》,由远志、人参、石菖蒲、茯苓四味中药组成。经古籍考证发现,开心散最先创制可追溯至北周医家姚僧垣《集验方》。后世医家在开心散应用过程中,衍化出了许多类方(类方是指组成、功效、主治相似的一类方剂的综合概括),同时主治病证也有了一些拓展。本节梳理开心散溯源及功能主治,以明确开心散方剂配伍特点、主治病证和指导临床应用。

一、开心散溯源

唐代医家孙思邈在《备急千金要方》中记载经典名方开心散为"主好忘方",其处方、制法及用法为"远志、人参各四分,茯苓二两,菖蒲一两;右四味,治下筛;饮服方寸匕,日三"。经古籍文献度量衡考证,方中"四分为一两"[53]。所以,经典名方开心散复方配伍为"远志、人参各一两,茯苓二两,菖蒲一两"。

在《备急千金要方》成书之前,北周医家姚僧垣在《集验方·卷五·治虚劳遗精及益智方》中记载了开心散,由"菖蒲、茯苓各三两,人参二两,远志四两组成",主治为"令人不忘"[54]。同时,开心散与唐代医家甄立言在《古今录验方》记载的定志丸配伍存在相似之处。定志丸由"远志二两,人参三两,茯苓三两,菖蒲二两"组成,主治"主心气不定,五脏不足,甚者忧愁悲伤不乐,忽忽喜忘,朝瘥暮剧,暮瘥朝发,发则狂眩"。可见,《备急千金要方》中开心散与《集验方》开心散、《古今录验方》定志丸具有相似的遣药思想,只是配伍剂量不同。

自此,后世医家在开心散应用中衍化出了许多类方,具体内容见表1.7。这些类方的配伍组成与开心散基本一致,主治多为喜忘、忧愁悲伤等证。所以《备急千金要方》中开心散的创制最早可追溯到北周时期,历经唐、宋、金、元时期不断地发展,并于明、清时期成熟。

表 1.7 各朝代关于开心散的记载

朝代	书 名	方 名	主 治
北周	《集验方》[12]	开心散	令人不忘
唐	《古今录验方》[55]	定志丸	主心气不定,五脏不足,甚者忧愁悲伤不乐,忽忽喜忘,朝瘥暮剧,暮瘥朝发,发则狂眩
	《备急千金要方》[9]	开心散	主好忘
宋	《医心方》[13]	开心散	主好忘
		聪明不忘开心方	闻声知情不忘
	《圣济总录》[58]	开心丸	治心虚善忘,久服强记不忘
	《三因极一病证方论》[14]	开心散	治心气不定,五脏不足,甚者忧忧愁愁不乐,忽忽喜忘,朝瘥暮剧,暮瘥朝发。及因事有所大惊,梦寐不祥,登高履险,致神魂不安,惊悸恐怯
元	《永类钤方》[58]	开心散	治心气不定,忧思多忘,神魂惊悸
	《世医得效方》[59]	开心散	治心气不定,五脏不足,甚者忧忧愁愁不乐,忽忽喜忘,朝瘥暮剧,暮瘥朝发。及因事有所大惊,梦寐不祥,登高履险,致神魂不安,惊悸恐怯
	《证治准绳·类方》[16]	开心散	治好忘
明	《景岳全书》[17]	开心散	治好忘
清	《医灯续焰》[18]	开心散	治好忘

二、开心散主治考证

在主治病症方面,《备急千金要方》经典名方开心散具有益气养心、安神定志等功效,是历代医家治疗"好忘"的首选方剂。方中远志入心、肾经,"行气散郁,并善豁痰",补不足,利九窍;人参入脾、肺经,主五脏气不足,大补元气,人参配伍远志更增强益气养心、交通心肾之功;石菖蒲入心、肝、脾经,开心孔,补五脏,通九窍;茯苓入心、脾、肾经,宁心安神,和中益气。开心散全方重用茯苓,与石菖蒲配伍,更增强开窍渗湿之效,四药合用养心开窍,健脾祛湿,可治疗心失所养,痰阻心窍,心肾不交所致之善忘。所以开心散可"治心虚善忘,久服强记不忘"。《外台秘要》记载,开心散也可以治疗因五脏不足导致的神志不畅、喜忘症,"五脏不足,甚者忧愁悲伤不乐,忽忽善忘;朝瘥暮剧,暮瘥朝发"[60]。

《集验方·卷五·治虚劳遗精及益智方》所载开心散的配方中,远志、人参、茯苓和石菖蒲的用量是四两、二两、三两和三两,该方重用远志,交通心肾兼养心开窍,主心肾不交,痰浊阻窍之多忘。在《古今录验方》所载的定志丸配方中,远志、人参、茯苓和石菖蒲的用量分别是二两、三两、三两和二两,治疗心无所主而症见"心气不定,五脏不足,甚者忧愁悲伤不乐,忽忽喜忘"。表 1.7 中列举了开心散可治疗心气不足证,症见神志不宁,健忘不眠,心悸怔忡,这是后世医家扩大的治疗范围。明代医家薛铠在《保婴撮要》提及定志丸也可"治心神虚怯,胆气实热惊痫,或睡卧不安,惊悸怔忡,或语言鬼神,喜笑惊悸"[61]。明代医家王肯堂《证治准绳》也言"定志丸治心神虚怯,胆气实热,不得睡卧,神志不安,惊悸怔忡,或语言鬼怪,喜笑惊悸"[62]。薛己在《校注妇人良方》指出妇人也可以使用定志丸,"治神虚心怯,所患同前,或语言鬼怪,喜笑惊悸"[63]。另外,开心散如定志丸一样,可以治疗阴阳俱虚导致的遗精,"其五阴阳俱虚者,丹溪治一形瘦人,便浊梦遗,作心虚治,用珍珠粉丸、定志丸服之。定志丸者,远志、菖蒲、茯苓、人参是也"[64]。

第五节　开心散类方

经典名方开心散由临床常见的远志、人参、石菖蒲、茯苓四味药组成,考虑组成以开心散成分为主,总药味≤八味,主治病机应与开心散类似等因素,经专家认定,将安神定志丸、令人不忘方、远志散、小定志丸、远志丸、加味定志丸、石菖蒲益智丸等方剂定为类方。

一、开心散类方

(一) 定志丸

定志丸首见于《太平惠民和剂局方》"治心气不定,五脏不足,恍惚振悸,忧愁悲伤,差错谬忘,梦寐惊魇,恐怖不无时,朝瘥暮剧,暮瘥朝剧,或发狂眩,并宜服之。远志(去苗及心)、菖蒲各二两,人参、白茯苓(去皮)各三两,上为细末,炼蜜丸,如梧桐子大,朱砂为衣。每服七丸,加至二十丸,温米饮下,食后,临卧,日三服。常服益心强志,令人不忘"[65]。

相较开心散,药味上增一味朱砂(为衣),以增强清心镇惊、安神、明目、解毒之功;剂量上重用人参,以增强安神益智、益气之功。定志丸在后世流传中,除了治疗健忘、心悸外,还可以用于治疗因劳伤脏腑,风邪所致的"近视",如《明目至宝》言"眼不能远视而能近视者,何也? 答曰:此因劳伤脏腑,风邪客之,使精华之气衰弱,肝经不足,盖有水而无火也,故不能远视而能近视也。宜服补肝散、蝉花散,补心定志丸加茯苓主之"[66]。《医方集解》也言"治目不能远视,能近视者(王海藏曰:目能近视,责其有水;不能远视,责其无火,法宜补心)。常服益心强志,能疗健忘"[67]。

此方以人参补心气,石菖蒲开心窍,茯苓交心气于肾,远志通肾气于心,朱砂色赤,可清肝镇心,心属离火,火旺则光能及远也。

(二) 令人不忘方

令人不忘方也见于《备急千金要方》,"令人不忘方,菖蒲二分,茯苓、茯神、人参各五分,远志七分。上五味治下筛,酒服方寸匕,日三夜一,五日后知,神良"[68]。

相较开心散,药味上增一味茯神,以增强宁心、安神之功;剂量上石菖蒲、茯苓剂量减少,重用远志、人参二味,以增强安神益智、交通心肾之功,可知此方兼顾胆实痰热病机,更注重补益心气。后世《普济方》《医学纲目》均记载为"令人不忘方",《证治准绳》记载为不忘散,剂量均未改变。

(三) 远志散与远志丸

远志散见于《圣济总录》"治心热健忘。远志散方:远志(去心)、黄连(去须)各八两,菖蒲三两,白茯苓(去黑皮)二两半,人参一两半,上五味。捣罗为散,食后酒调方寸匕,日二夜一"[69]。

相较开心散,药味上新增黄连一味,以制心火,清热安神;剂量上远志、黄连均为八两,为君药,正如书中所说"健忘之病,本于心虚,血气衰少,精神昏愦,故志动乱而多忘也……故曰愁忧思虑则伤心,心伤则喜忘"[69],因此在健脾养心的基础上,以远志交通心神,黄连清虚火。

远志丸见于《普济方》,"远志丸(出永类钤方)治因事有所大惊,梦寐不祥,登高涉险,神魂不安,惊悸恐怯"[70]。相较开心散,药味上增加了茯神、辰砂、龙齿三味药,增强了清心、安神、镇惊的作用;从剂量上来看,远志、石菖蒲较之前增加,以增强益智功效,茯苓用量减少,减弱了健脾的功效。《医学心悟》以此方治疗妇人产后癫狂,"产后癫狂……若血虚神不守舍,则心慌自汗,胸腹无苦,宜用安神定志丸,倍人参,加归、芎主之,归脾汤亦得。此症多由心脾气血不足,神思不宁所致。非补养元气不可,倘视为实证而攻之,祸不旋踵"[71]。

(四)小定志丸与加味定志丸

小定志丸见于《三因极一病证方论》"治心气不定,五脏不足,甚者忧忧愁愁不乐,忽忽喜忘,朝瘥暮剧,暮瘥朝发。及因事有所大惊,梦寐不祥,登高涉险,致神魂不安,惊悸恐怯。石菖蒲(炒)、远志(去心,姜汁淹)各二两,茯苓、茯神、人参各三两,辰砂(为衣)上为末。蜜丸如梧子大。每服五十丸,米汤下。一方,去茯神,名开心散,饮服二钱匕,不以时"[72]。

相较开心散,药味上增加了朱砂、茯神两味药,茯神宁心安神,朱砂清心镇惊、安神、明目,远志使用姜汁腌渍并去心以增加提神醒脑之效;剂量上增加人参、茯苓用量,加强了补心气、宁心神作用。后世在《世医得效方》《永类钤方》《普济方》《类证治裁》均有记载,如《永类钤方》直言"《三因》小定志丸治心气不定,忧思多忘,神魂惊悸"[73]。

加味定志丸见于《济阳纲目》,"加味定志丸,治肥人痰迷心膈,寻常怔忡惊悸。远志、石菖蒲各二两,人参一两,白茯苓三两,琥珀、郁金上为末,炼蜜丸如桐子大,朱砂为衣,每服三十丸,米汤下"[74]。治疗因痰迷心膈导致的惊悸怔忡,相较开心散,增加郁金、辰砂、琥珀三味药,郁金清心凉血、行气解郁,辰砂清心镇惊、安神、明目,琥珀镇静安神,此三味药与开心散合用增强了镇静宁神之效。

(五)石菖蒲益志丸

石菖蒲益志丸也见于《备急千金要方》,"石菖蒲益智丸,石菖蒲、远志、人参、桔梗、牛膝各五分,桂心三分,茯苓七分,附子四分。上八味末之,蜜丸如梧子。一服七丸,加至二十丸,日二夜一。主治善忘恍惚,破积聚,止痛,安神定志,聪明耳目。禁如药法"[68]。

相较开心散,药味上增加了桔梗、牛膝、桂心、附子四味药,桔梗宣肺利咽,牛膝补益肝肾,桂心引火归元,附子散寒止痛;剂量上石菖蒲、茯苓用量减少,而桂心、附子用量较大,可见此方用于治疗元阳不足引起的善忘恍惚、寒痛等症。

二、开心散及类方主治病症

(一)喜忘、忧愁悲伤、惊悸恐怯

唐代《备急千金要方》的令人不忘方、唐代《千金翼方》之补心治遗忘方、宋代《圣济总录》的远志散、金代的《风科集验名方》所载茯神散、元代《丹溪心法》的定志丸、明代《医学入门》的定志丸等。[74-92]

唐代《千金翼方·卷十六·心风第五》中补心治遗忘方由开心散加通草、石决明,镇心安神且利水下行以治疗中风后健忘等病证。

宋代《太平圣惠方·卷四·补心益智及治健忘诸方》[27]之远志散则由开心散加熟地黄二两,再配伍决明子、薯蓣、桂心等药,既安神益智,益气温阳,又平肝明目,以治疗心阳不足,肝阳偏亢之记忆下降及耳目不聪;由开心散加入薯蓣、牛膝、附子、枸杞、桔梗、天冬、桂心之薯蓣丸,配伍温热之药以温通心阳,桔梗载药上行,引药入心经,诸药合用,有补心益智、安神强记之功效。

宋代《本草衍义·卷十七》[78]记载桑螵蛸散,该方在开心散基础上配伍桑螵蛸、龙骨、当归龟甲等药,其曰:"安神魂,定心志,治健忘,补心气。"

《圣济总录·卷四十三·心健忘》[56]由开心散加黄连而成的远志散则具有益气健脾,开窍化痰,清心除烦之功,主治心热健忘。

《三因极一病证方论·卷九·健忘证治》[14]的石菖蒲益智丸由开心散加桔梗、牛膝、桂心、附子等药物组成,安神定志,温阳开窍以治心阳不足,神志不安所致的多忘。

明代《医学原理·卷九·怔忡惊悸门》[86]记载八味定志丸,书中曰:"用菖蒲通心神,人参、白术、茯苓以补心气,远志、茯神、牛黄安神定悸,麦门冬以清烦热。"

明代《寿世保元·戊集五卷·不寐》[92]的加味定志丸由开心散去茯苓加茯神、酸枣仁、柏子仁增强养心安神之效,治心血不足所致的不寐、健忘。

《保婴撮要》提及定志丸可"治心神虚怯,胆气实热惊痫,或睡卧不安,惊悸怔忡,或语言鬼神,喜笑惊悸"[61]。《证治准绳》也言"定志丸治心神虚怯,胆气实热,不得睡卧,神志不安,惊悸怔忡,或语言鬼怪,喜笑惊悸"[62]。薛己在《校注妇人良方》指出妇人也可以使用定志丸,"治神虚心怯,所患同前,或语言鬼怪,喜笑惊悸"[63]。

（二）视物障碍

明代《玉机微义·眼目门》[93]的定志丸，《明医杂著·卷六·附方》[94]的定志丸，《内科摘要·卷下·肝脾肾亏损头目耳鼻等症》[95]的定志丸，《古今医统大全·下·卷六十一·眼科》[96]的定志丸，《医宗撮精·卷四·脾肺肾亏损遗精白浊吐血便血等症》[97]的定志丸都可治疗"目不能近视，反能远视"，明代《审视瑶函·卷五·内障》[98]的定志丸除能治"目不能近视，反能远视"外，还能治喜忘、忧愁悲伤、不寐惊悸。明代《苍生司命·卷六·目病证》[99]的定志丸、《商便奇方·卷三·目病主方》[100]的定志丸，清代《一草亭目科全书》[101]的定志丸，《成方切用·卷十二上·眼目门》[102]的定志丸都可治"目能近视，不能远视"。

（三）梦遗或便浊

明代《丹溪心法附余·卷八·赤白浊》[103]的加味定志丸、《名医类案·卷五·便浊》[104]的定志丸、《古今医统大全·下·卷七十二·便浊门》[96]的定志丸，《国医宗旨·卷三》[105]的定志丸、清代《冯氏锦囊秘录·卷十四·方脉梦遗精滑白浊合参》[106]的定志丸都可治梦遗或便浊，且多重用人参、茯苓。

开心散治疗阴阳俱虚导致的遗精："其五阴阳俱虚者，丹溪治一形瘦人，便浊梦遗，作心虚治，用珍珠粉丸、定志丸服之。定志丸者，远志、菖蒲、茯苓、人参是也。"[64]

（四）耳目不聪或年老神衰

宋代《温隐居海上仙方·第八证治老人下部痿弱病》[107]记载用黑锡丹合定志丸加味治疗老人心肾亏虚，膀胱虚寒，其曰："治老人心肾俱不足，下部痿衰阳气促，黑锡丹交定志丸将附益煎汤服。"清代《辨证录·卷四·健忘门》[108]开心散去茯苓加茯神、熟地黄、山茱萸、生枣仁、柏子仁、白芥子之生慧汤，其曰："此方心肾兼补，上下相资，实治健忘之圣药，苟能日用一剂，不特却忘，并有延龄之庆矣。"清代《冯氏锦囊秘录·卷六·方脉耳病合参》[106]载有固本耳聪丸，由开心散去茯苓加白茯神（人乳拌炒）、熟地黄、柏子仁、五味子、山药，治心肾不足，诸虚耳聋。清代林佩琴《类证治裁·卷四·健忘》[88]之加减固本丸，由开心散加熟地黄、天冬、麦冬、炙甘草、朱砂加强了滋阴填精补髓之功，主治健忘或年老神衰者。

（五）其他

金代《儒门事亲·卷五·发惊潮搐》[109]治疗脐风抽搐急症，曰："不省人事，目瞪喘急……若食乳之子，母亦服安魂定魄之剂，定志丸之类。"元代《活幼口议·卷四·议呵欠》[110]用定志丸合麦门冬汤治疗营血不足,神不守舍,呵欠遍闷。明代《幼科医学指南·卷三·肝经类方》[111]中定志丸加琥珀、珍珠、朱砂等药物治疗肝风内动之惊风抽搐。清代《笔花医镜·卷四·产后诸症》[112]中曰:"若血虚神不守舍,则心慌自汗。宜安神定志丸加人参、归、芎治之,归脾汤亦得。"

历代有关开心散类方的平均剂量及其与主治的关系如表 1.8 所示,历代开心散及其类方的功效主治与剂量记载如表 1.9 所示。

表 1.8　历代有关开心散类方的平均剂量及其与主治的关系

朝代	书　名	方名	剂　量				功效主治
			远志	人参	茯苓 (茯神)	石菖蒲	
北周	《集验方》[12]	开心散	四两	二两	三两	三两	令人不忘
唐	《古今录验方》[55]	定志丸	二两	三两	三两	二两	主心气不定。五脏不足,甚者忧然悲伤不乐,忽忽喜忘,朝瘥暮剧,暮瘥朝发,发则狂眩
	《备急千金要方》[9]	补心汤	四两	四两	四两	四两	主心气不足,心痛惊恐
		定志小丸	二两	三两	三两	二两	主心气不定,五脏不足,甚者忧愁悲伤不乐,忽忽喜忘,朝瘥暮剧,暮瘥朝发,狂眩
		令人不忘方	七分	五分	五分	五分	令人不忘
	《千金翼方》[75]	定志小丸	二两	三两	三两	二两	主心气不定,五脏不足,忧悲不乐,忽忽遗忘,朝瘥暮极。狂眩方,加茯神为茯神丸
		定志补心汤	四两	四两	四两	四两	主心气不足,心痛惊恐
	《外台秘要》[76]	定志小丸	二分	三两	二分	二分	补心治遗忘,别名茯神丸

续表

| 朝代 | 书　名 | 方名 | 剂　量 | | | | 功效主治 |
			远志	人参	茯苓 (茯神)	石菖蒲	
宋	《医心方》[13]	开心散	一两	一两	二两	一两	主好忘
		孔子练精神聪明不忘开心方	七分	五分	五分	三分	闻声知情不忘
	《太平圣惠方》[27]	远志散	一两	一两	一分	一两	治因事有所大惊,梦寐不祥,登高涉险,神魂不安,惊悸恐怯
		薯蓣丸	三分	一两	一两	三分	治痰迷心膈,惊悸怔忡
	《太平惠民和剂局》[77]	定志圆	二两	三两	三两	二两	治心气不定,五脏不足。恍惚振悸,忧愁悲伤,差错谬忘,梦寐惊里,恐怖不宁,喜怒无时,朝瘥暮剧,暮瘥朝剧,或发狂眩
	《本草衍义》[78]	桑螵蛸散	一两	一两	一两	一两	安神魂,定心志,治健忘,补心气
	《鸡峰普济方》[83]	定志丸	半两	半两	半两	半两	治怔忡,精神恍惚,睡卧不宁,一切心疾
	《圣济总录》[56]	远志散	八两	一两	二两	三两	治心热健忘
		开心丸	四两	二两	三两	三两	治心虚善忘,久服强记不忘
	《三因极一病证方论》[14]	石菖蒲益志丸	一两一分	一两一分	一两三分	一两一分	治喜忘恍惚,破积聚止痛,安神定志,聪明耳目
		小定志丸	二两	三两	三两	二两	治心气不定,五脏不足,甚者忧忧愁愁不乐,忽忽喜忘,朝瘥暮剧,暮瘥朝发。及因事有所大惊,梦寐不祥,登高履险,致神魂不安,惊悸恐怯

续表

朝代	书　名	方名	剂　量				功效主治
			远志	人参	茯苓（茯神）	石菖蒲	
宋		开心散	二两	三两	三两	二两	治心气不定，五脏不足，甚者忧忧愁然不乐，忽忽喜忘，朝瘥暮剧，暮瘥朝发。及因事有所大惊，梦寐不祥，登高履险，致神魂不安，惊悸恐怯
	《重订严氏济生方》[80]	远志丸	二两	一两	一两	二两	治中风，恍惚惊悸不宁，悲忧不乐，忽忽喜忘
	《仁斋直指方论》[81]	加味定志丸	二两	一两	二两	三两	治心气不定，五脏不足，恍惚振悸，忧愁悲伤，多梦寐惊魇，恐怖不宁，喜怒无时，朝瘥暮剧，暮瘥朝剧，或发狂眩
金	《风科集验名方》[57]	定志丸	三两	三两	三两	三两	补心定志，益智明目
元	《脉因证治》[113]	定志丸	二两	三两	三两	二两	治心气不定，恍惚多忘
	《世医得效方》[15]	开心散	二两	三两	三两	二两	治心气不定，忧思多忘，神魂惊悸
		小定志丸	二两	三两	三两	二两	治心气不定，五脏不足，甚者忧忧愁愁不乐，忽忽喜忘，朝瘥暮剧，暮瘥朝发。及因事有所大惊，梦寐不祥，登高履险，致神魂不安，惊悸恐怯
	《玉机微义》[93]	局方定志丸	二两	三两	三两	二两	治目不能近视，反能远视者

朝代	书　名	方名	剂　量				功效主治
			远志	人参	茯苓（茯神）	石菖蒲	
明	《医方类聚》[84]	远志散	一两	一两	二两	一两	治伤寒后心虚惊悸,恍惚多忘,或梦惊魇,及诸不足
	《丹溪心法》[85]	定志丸	二两	三两	三两	二两	治心气不定,五脏不足,甚者忧忧愁然不乐,忽忽喜忘,朝瘥暮剧,暮瘥朝发。及因事有所大惊,梦寐不祥,登高履险,致神魂不安,惊悸恐怯
	《明医杂著》[94]	定志丸	一两	二两	二两	一两	治目不能近视,反能远视,乃阳气不足,而阴血有余也
	《丹溪心法附余》[103]	定志丸	二两	五两	五两	二两	心虚,湿热,赤白浊
		加味定志丸	二两	一两	三两	二两	治痰迷心膈,惊悸怔忡
		定志丸	二两	一两	三两	二两	治心气不定,恍惚多忘,有痰热
	《医学原理》[114]	定志丸	五钱	一两	一两	五钱	治心气不足,恍惚多忘
	《保要振要》[61]	定志丸	一两	一两五钱	一两五钱	一两	治心神虚怯,所患同前,或语言鬼怪。喜笑惊悸
	《古今医统大全》[96]	定志丸	二两	二两	二两	二两	治心气不足。脾思过度,恍惚健忘,惊悸怔忡。无时服此,益心强志,令人不忘
		东垣定志丸	三两	三两	三两	三两	治目不能近视,反能远视
		定志丸	一两	三两	三两	一两	治心虚水火不济。遗精便浊

续表

朝代	书 名	方名	剂 量				功效主治
			远志	人参	茯苓（茯神）	石菖蒲	
	《养生类要》[115]	安神定志丸	一两	一两五钱	一两	一两	清心肺，补脾肾，安神定志，消痰去热。台阁勤政劳心，灯窗读书刻苦
	《医学纲目》[116]	定志丸	二两	一两	二两	二两	治心气不足，惊悸恐怯
	《古今医鉴》[117]	状元丸	一两	三钱	一两	一两	治健忘开心通窍。定志宁神多记
	《医林绳墨》[118]	定志丸	二两	三两	三两	二两	治气虚恍惚健忘等证
	《赤水玄珠》[119]	定志丸	二两	一两	三两	二两	治心气不定，恍惚多忘
		状元丸	一两	五钱	五钱	一两	教子弟第一方
	《医方考》[120]	宁志丸	半两	半两	半两	二钱五分	气血虚，梦中多惊
	《商便奇方》[100]	不忘散	一两七钱半	一两二钱半	一两二钱半	一两二钱半	治好忘
		开心散	二钱半	二钱半	二两	一两	治好忘
		石菖蒲益志丸	五两	五两	一两七钱	五两	治中风，心神恍惚，语言健忘
		定志丸	二两	一两	一两	二两	治目不能远视
	《证治准绳·类方》[16]	定志丸	二两	三两	三两	二两	治心气不足，惊悸恐怯
		远志丸	五钱	一两	一两	五钱	治因事有所大惊，梦寐不祥，登高涉险，神魂不安，惊悸恐怯
		开心散	二钱半	二钱半	二两	二两	治好忘
		宁志丸	二钱半	二钱半	二钱半	半两	心虚血少多惊
		辰砂远志丸	半两	半两	半两	半两	安神镇心，消风化痰，加麦冬、半夏、天麻各一两

续表

朝代	书名	方名	剂量				功效主治
			远志	人参	茯苓（茯神）	石菖蒲	
	《证治准绳·女科》[121]	定志丸	一两	一两五钱	一两五钱	一两	治心神虚怯,神思不安,或语言鬼怪,喜笑惊悸
	《万氏济世良方》[122]	定志丸	二两	一两	一两	二两	治健忘
	《寿世保元》[123]	加味定志丸	二两	三两	二两	二两	不寐
清	《景岳全书》[17]	定志丸	二两	一两	三两	二两	不能远视
			二钱半	二钱半	二钱半	二两	一两	治好忘
		定志丸	一两	二两	二两	一两	治心气不足惊悸恐怯,或语鬼神,喜笑,及目不能近视,反能远视
	《医宗撮精》[97]	定志丸	一两	二两	二两	一两	治目不能近视,反能远视
	《审视瑶函》[98]	定志丸	二两	一两	一两	二两	目能近视,不能远视,并治心气不定。五脏不足,恍惚振悸,忧愁悲伤,差错谬忘,梦寐惊魇,恐怖不宁,喜怒无时,朝瘥暮别,或发狂眩,并宜服之。常服益心强志,令人不忘
	《诸症辨疑》[124]	定志丸	二两	三两	二两	二两	治心气不足,恍惚怔忡
	《苍生司命》[99]	定志丸	二两	一两	二两	二两	治心血不足,不能远视
	《医灯续焰》[18]	开心散	二钱半	二钱半	二两	一两	治好忘
	《辨证录》[108]	生慧汤	二钱	三钱	三钱	五分	人有老年而健忘者。近事多不记忆,虽人述其前事,犹若茫然
	《张氏医通》[125]	定志丸	二两	三两	三两	二两	治言语失伦,常常喜笑发狂

续表

| 朝代 | 书 名 | 方名 | 剂 量 | | | | 功效主治 |
			远志	人参	茯苓(茯神)	石菖蒲	
	《冯氏锦囊秘录》[106]	定志丸	一两	三两	三两	一两	治心气虚损,白浊梦遗
	《一草亭目科全书》[101]	定志丸	二两	三两	三两	二两	目能近视不能远视者
	《成方切用》[102]	定志丸	二两	一两	一两	二两	目能近视不能远视者
	《杂病源流犀烛》[126]	定志丸	二两	三两	三两	二两	治健忘
	《评注产科心法》[127]	安神定志丸	一两	一两	一两	二钱	心慌惊悸或目不转睛,语言健忘
	《医学从众录》[87]	定志丸	二两	三两	三两	一两	治言语失伦,常常喜笑发狂
	《类证治裁》[88]	定志丸	二两	三两	三两	二两	心虚
		加味定志丸	二两	一两	三两	二两	痰扰
	《杂病广要》[89]	定志小丸	二两	三两	三两	二两	主心气不定,五脏不足,甚者忧愁悲伤不乐,忽忽喜忘,朝瘥夕剧,暮瘥朝发,狂眩

注[128]:北周、唐代一分≈0.373 g,一两≈37.3 g;宋、金、元一两≈40 g,一分≈0.4 g;明、清一钱≈3.73 g,一分≈0.373 g,一两≈37.3 g。

表 1.9 历代开心散及其类方的功效主治与剂量记载

朝代/主治病证	远志(g)	人参(g)	茯苓(g)	石菖蒲(g)
北周、唐	38	40	40	35
宋、金、元	81	75	81	71
明	55	57	71	58
清	54	76	88	53

续表

朝代/主治病证	远志(g)	人参(g)	茯苓(g)	石菖蒲(g)
总平均剂量	57	62	70	54
喜忘、忧愁悲伤、惊悸恐怯	59	60	70	57
不能近视,反能远视	60	90	90	60
能近视而不能远视	75	32	67	75
梦遗、便浊	50	136	136	50

三、安神定志丸

出处:《医学心悟》卷四。

处方:茯苓 30 g;茯神 30 g;人参 30 g;远志 30 g;石菖蒲 15 g;龙齿 15 g。

功能主治:① 失眠。因惊恐而失眠,夜寐不宁,梦中惊跳怵惕。② 心悸。尤其对心虚胆怯之心悸有良效。

用法:上药为末,炼蜜为丸,如梧桐子大,辰砂为衣。每服 6 g,开水送下。

方解:方中朱砂、龙齿重镇安神,远志、石菖蒲入心开窍,除痰定惊,同为主药;茯神养心安神,茯苓、党参健脾益气,协助主药宁心除痰。

禁忌:若属神志昏迷,不应使用安神定志法,宜用开窍醒神法。

功能:安神定志主要适用于治疗心悸、怔忡(病人自觉心中悸动、惊惕不安,甚则不能自主)、失眠、烦躁、惊狂等病证。五脏具有藏神的功能。气血不足,五脏失养,神不守舍,或热邪、痰浊、水饮扰乱心神,都会有神志不安的表现。安神法通过补益气血,祛邪的方法能恢复五脏藏神的功能,使神志安定。心藏神,肝藏魂。神志不安的病证主要与心、肝有密切关系。不同原因所致的心神不安,治法也不相同。

安神定志法主要有养心安神定志和重镇安神定志两种。

(1) 养心安神定志:适用于治疗心肝血虚,或心阴不足所致的心悸、怔忡、失眠、多梦、精神恍惚等心不安的病证。在治疗上多用滋阴养血安神的药物,如酸枣仁、柏子仁、远志、小麦、鸡血藤等组方。常用的方剂有酸枣仁汤、天王补心丹、甘麦大枣汤等。根据心虚或肝虚的不同病证也可采用其他补心、补肝的方剂治疗。

(2) 重镇安神定志:用质地较重的金石类及介壳类药物治疗神志不安的方法。适用于治疗邪热、痰浊等实邪所致的阳气躁动的病证,如惊痫、狂妄、烦躁易怒、心悸、失眠等心神不安之实证。临床多用龙骨、牡蛎、朱砂、琥珀、珍珠、紫石英等药治疗,常同清热、化痰的药物配合组方。常用的方剂有朱砂安神丸、磁朱丸等。

此外,心神不安如因肝郁化火所致者,宜疏肝泻热,方如龙胆泻肝汤;痰热内扰所致者,宜清热化痰,方如温胆汤加黄连、山栀等;水饮凌心者,宜温阳行水,方如苓桂术甘汤;阳明腑实者,宜泻热通腑,方如大承气汤等。养心安神定志法主要适用于虚证,重镇安神定志法主要适用于实证。若属虚实夹杂者,两种方法可配合使用。

应用:主治精神烦扰、惊悸失眠、癫痫。方中加入酸枣仁、柏子仁,则养心安神作用更好;若用于治癫痫,痰多者宜加入胆南星、竹茹等涤痰之品。朱砂正如叶仲坚曰:经云神气舍心,精神毕具。又曰:心者生之本,神之舍也,且心为君子之官,主不明则精气乱神,太劳则魂魄散,所以寤寐不安,淫邪发梦,轻则惊悸怔忡,重则痴妄癫狂也,朱砂具光明之体,色赤通心,重能镇怯,寒能胜热,甘以生津,抑阴火之浮游,以养上焦之元气,为安神之第一品,心若热,配黄连之苦寒泻心热也,更佐甘草之甘以泻之,心主血,用当归之甘温归心血也,更佐地黄之寒以补之,心血足则肝得所藏,而魂自安,心热解则肺得其职,而魄自宁也。因此朱砂能治心神昏乱,惊悸怔忡,失眠多梦。从临床应用上看,如果是轻度患者,可适当服用安神定志丸进行控制,由于此方中重镇药(朱砂)用量较大,常服容易损伤脾胃功能,所以不可久服。朱砂含汞也不可久服,因此对于失眠时间较长或较为严重的患者和服用西药控制睡眠的患者,在可能的情况下应尽量避免服用西药以免产生依赖性,让病情进一步恶化。

临床应用:本方为治心气不足所致惊恐失眠的方剂。以心惊怔忡,夜寐不定,梦中惊跳怵惕为据。用于神经衰弱,以本方加制何首乌、丹参、白菊花制成抗脑衰胶囊,治疗神经衰弱,记忆力减退,脑血管及脑外伤后遗症,老年痴呆,低智能儿,大脑发育不全等症。用于精神分裂症,以本方加礞石、胆南星。

现代制剂:丸剂;汤剂。

现代应用:

(1)治疗失眠症

安神定志丸加减可以有效地、安全地治疗患者失眠,改善患者睡眠质量。先前有研究表明[129],在常规催眠药物治疗基础上加用安神定志丸治疗失眠症具有较好的效果,能缩短患者入睡时间,在改善患者的睡眠质量方面,其综合疗效优于单纯西药治疗,安全有效。

秦勇等通过将2020年1月到2020年12月上海中医药大学第七附属医院专病门诊及住院部收治的100例围绝经期失眠病人随机分为研究组与对照组,每组50例[129]。两组均给予心理疏导和宣教等常规健康指导,对照组给予安神定志丸治疗,研究组给予安神定志丸联合黄连阿胶汤治疗,疗程均为3个月。通过比较两组临床疗效、睡眠质量、症状、生活质量及性激素水平,结果表明研究组临床疗效明显优于对照组($P<0.05$)。治疗后,研究组匹兹堡睡眠质量指数量表(PSQI)评分及总睡眠时间、觉醒次数、睡眠潜伏期、睡眠效率均明显优于对照组,改良Kupperman 评分明显低于对照组,世界卫生组织生活质量评定量表简表(WHO-QOL-BREF)各维度评分均明显高于对照组,差异均有统计学意义($P<0.05$)。两组血清雌二醇(E2)水平均较治疗前明显升高,血清促卵泡激素(FSH)、促黄体激素(LH)水平均较治疗前明显降低,且研究组血清 E2、LH、FSH 水平均明显优于对照组,差异均有统计学意义($P<0.05$)。两组均未发生严重不良反应。实验结果表明,安神定志丸联合黄连阿胶汤治疗围绝经期失眠症,可明显改善病人睡眠质量,提高生活质量,调节性激素水平。

(2) 抗焦虑

安神定志丸还具有较强的镇静安神、抗焦虑作用。李艺香等发现,安神定志丸对癫痫小鼠有镇静作用,降低了小鼠惊厥的发生率[130]。孙丰润等研究发现,安神定志丸具有显著的镇静安神效果,能减少实验小鼠的觉醒次数,延长小鼠的睡眠时间[131]。窦建军等报道,安神定志方联合丁螺环酮治疗焦虑的疗效确切,优于单用丁螺环酮[132]。付勇刚等通过研究发现,安神定志丸可以缓解心血管疾病伴焦虑患者的消极心理状态[133]。

(3) 抗抑郁

安神定志丸还有抗抑郁的作用。张芳通过研究发现,安神定志丸联合氟西汀能提高其对心胆气虚型抑郁症患者的疗效,改善患者抑郁症状,其安全性较单纯西药更高[134]。朱晨军等报道,"安神定志汤"治疗心胆气虚型抑郁症的效果较好,其疗效明显优于西药氟西汀[135]。卜繁龙通过研究发现,补益心脾法及安神定志法治疗阈下抑郁具有良好的疗效,并且无明显毒副作用[136]。研究表明,"解郁安神定志汤"联合西药治疗抑郁,可以有效改善患者的临床症状,减轻抑郁程度,提高治疗效果[137]。

(4) 心脏神经官能症

安神定志丸可以改善或消除患者的心脏神经官能症症状。亢文生研究发现,安神定志丸联合西药治疗心脏神经官能症,能够明显改善患者的心慌、胸闷、疲乏等神经官能症症状[138]。黄育冬运用"安神定志汤"治疗神经衰弱的总有效率为87.5%[139]。张洪研究发现,安神定志丸联合甘麦大枣汤可有效缓解甚至消除心脏神经官能症患者的发热症状,总有效率为 92.11%[140]。

(5) 其他应用

① 联合草酸艾司西酞普兰治疗惊恐障碍。刘雪等将就诊于安徽中医药大学第一附属医院神经内科门诊及住院部的 50 例惊恐障碍患者,随机分为对照组、治疗组、对照组服用艾司西酞普兰6周,治疗组服用安神定志丸加减和草酸艾司西酞

普兰6周,统计2组治疗第1、3、6周后HAMA、PASS、TESS评分并运用统计学分析[141]。结果表明2组经治疗后疗效无差异,但第1、3、6周后HAMA、PASS、TESS评分及不良反应的差异均具有统计学意义。研究表明,2组治疗惊恐障碍疗效无差异,但治疗组对各评分减少量更有效,且不良反应少。

② 安神定志丸加减治疗β受体亢进综合征。刘永家从传统中医入手认为心虚胆怯为本病的重要病机,治疗上以养心定悸、镇静安神为基本治则,以安神定志丸为基础方灵活化裁,验之临床多可获得满意疗效[142]。

③ 治疗小儿神经性尿频。《类经》云:"情志之伤,虽五脏各有所属,然求其所由,则无不从心而发。"说明情志变动首先累及于心,继而影响它脏。情志失控,神明失主,脏腑功能紊乱,膀胱失约,致小便频数。心神不宁型尿频症见小便频数、心神不安、浮躁不宁、梦中易惊醒、舌淡、脉细弱,治宜养心安神、益气固摄,常用方剂安神定志丸(《医学心悟》)和甘麦大枣汤(《金匮要略》)[143]。

④ 辅助美沙酮治疗海洛因依赖。美沙酮的作用只是消除戒断症状,以达到脱毒的目的,但停药以后,仍存在睡眠障碍、情感障碍、身体倦怠、面色苍白、体质消瘦、食欲不振等迁延症状。刘军等发现本疗法能使戒毒人员的上述症状明显好转。安神定志丸可能辅助美沙酮治疗海洛因依赖,特别是停用美沙酮后,对戒毒人员维持疗效好,又无副作用[144]。

参 考 文 献

[1] 全国人民代表大会.《中华人民共和国中医药法》全文(2016-12-25)[2016-12-26][EB/OL]. http://www.npc.gov.cn/npc/c12435/201612/b0deb577ba9d46268dcc8d38ae40ae0c.shtml.

[2] 国家药品监督管理局.关于发布古代经典名方中药复方制剂简化注册审批管理规定的公告(2018-05-29)[2018-06-01][EB/OL]. https://www.nmpa.gov.cn/xxgk/ggtg/qtggtg/20180601163901361.html.

[3] 国家中医药管理局.关于发布《古代经典名方目录(第一批)》的通知(2018-04-13)[2018-05-29][EB/OL]. http://www.natcm.gov.cn/kejisi/zhengcewenjian/2018-04-16/7107.html.

[4] 国家药品监督管理局.发布《中药注册分类及申报资料要求》(2020-09-27)[2020-09-29][EB/OL]. https://www.nmpa.gov.cn/xxgk/ggtg/qtggtg/20200928164311143.html.

[5] 国家药品监督管理局药品审评中心.关于发布《按古代经典名方目录管理的中药复方制剂药学研究技术指导原则(试行)》的通告(2021-08-27)[2021-09-02][EB/OL]. https://www.cde.org.cn/main/news/viewInfoCommon/1c18dd163e7c9221786e5469889367d0.

[6] 国家药品监督管理局药品审评中心.关于公开征求《古代经典名方中药复方制剂毒理学

研究技术指导原则》意见的通知(2021-10-12)[2021-10-14][EB/OL]. https://www.cde. org.cn/main/news/viewInfoCommon/8be9dfc6f9409f6bf4af80c646e78f72.

[7] 国家中医药管理局.关于发布《古代经典名方关键信息考证原则》《古代经典名方关键信息表(7 首方剂)》的通知[EB/OL].(2020-10-15)[2020-11-11]. https://www.nmpa.gov. cn/xxgk/fgwj/gzwj/gzwjyp/20201111091109170.html.

[8] 国家中医药管理局,国家药品监督管理局综合,规划财务司.关于公开征求《古代经典名方关键信息表(25 首方剂)(征求意见稿)》意见的通知[EB/OL].(2022-07-27)[2022-08-01].http://www.natcm.gov.cn/kejisi/zhengcewenjian/2022-08-01/27311.html.

[9] 孙思邈.备急千金要方[M].鲁兆麟,主校.沈阳:辽宁科学技术出版社,1997:11,222,22.

[10] 孙永康,孙田烨,李明远,等.开心散现代药理作用及作用机制研究[J].中国中医基础医学杂志,2021,27(4):650.

[11] 国家中医药管理局.关于发布《古代经典名方关键信息考证原则》的通知[EB/OL]. (2020-10-15)[2020-11-11] https://www. nmpa. gov. cn/xxgk/fgwj/gzwj/gzwjyp/ 20201111091109170.html.

[12] 姚僧垣.集验方[M].高文铸,辑校.天津:天津科学技术出版社,1986:108.

[13] 丹波康赖.医心方[M].北京:人民卫生出版社,1955:600.

[14] 陈言.三因极一病证方论:十八卷[M].北京:人民卫生出版社,1957:110-111.

[15] 危亦林.世医得效方[M].上海:上海科学技术出版社,1964:423.

[16] 王肯堂.证治准绳·类方[M].上海:上海科学技术出版社,1959:406,418.

[17] 张介宾.景岳全书[M].北京:中国中医药出版社,1994:768,771.

[18] 潘楫.医灯续焰[M].杨维益,点校.北京:人民卫生出版社,1988:434.

[19] 熊曼琪.伤寒学[M].北京:中国中医药出版社,2007:341.

[20] 广州中医学院.方剂学[M].上海:上海科学技术出版社,1979:14.

[21] 彭怀仁.中医方剂大辞典[M].北京:人民卫生出版社,1997:919.

[22] 丘光明,邱隆,杨平.中国科学技术史度量衡卷[M].北京:科学出版社,2001:249-250

[23] 柯雪帆.《伤寒论》和《金匮要略》中的药物剂量问题[J].上海中医药杂志,1983,17(12):13.

[24] 傅延龄.经方本原剂量问题研究[M].北京:科学出版社,2015.

[25] 陶弘景.本草经集注[M].尚志钧,尚元胜,辑校.北京:人民卫生出版社,1994:201.

[26] 郭正忠.三至十四世纪中国的权衡度量[M].北京:中国社会科学出版社,2008:50,289.

[27] 王怀隐.太平圣惠方:上[M].北京:人民卫生出版社,1958:103.

[28] 程磐基.汉唐药物剂量的考证与研究[J].上海中医药杂志,2000(3):38-41.

[29] 苏敬.新修本草[M].合肥:安徽科学技术出版社,1981.

[30] 傅延龄,陈传蓉,倪胜楼,等.论方寸匕、钱匕及其量值[J].中医杂志,2014,55(7):624-625.

[31] 江苏新医学院.中药大辞典[M].上海:上海科学技术出版社,1979:181.

[32] 赵有臣.方寸匕考[J].江苏中医,1981(7):23-24.

[33] 熊长云.新见秦汉度量衡器集存[M].北京:中华书局,2018:132-149.

[34] 熊长云.东汉铭文药量与汉代药物量制[J].中华医史杂志,2018,48(6):323-327.

[35] 高瑞峰,高慧,任义.中药散剂的临床应用[J].中草药,2004(3):121-122.

[36] 顾观光.神农本草经[M].北京:人民卫生出版社,1956,9:27-28.

[37] 郑金生.中华大典·医药卫生典·药学分典四[M].成都:四川出版集团巴蜀书社,2012:391-411.

[38] 苏颂.本草图经[M].尚志钧,辑校.合肥:安徽科学技术出版社,1994:82-83.

[39] 中国科学院《中国植物志》编委会.中国植物志:第四十三卷第三分册[M].北京:科学出版社,1979:177-193.

[40] 陶弘景.名医别录[M].尚志钧,辑校.北京:人民卫生出版社,1986:23-24.

[41] 国家药典委员会.中华人民共和国药典:2020年版 一部[M].北京:中国医药科技出版社,2020.

[42] 雷敩.雷公炮炙论:辑佚本[M].王兴法,辑校.上海:上海中医学院出版社,1986,10.

[43] 掌禹锡.嘉祐本草辑复本[M].尚志钧,辑复.北京:中医古籍出版社,2009:276-277.

[44] 李时珍.本草纲目[M].张守康,主校.北京:中国中医药出版社,1998:583-584.

[45] 吴其浚.植物名实图考[M].北京:商务印书馆,1957:446-448.

[46] 翁倩倩,赵佳琛,张悦,等.经典名方中石菖蒲药材的考证[J].中国中药杂志,2019,44(23):5256-5261.

[47] 陈藏器.《本草拾遗》辑释[M].尚志钧,辑释.合肥:安徽科学技术出版社,2002:463-464.

[48] 唐慎微.证类本草[M].尚志均,郑金生,尚元藕,等,校注.北京:华夏出版社,1993.

[49] 寇宗奭.本草衍义[M].颜正华,常章富,黄幼群,点校.北京:人民卫生出版社,1990:46.

[50] 杜文燮.药鉴[M].北京:中国中医药出版社,1993:3.

[51] 徐大椿.神农百草经百种录[M].北京:人民卫生出版社.1956.

[52] 凌奂.本草害利[M].北京:中国古籍出版社,1982.

[53] 张林,曾凤.《千金要方》开心散剂量的文献考证[J].北京中医药大学学报,2020(8):641-644.

[54] 易腾达,李玉丽,谭志强,等.经典名方开心散功能主治衍变与剂量的关联考证[J].中国实验方剂学杂志,2021(7):24-33.

[55] 甄权.古今录验方[M].谢盘根,辑校.北京:中国医药科技出版社,1996:286.

[56] 赵佶.圣济总录:上[M].北京:人民卫生出版社,1962:600.

[57] 曹洪欣.风科集验名方[M].北京:人民卫生出版社,2010:370.

[58] 李仲南.永类钤方[M].刘洋,校注.北京:中国医药科技出版社,2014:295.

[59] 危亦林.世医得效方[M].王育学,校注.北京:中国中医药出版社,1996:143.

[60] 张登本.王焘医学全书[M].北京:中国中医药出版社,2015:372.

[61] 薛铠,薛己.保婴撮要[M].北京:中国中医药出版社,2016:55.

[62] 王肯堂.证治准绳[M].北京:人民卫生出版社,2014:101.

[63] 薛己.校注妇人良方[M].太原:山西科学技术出版社,2021:88.

[64] 楼英.医学纲目[M].北京:学苑出版社,2021:356.

[65] 太平惠民和剂局.太平惠民和剂局方[M].北京:人民卫生出版社,2017:231.

[66] 佚名.明目至宝[M].魏淳,张智军,点校.北京:人民卫生出版社,1992:7.

[67] 汪昂.医方集解[M].北京:学苑出版社,2013:63.

[68] 孙思邈.备急千金要方[M].北京:中医古籍出版社,2022:518

[69]　赵佶.圣济总录[M].北京:中国中医药出版社,2018:1042.

[70]　朱梓.普济方[M].北京:人民卫生出版社,1959:3231.

[71]　程国彭.医学心悟[M].北京:中国医药科技出版社,2018:37.

[72]　陈无择.三因极一病证方论[M].北京:中国医药科技出版社,2019:27.

[73]　李仲南.永类钤方[M].北京:中国医药科技出版社,2014:31.

[74]　苏礼.武之望医学全书[M].北京:中国中医药出版社,2020:235.

[75]　孙思邈.千金翼方[M].彭建中,魏嵩有,点校.沈阳:辽宁科学技术出版社,1997:146,159.

[76]　王焘.外台秘要[M].北京:人民卫生出版社,1955:402.

[77]　太平惠民和剂局.太平惠民和剂局方[M].彭建中,魏富有,点校.沈阳:辽宁科学技术出版社,1997:46-47.

[78]　寇宗奭.本草衍义[M].上海:商务印书馆,1957:106.

[79]　杨倓.杨氏家藏方[M].北京:人民卫生出版社,1988:194.

[80]　严用和.浙重订严氏济生方[M].江省中医研究所文献组,湖州中医院,整理.北京:人民卫生出版社,1980:115.

[81]　杨士瀛.仁斋直指方论[M].福州:福建科学技术出版社,1989:351.

[82]　朱震亨.脉因证治[M].太原:山西科学技术出版社,2008:105.

[83]　张锐.鸡峰普济方[M].上海:上海科学技术出版社,1987:106,103.

[84]　金礼蒙.医方类聚校点本[M].浙江省中医研究所,湖州中医院,校.北京:人民卫生出版社,1981:239.

[85]　朱震亨.丹溪心法[M].彭建中,点校.沈阳:辽宁科学技术出版社,1997:72.

[86]　汪机.医学原理:下[M].储全根,万四妹,校注.北京:中国中医药出版社,1994:90.

[87]　陈念祖.医学从众录[M].金香兰,校注.北京:中国中医药出版社,1996:87.

[88]　林佩琴.类证治裁[M].孔立,校注.北京:中国中医药出版社,1997:213,225,260.

[89]　丹波元坚.杂病广要精要[M].张文平,王静,主编.贵阳:贵州科技出版社,2008:129.

[90]　裘庆元.三三医书:第1集[M].田思胜,校.北京:中国中医药出版社,1998:614.

[91]　朱时进.一见能医[M].王咏,汇集.查炜,陈守鹏,点校.上海:上海科学技术出版社,2004.

[92]　李俊.定志小丸及其衍化方的配伍规律研究[D].南京:南京中医药大学,2015.

[93]　徐用诚.玉机微义[M].刘纯续,增.徐谦,撰.陈葵,删定.上海:上海古籍出版社,1991:377.

[94]　王纶.明医杂著[M].长春:时代文艺出版社,2008:286.

[95]　薛已.内科摘要[M].陈松育,点校.南京:江苏科学技术出版社,1985:52.

[96]　徐春甫.古今医统大全:下[M].崔仲平,王耀廷,主校.北京:人民卫生出版社,1991:216,420.

[97]　黄承昊.医宗撮精[M].邢玉瑞,乔文彪,校注.北京:中国中医药出版社,2016:126.

[98]　傅仁宇.审视瑶函[M].上海:上海卫生出版社,1958:201-202.

[99]　虞抟.苍生司命[M].王道瑞,申好真,校注.北京:中国中医药出版社,2004:196.

[100]　程守信.商便奇方[M].曹洪欣,主编.北京:人民卫生出版社,2003:395.

[101]　邓苑.一草亭目科全书[M].上海:上海卫生出版社,1985:21.

[102]　吴仪洛.成方切用[M].上海:上海科学技术出版社,1958:425

[103]　方广.丹溪心法附余[M].北京:中国中医药出版社,2015:345,408.

[104]　江瓘.名医类案[M].北京:人民卫生出版社,1957:151.

[105]　朱栋隆,梁学孟.国医宗旨[M].上海:上海科学技术出版社,1984:468.

[106]　冯兆张.冯氏锦囊秘录[M].田思胜,校注.北京:中国中医药出版社,1996:409,199.

[107]　温大明.温隐居海上仙方[M].陈婷,校注.上海:上海科学技术出版社,2003:4.

[108]　陈士铎.辨证录[M].王永谦,点校.北京:人民卫生出版社,1989:224.

[109]　张子和.儒门事亲[M].上海:上海科学技术出版社,1959:164.

[110]　曾世荣.活幼口议[M].北京:中医古籍出版社,1985:54.

[111]　周震.幼科医学指南:卷一～四[M].上海:文成书局印行,1926:19.

[112]　江笔花.笔花医镜[M].上海:上海科学技术出版社,1957:105.

[113]　朱丹溪.脉因证治:二卷[M].上海:上海卫生出版社,1958:138.

[114]　汪机.医学原理:下[M].储全根,万四妹,校注.北京:中国中医药出版社,2009:433.

[115]　吴正伦.养生类要[M].腾鹰,点校.北京:中医古籍出版社,1994:42.

[116]　楼英.医学纲目[M].倪泰一,选译.重庆:重庆大学出版社,1999:140.

[117]　龚信.古今医鉴[M].龚廷贤,续编.北京:商务印书馆,1958:214.

[118]　方谷.医林绳墨[M].周坚,林士毅,刘时觉,校注.北京:中国中医药出版社,2015:51.

[119]　孙一奎.赤水玄珠[M].叶川,建一,校注.北京:中国中医药出版社,1996:269.

[120]　吴昆.医方考[M].洪青山,校注.北京:中国中医药出版社,1998:200,227.

[121]　王肯堂.证治准绳・女科[M].臧载阳,点校.北京:人民卫生出版社,1993:149-150.

[122]　万表.万氏济世良方[M].齐馨,永清,点校.北京:中医古籍出版社,1991:106.

[123]　龚廷贤.寿世保元[M].袁钟,点校.沈阳:辽宁科学技术出版社,1997:130,176.

[124]　吴秋.诸症辨疑:卷一～二[M].北京:中国古籍出版社,1994:46.

[125]　张璐.张氏医通[M].李静芳,建一,校注.北京:中国中医药出版社,1995:380-381.

[126]　沈金鳌.杂病源流犀烛[M].李占永,李晓林,校注.北京:中国中医药出版社,1994:90.

[127]　裴庆元.评注产科心法[M].田思胜,校.北京:中国中医药出版社,1998:614.

[128]　卢嘉锡,丘光明.中国科学技术史・度量衡卷[M].北京:科学出版社,2001:336,339.

[129]　秦勇,许文杰,王枫,等.安神定志丸联合黄连阿胶汤治疗围绝经期失眠症的临床疗效观察[J].中西医结合心脑血管病杂志,2022,20(14):2529-2532.

[130]　李艺香,孙丰润.安神定志丸对癫痫小鼠的影响[J].中国药业,2003(8):29-30.

[131]　孙丰润,侯佃臻,张循格,等.安神定志丸安神作用研究[J].中国药业,2005(4):31-32.

[132]　窦建军,苟汝红,董江波,等.安神定志方联合丁螺环酮治疗焦虑症疗效分析[J].河北中医,2015,37(7):1012-1014.

[133]　付勇刚,钟明,宗世琴.安神定志丸缓解心血管疾病伴焦虑患者消极状态研究[J].实用中西医结合临床,2013,13(5):53.

[134]　张芳.安神定志丸治疗心胆气虚型抑郁症的临床分析[J].中国医药指南,2019,17(4):164-165.

[135]　朱晨军,唐启盛,曲淼,等.安神定志丸治疗心胆气虚型抑郁症的临床疗效观察[J].中国实验方剂学杂志,2010,16(5):206-208.

[136]　卜繁龙.补益心脾法及安神定志法干预阈下抑郁的临床研究[D].北京:北京中医药大学,2017.

[137] 刘广奎.解郁安神定志汤联合帕罗西汀治疗抑郁症临床观察[J].实用中医药杂志,2017,
33(6):651-652.

[138] 亢文生.安神定志丸辅助治疗心脏神经官能症 70 例临床疗效观察[J].内蒙古中医药,
2014,33(31):20-21.

[139] 黄育冬.安神定志汤治疗神经衰弱 60 例[J].湖南中医杂志,1996(S1):38.

[140] 张洪.安神定志丸联合甘麦大枣汤治疗心脏神经官能症临床观察[J].中国中医药现代
远程教育,2020,18(6):73-74.

[141] 刘雪,谢道俊,王谢,等.安神定志丸加减联合艾司西酞普兰治疗惊恐障碍临床研究[J].
中医药临床杂志,2019,31(12):2281-2284.

[142] 刘红军,张林军,胡文军,等.刘永家运用安神定志丸治疗 β 受体亢进综合征经验[J].吉
林中医药,2010,30(12):1029-1030.

[143] 闫雁.从心论治小儿神经性尿频[J].中国中医基础医学杂志,2016,22(8):1131-1132.

[144] 刘军,王美华,曲秀琴.安神定志丸辅助美沙酮治疗海洛因依赖者的疗效观察[J].中国
药物滥用防治杂志,2003(5):51.

第二章 开心散组方药味和全方药效物质基础研究

经典名方开心散出自药王孙思邈所著《备急千金要方》,由人参(四分)、远志(四分)、茯苓(二两)、石菖蒲(一两)组成,是中医主治好忘、养心安神的基本方。该方药简而力宏,方中人参大补元气、安神益智;茯苓健脾宁心、利水渗湿;石菖蒲化痰开窍、醒神明;远志宁心安神、祛痰开窍,既可合石菖蒲加强化痰开窍之效,又可合茯苓加强交通心肾之功。纵观全方,四味药药性平和,且均有开心益智、宁心安神之功;全方以补为主,标本兼顾,配伍严谨,用药准确。

组方药味是开心散全方发挥药效作用的基本构成单元,它们所含化学成分及入血活性成分是开心散真正的药效物质基础。因此本章在介绍四种组方药味的功能主治和药材炮制的基础上,对远志、人参、石菖蒲和茯苓的化学成分进行梳理,同时结合中药质量标志物(Q-marker)概念全面阐述开心散药效物质基础的研究进展情况。

第一节 开心散组方药味简介

一、远志

远志味苦、辛、温,归心、肾、肺经,主要功效有安神益智、祛痰、消肿、调节情绪,可用于治疗心肾不交引起的失眠多梦、健忘惊悸、神志恍惚、咳痰不爽、乳房肿痛等病症[2]。在《神农本草经》中记载远志"主咳逆,伤中,补不足,除邪气,利九窍,益智慧,耳目聪明,不忘,强志倍力"[3]。同时,《本草纲目》中指出远志"入足少阴肾经,非心经药也。其功专于强志益精,治善忘。盖精与志,皆肾经之所藏也。肾经不足,则志气衰,不能上通于心,故迷惑善忘"[4]。在《本草正》中提到远志"功专心肾,故可镇心止惊,辟邪安梦,壮阳益精,强志助力"[5]。

现代药理实验表明,远志在镇静、抗抑郁、改善记忆能力、镇咳祛痰方面均有良好的药理作用[6]。远志根皮、远志根和根部木心均有镇静、祛痰镇咳、抗惊厥的作用;远志水煎剂具有抗衰老、促进动物体力和智力、抗痴呆和脑保护的活性;同时远志研磨后黄酒送服或外用调敷患处,可以有效治疗痈疽疮毒、乳痈肿痛等症状。远志汤加减方联合他达拉非能有效治疗心神不宁型阳痿,并且疗效优于单独使用他达拉非,能有效改善心神不宁型阳痿患者的生活质量,其中包括改善患者勃起障碍、精神紧张、焦虑不安、胆怯易惊、心悸、夜寐不安、多梦等中医症状[7]。

在配伍方面,古代医家常用远志配伍不同中药治疗心悸怔忡、失眠健忘、小便频数、癫狂等疾病。配伍茯苓,如归脾汤(明《正体类要》),远志(一钱约 3.7 g)宁神益智,茯苓养心安神,诸药配伍交通心肾,益智助眠,主治思虑伤脾,不能摄血,致血妄行;或健忘,怔忡,惊悸,盗汗;或心脾作痛,嗜卧少食,大便不调;或肢体重痛,月经不调,赤白带下;或思虑伤脾而患疟、痢。配伍桑螵蛸,如桑螵蛸散(宋《本草衍义》:为末,夜卧人参汤调下二钱),远志(一两约 41.4 g,每服约 1.035 g)宁心安神,配伍桑螵蛸固精止遗,两药合用调补心肾,涩精止遗,治疗心肾两虚,小便频数,如稠米泔,心神恍惚,健忘食少,或溺后遗沥不尽,或睡中遗尿,或梦遗失精,舌淡苔白,脉细弱者。配伍酸枣仁、五味子,如十味温胆汤(元《世医得效方》:上锉散,每服四钱,水盏半,姜五片,枣一枚,煎,不以时服),大远志去心(一两约 41.4 g,每服约 1.104 g)偏于化痰,酸枣仁偏于养血,五味子偏于敛阴,三者相互为用,有化痰益气安神之效,主治触事易惊,心悸不宁,不眠多梦,心胸烦闷,坐卧不安,短气乏力,或癫狂,舌淡苔腻,脉弦而虚。如配伍石菖蒲,如定痫丸(清《医学心悟》;用竹沥一小碗,姜汁一杯,再用甘草四两熬膏,和药为丸,如弹子大,辰砂为衣,每服一丸),远志(七钱约 26.25 g,每服约 0.31 g)开心窍,安心神,配伍石菖蒲芬芳化浊,除痰开窍,两药合用增强祛痰通窍醒神之力,主治痰热痫证[8]。

(一)药材产地

远志药材产地信息如表 2.1 所示。

表 2.1　远志药材产地信息

名称	编号	国家药品标准	基源	药用部位	采收期	产地	产地初加工	储藏条件
远志	YZ202201-1 YZ202201-2 YZ202201-3	《中国药典》2020 版	远志科植物远志	根	春季、秋季	山西省运城市芮城县	抽木心	袋装后放置阴凉通风干燥处保存
远志	YZ202202-1 YZ202202-2 YZ202202-3	《中国药典》2020 版	远志科植物远志	根	春季、秋季	山西省临汾市古县	除去泥土,趁水分未干时抽取木心	袋装后放置阴凉通风干燥处保存

续表

名称	编号	国家药品标准	基源	药用部位	采收期	产地	产地初加工	储藏条件
远志	YZ202203-1 YZ202203-2 YZ202203-3	《中国药典》2020版	远志科植物远志	根	春季、秋季	山西省运城市新绛县	人工抽木心	装入塑料袋,置阴凉通风干燥处
远志	YZ202204-1 YZ202204-2 YZ202204-3	《中国药典》2020版	远志科植物远志	根	春季、秋季	陕西省榆林市佳县	远志鲜条抽掉中间的木心,加工成远志筒,晒干	远志筒晒干后放在阴凉干燥的环境中保存
远志	YZ202205-1 YZ202205-2 YZ202205-3	《中国药典》2020版	远志科植物远志	根	春季、秋季	山西省运城市闻喜县	鲜条抽掉中间的木心,加工成远志筒,晒干	放置阴凉通风干燥处保存
远志	YZ202201-1 YZ202201-2 YZ202201-3	《中国药典》2020版	远志科植物远志	根	春季、秋季	山西省运城市芮城县	抽木心	袋装后放置阴凉通风干燥处保存

（二）性状

据《中国药典》2020版记载,远志为远志科植物远志（*Polygala tenuifolia* Willd.）或卵叶远志（*Polygala sibirica* L.）的干燥根[1]。本品呈圆柱形,略弯曲,长2～30 cm,直径为0.2～1 cm。表面呈灰黄色至灰棕色,有较密并深陷的横皱纹、纵皱纹及裂纹,老根的横皱纹较密更深陷,略呈结节状。质硬而脆,易折断,断面皮部棕黄色,木部黄白色,皮部易与木部剥离,抽取木心者中空。气微,味苦、微辛,嚼之有刺喉感。

（三）鉴别

1. 显微鉴别

本研究中 5 个产地共 18 批次远志药材的横切面均含有：木栓细胞 10 余列。栓内层为 20 余列薄壁细胞，有切向裂隙。韧皮部较宽广，常现径向裂隙。形成层成环，有木心者木质部发达，均木化，射线宽 1～3 列细胞。薄壁细胞大多含脂肪油滴；有的含草酸钙簇晶和方晶，见图 2.1。上述特征均符合《中国药典》2020 版规定。

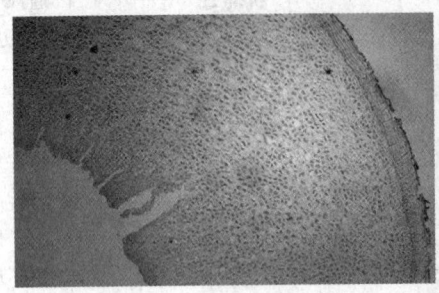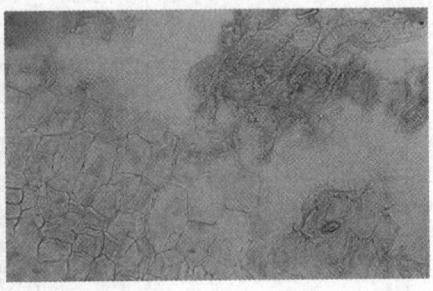

图 2.1　远志药材横切面

2. 薄层鉴别

取远志药材粉末 0.5 g，加 70% 乙醇 5 mL，超声处理 15 min，滤过，滤液作为供试品溶液。另取远志对照药材 0.5 g，同法制成对照药材溶液。按照薄层色谱法（中国药典 2020 版四部通则 0502）试验，吸取上述两种溶液各 2 μL，分别点于同一硅胶 G 薄层板上，以乙酸乙酯-冰醋酸-水（55∶13∶13）为展开剂，展开，取出，晾干，置紫外线灯（365 nm）下检视。1～20 批远志药材薄层鉴别如图 2.2 所示，图 2.2 中斑点对应批次如表 2.2 所示。结果表明，供试品色谱中，在与对照药材色谱相应的位置上，显相同颜色的荧光斑点。

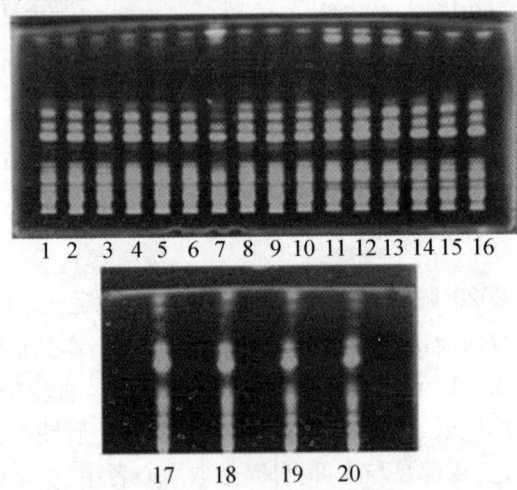

图 2.2　1～20 批远志药材薄层鉴别

表 2.2　图 2.2 中斑点对应批次

序号	批　　号
1	YZ202201-1 批远志药材
2	YZ202201-2 批远志药材
3	YZ202201-3 批远志药材
4	YZ202202-1 批远志药材
5	YZ202202-2 批远志药材
6	YZ202202-3 批远志药材
7	远志对照药材
8	YZ202203-1 批远志药材
9	YZ202203-2 批远志药材
10	YZ202203-3 批远志药材
11	YZ202204-1 批远志药材
12	YZ202204-2 批远志药材
13	YZ202204-3 批远志药材
14	YZ202205-1 批远志药材
15	YZ202205-2 批远志药材
16	YZ202205-3 批远志药材
17	YZ202206-1 批远志药材
18	YZ202206-2 批远志药材
19	远志对照药材
20	YZ202206-3 批远志药材

取细叶远志皂苷(含量测定)项下的供试品溶液 20 μL 和对照品溶液 4 μL,分别点于同一硅胶 G 薄层板上,以三氯甲烷-甲醇-水(6∶3∶0.5)为展开剂,展开,取出,晾干,喷以 10%硫酸乙醇溶液,在 105 ℃下加热至斑点显色清晰。1～15 批远志药材中细叶远志皂苷薄层鉴别结果如图 2.3 所示,图 2.3 中斑点对应批次如表 2.3 所示。结果表明,供试品色谱中,18 批次远志药材在与对照药材色谱相应的位置上,显相同颜色的荧光斑点。

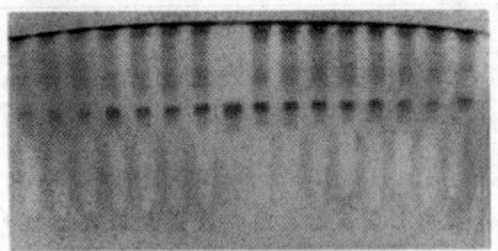

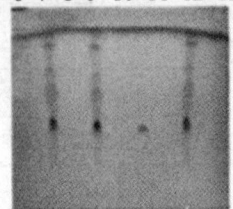

图 2.3　1～15 批远志药材细叶远志皂苷薄层鉴别

表 2.3　图 2.3 中斑点对应批次

序号	批　　号
1	YZ202201-1 批远志药材
2	YZ202201-2 批远志药材
3	YZ202201-3 批远志药材
4	YZ202202-1 批远志药材
5	YZ202202-2 批远志药材
6	YZ202202-3 批远志药材
7	细叶远志皂苷对照品
8	YZ202203-1 批远志药材
9	YZ202203-2 批远志药材
10	YZ202203-3 批远志药材
11	YZ202204-1 批远志药材
12	YZ202204-2 批远志药材
13	YZ202204-3 批远志药材
14	YZ202205-1 批远志药材
15	YZ202205-2 批远志药材
16	YZ202205-3 批远志药材

序号	批　　　号
17	YZ202206-1 批远志药材
18	YZ202206-2 批远志药材
19	细叶远志皂苷对照品
20	YZ202206-3 批远志药材

（四）检查

1. 水分检查

远志药材中水分含量按《中国药典》2020 版通则 0832 第二法测定。取各批次远志药材粉末(过三号筛)2 g,平铺于干燥至恒重的扁形称量瓶中,精密称定,开启瓶盖在 100～105 ℃下干燥 5 h,将瓶盖盖好,移置干燥器中,放冷 30 min,精密称定,再在上述温度下干燥 1 h,放冷,称重,至连续两次称重的差异不超过 5 mg 为止。根据减失的重量,计算供试品中含水量(%)。并规定不得超过 12.0%。18 批次远志药材中水分含量测定结果如表 2.4 所示。

表 2.4　18 批次远志药材中水分含量测定结果

批　　　号	水分含量	平均水分含量/批
YZ202201-1	6.06%	
	6.01%	6.01%
	5.95%	
YZ202201-2	6.52%	
	6.42%	6.48%
	6.48%	
YZ202201-3	6.30%	
	6.28%	6.32%
	6.37%	
YZ202202-1	7.21%	
	7.23%	7.21%
	7.19%	
YZ202202-2	7.21%	
	7.18%	7.20%
	7.22%	

续表

批　号	水分含量	平均水分含量/批
YZ202202-3	7.06%	7.03%
	6.99%	
	7.05%	
YZ202203-1	7.13%	7.11%
	7.10%	
	7.09%	
YZ202203-2	7.73%	7.64%
	7.66%	
	7.54%	
YZ202203-3	7.61%	7.58%
	7.52%	
	7.62%	
YZ202204-1	7.89%	7.79%
	7.74%	
	7.75%	
YZ202204-2	8.39%	8.35%
	8.38%	
	8.28%	
YZ202204-3	8.98%	8.84%
	8.97%	
	8.58%	
YZ202205-1	8.15%	8.08%
	8.06%	
	8.03%	
YZ202205-2	7.90%	8.33%
	9.19%	
	7.92%	

续表

批　号	水分含量	平均水分含量/批
YZ202205-3	7.94%	7.94%
	7.87%	
	8.01%	
YZ202206-1	8.24%	8.16%
	8.14%	
	8.11%	
YZ202206-2	8.22%	8.19%
	8.17%	
	8.18%	
YZ202206-3	8.15%	8.10%
	8.09%	
	8.06%	

2. 灰分检查

远志药材中灰分含量按《中国药典》2020 版通则 2302 方法测定。将各批次远志药材粉碎,通过二号筛,混合均匀后,取供试品 2 g 置炽灼至恒重的坩埚中,称定重量,缓缓炽热,注意避免燃烧,至完全炭化时,逐渐升高温度至 500~600 ℃,使完全灰化并至恒重。根据残渣重量,计算供试品中总灰分的含量(%)。并规定远志药材中灰分含量不得超过 6.0%。18 批次远志药材中灰分含量测定结果如表 2.5 所示。

表 2.5 18 批次远志药材中灰分含量测定结果

批　号	灰分含量	平均灰分含量/批
YZ202201-1	2.37%	2.36%
	2.35%	
	2.37%	
YZ202201-2	2.37%	2.34%
	2.37%	
	2.27%	

批　号	灰分含量	平均灰分含量/批
YZ202201-3	2.37%	2.36%
	2.35%	
	2.37%	
YZ202202-1	3.94%	4.02%
	3.89%	
	4.23%	
YZ202202-2	4.11%	4.13%
	4.13%	
	4.15%	
YZ202202-3	4.20%	4.18%
	4.10%	
	4.24%	
YZ202203-1	4.92%	4.95%
	4.91%	
	5.01%	
YZ202203-2	5.11%	5.07%
	5.08%	
	5.02%	
YZ202203-3	5.03%	4.92%
	4.92%	
	4.82%	
YZ202204-1	2.71%	3.52%
	3.88%	
	3.98%	
YZ202204-2	4.02%	3.98%
	4.04%	
	3.87%	

续表

批　号	灰分含量	平均灰分含量/批
YZ202204-3	3.92%	3.95%
	3.93%	
	4.01%	
YZ202205-1	3.35%	3.29%
	3.25%	
	3.27%	
YZ202205-2	3.42%	3.40%
	3.34%	
	3.43%	
YZ202205-3	3.37%	3.38%
	3.38%	
	3.39%	
YZ202206-1	3.82%	3.62%
	3.64%	
	3.38%	
YZ202206-2	4.74%	4.89%
	5.01%	
	4.93%	
YZ202206-3	4.35%	4.49%
	4.35%	
	4.76%	

结果表明,18 批次远志药材灰分含量均符合《中国药典》2020 版规定。

3. 黄曲霉毒素

远志药材中黄曲霉毒素含量按照《中国药典》2020 版四部通则 2351 真菌毒素测定法测定,并规定每 1000 g 药材中含黄曲霉毒素 B_1 不得过 5 μg,黄曲霉毒素 G_2、黄曲霉毒素 G_1、黄曲霉毒素 B_2 和黄曲霉毒素 B_1 总量不得过 10 μg。18 批次远志药材中黄曲霉毒素含量测定结果如表 2.6 所示。

表 2.6　18 批次远志药材中黄曲霉毒素含量测定结果

批　号	黄曲霉毒素 B_1	黄曲霉毒素 G_2	黄曲霉毒素 G_1	黄曲霉毒素 B_2
YZ202201-1	15.8028	0.6277	17.4573	0.7038
YZ202201-2	20.3969	0.5330	23.6679	0.7677
YZ202201-3	21.6485	0.4354	23.8894	0.7768

　　结果可得,第一产地远志黄曲霉毒素含量超标,故加试 3 批远志药材,不再将第一产地的 3 批远志药材纳入研究范围,除第一产地外,其他批次远志药材黄曲霉毒素含量均合格。

4. 浸出物

　　远志药材中浸出物含量按照《中国药典》2020 版通则 2201 醇溶性浸出物测定法项下的热浸法测定。精密称取各批次远志药材粉末 2 g,置于 100 mL 的锥形瓶中,精密加 70%乙醇 50 mL,密塞,称定重量,静置 1 h 后,连接回流冷凝管,加热至沸腾,并保持微沸 1 h。放冷后,取下锥形瓶,密塞,再称定重量,用 70%乙醇补足减失的重量,摇匀,用干燥滤器滤过,精密量取滤液 25 mL,置已干燥至恒重的蒸发皿中,在水浴上蒸干后,于 105 ℃下干燥 3 h,置干燥器中冷却 30 min,迅速精密称定重量。除另有规定外,以干燥品计算供试品中醇溶性浸出物的含量(%),并规定不得少于 30.0%。15 批次远志药材中浸出物含量测定结果如表 2.7 所示。

表 2.7　15 批次远志药材中浸出物含量测定结果

批　号	浸出物含量	平均浸出物含量/批
YZ202202-1	39.41%	41.76%
	45.65%	
	40.23%	
YZ202202-2	40.35%	41.54%
	44.22%	
	40.05%	
YZ202202-3	41.15%	39.37%
	43.14%	
	33.82%	
YZ202203-1	44.70%	47.91%
	50.49%	
	48.55%	

批　号	浸出物含量	平均浸出物含量/批
YZ202203-2	42.62%	46.46%
	47.30%	
	49.45%	
YZ202203-3	44.95%	46.87%
	49.32%	
	46.33%	
YZ202204-1	39.76%	42.23%
	43.64%	
	43.29%	
YZ202204-2	39.42%	43.25%
	43.40%	
	46.91%	
YZ202204-3	39.77%	43.68%
	46.12%	
	45.15%	
YZ202205-1	40.89%	43.69%
	45.81%	
	44.36%	
YZ202205-2	40.43%	42.32%
	43.11%	
	43.42%	
YZ202205-3	40.48%	42.57%
	43.14%	
	44.08%	
YZ202206-1	43.05%	42.03%
	41.49%	
	41.53%	

批　　号	浸出物含量	平均浸出物含量/批
YZ202206-2	42.55%	42.14%
	41.95%	
	41.91%	
YZ202206-3	41.74%	41.75%
	41.66%	
	41.84%	

结果表明,15批次远志药材浸出物含量均符合《中国药典》2020版规定。

(五) 含量测定

1. 细叶远志皂苷

远志药材中细叶远志皂苷含量按照《中国药典》2020版通则0512高效液相色谱法测定。

(1) 色谱条件与系统适用性试验:以十八烷基硅烷键合硅胶为填充剂;以甲醇-0.05%磷酸溶液(70∶30)为流动相;检测波长为210 nm。理论板数按细叶远志皂苷峰计算应不低于3000。

(2) 对照品溶液的制备:取细叶远志皂苷对照品适量,精密称定,加甲醇制成每1 mL含1 mg的溶液,即得。

(3) 供试品溶液的制备:取各批次远志药材粉末(过三号筛)约1 g,精密称定,置具塞锥形瓶中,精密加入70%甲醇50 mL,称定重量,超声处理(功率400 W,频率40 kHz)1 h,放冷,再称定重量,用70%甲醇补足减失的重量,摇匀,滤过,精密量取续滤液25 mL,置圆底烧瓶中,蒸干,残渣加10%氢氧化钠溶液50 mL,加热回流2 h,放冷,用盐酸调节pH为4～5,用水饱和的正丁醇振摇提取3次,每次50 mL,合并正丁醇液,回收溶剂至干,残渣加甲醇适量使溶解,转移至25 mL量瓶中,加甲醇至刻度,摇匀,即得。

(4) 测定法:分别精密吸取对照品溶液10 μL与供试品溶液10 μL,注入液相色谱仪,测定,即得。并规定本品按干燥品计算,细叶远志皂苷含量(%)不得低于2.0%。15批次远志药材中细叶远志皂苷含量测定结果如表2.8所示。

表 2.8　15 批次远志药材中细叶远志皂苷含量测定结果

批　　号	含量（mg/g）	平均含量/批
YZ202202-1	28.9491	2.87%
	28.7274	
	28.6497	
	28.5989	
YZ202202-2	28.6726	2.87%
	28.5968	
	28.7387	
	28.7288	
YZ202202-3	28.6768	2.86%
	28.6308	
	28.5139	
	28.5265	
YZ202203-1	30.9561	3.06%
	30.3880	
	30.5501	
	30.4690	
YZ202203-2	30.8449	3.08%
	30.8677	
	30.6998	
	30.6012	
YZ202203-3	30.8614	3.07%
	30.9069	
	30.5966	
	30.6088	
YZ202204-1	26.2776	2.35%
	22.6652	
	22.5799	
	22.3694	

批　号	含量（mg/g）	平均含量/批
YZ202204-2	22.7780	2.28%
	22.7273	
	22.7901	
	22.7282	
YZ202204-3	22.6465	2.27%
	22.7236	
	22.6978	
	22.7311	
YZ202205-1	24.8864	2.56%
	25.8576	
	25.9461	
	25.8516	
YZ202205-2	25.7216	2.54%
	25.6327	
	25.2439	
	25.1894	
YZ202205-3	26.0000	2.59%
	26.1160	
	25.7960	
	25.8247	
YZ202206-1	24.0127	2.40%
	24.0282	
	23.9902	
	23.9876	
YZ202206-2	24.0568	2.39%
	24.0461	
	23.6195	

续表

批　号	含量(mg/g)	平均含量/批
YZ202206-3	23.7317	2.41%
	23.9213	
	23.7064	

由结果可知,15 批次远志药材中细叶远志皂苷含量均不低于 2.0%,符合《中国药典》2020 版规定。

2. 远志𠮿酮Ⅲ和 3,6′-二芥子酰基蔗糖

远志药材中远志𠮿酮Ⅲ和 3,6′-二芥子酰基蔗糖含量按照《中国药典》2020 版通则 0512 高效液相色谱法测定。

(1) 色谱条件与系统适用性试验:以十八烷基硅烷键合硅胶为填充剂;以乙腈-0.05%磷酸溶液(18∶82)为流动相;检测波长为 320 nm。理论板数按 3,6′-二芥子酰基蔗糖峰计算应不低于 3000。

(2) 对照品溶液的制备:取远志𠮿酮Ⅲ对照品、3,6′-二芥子酰基蔗糖对照品适量,精密称定,加甲醇制成每 1 mL 含远志𠮿酮Ⅲ 0.15 mg、含 3,6′-二芥子酰基蔗糖 0.2 mg 的混合溶液,即得。

(3) 供试品溶液的制备:取各批次远志药材粉末(过三号筛)约 1 g,精密称定,置具塞锥形瓶中,精密加入 70%甲醇 25 mL,称定重量,加热回流 1.5 h,放冷,再称定重量,用 70%甲醇补足减失的重量,摇匀,滤过,取续滤液,即得。

(4) 测定法:分别精密吸取对照品溶液 10 μL 与供试品溶液 10 μL,注入液相色谱仪,测定,即得。并规定本品按干燥品计算,含远志𠮿酮Ⅲ含量均不得少于 0.15%,含 3,6′-二芥子酰基蔗糖含量不得少于 0.50%。15 批次远志药材中远志𠮿酮Ⅲ和 3,6′-二芥子酰基蔗糖含量(%)测定结果如表 2.9、表 2.10 所示。

表 2.9　15 批次远志药材中远志𠮿酮Ⅲ含量测定结果

批　号	含量(mg/g)	平均含量/批
YZ202202-1	2.0458	0.20%
	2.0430	
	2.0349	
	2.0335	
YZ202202-2	2.0394	0.20%
	2.0409	
	2.0387	
	2.0483	

批　　号	含量（mg/g）	平均含量/批
YZ202202-3	2.0470	0.20%
	2.0429	
	2.0458	
	2.0359	
YZ202203-1	2.2802	0.23%
	2.2781	
	2.2743	
	2.2720	
YZ202203-2	2.2702	0.23%
	2.2718	
	2.2623	
	2.2562	
YZ202203-3	2.2648	0.23%
	2.2579	
	2.2628	
	2.2546	
YZ202204-1	2.3299	0.23%
	2.3300	
	2.3192	
	2.3149	
YZ202204-2	2.3014	0.23%
	2.3088	
	2.3059	
	2.3043	
YZ202204-3	2.3036	0.23%
	2.3019	
	2.2837	
	2.2832	

续表

批　号	含量(mg/g)	平均含量/批
YZ202205-1	2.0841	0.21%
	2.0760	
	2.0797	
	2.0740	
YZ202205-2	2.0738	0.21%
	2.0703	
	2.0783	
	2.0779	
YZ202205-3	2.0701	0.20%
	1.9327	
	2.0509	
	2.0604	
YZ202206-1	1.5230	0.15%
	1.5209	
	1.5208	
	1.5273	
YZ202206-2	1.5197	0.15%
	1.5185	
	1.5156	
YZ202206-3	1.5137	0.15%
	1.5319	
	1.5242	

表 2.10　15 批次远志药材中 3,6'-二芥子酰基蔗糖含量测定结果

批　号	含量(mg/g)	平均含量/批
YZ202202-1	20.1898	2.02%
	20.2333	
	20.1847	
	20.2019	

批　号	含量(mg/g)	平均含量/批
YZ202202-2	20.2385	2.02%
	20.2934	
	20.3219	
	20.0025	
YZ202202-3	20.0150	2.00%
	19.9675	
	20.0378	
	20.0412	
YZ202203-1	24.3591	2.44%
	24.3260	
	24.4511	
	24.4275	
YZ202203-2	24.4771	2.45%
	24.5512	
	24.4974	
	24.4890	
YZ202203-3	24.6081	2.46%
	24.5814	
	24.6402	
	24.6091	
YZ202204-1	18.3764	1.84%
	18.4019	
	18.3482	
	18.3552	
YZ202204-2	18.2562	1.83%
	18.2652	
	18.2979	
	18.2639	

续表

批　号	含量（mg/g）	平均含量/批
YZ202204-3	18.3170	1.83%
	18.3084	
	18.2009	
	18.2033	
YZ202205-1	15.9322	1.59%
	15.8982	
	15.9532	
	15.9377	
YZ202205-2	15.9411	1.60%
	15.9172	
	16.0009	
	16.0203	
YZ202205-3	15.9913	1.60%
	15.9954	
	16.0048	
	15.9959	
YZ202206-1	13.9352	1.40%
	13.9264	
	14.0152	
	14.0385	
YZ202206-2	13.9924	1.40%
	13.9775	
	13.9742	
YZ202206-3	13.9520	1.41%
	14.0336	
	14.0500	

结果表明,15 批远志药材中含远志𠮩酮Ⅲ含量均不少于 0.15%,含 3,6′-二芥子酰基蔗糖含量均不少于 0.50%,符合药典规定。

（六）禁忌

心肾有火，阴虚阳亢者忌服。《本草经集注》中有言："得茯苓、冬葵子、龙骨良。畏真珠、藜芦、蜚蠊、齐蛤。"《药性论》中有言："畏蛴螬。"在中药理论中远志禁忌配伍珍珠、藜芦、蜚蠊、齐蛤、蛴螬拳参等；在中西药配伍禁忌中与镇静药、麻醉药同用剂量不宜过大；不宜与维生素 C 同用，维生素 C 会将远志所含苷类分解成为苷元和糖，从而影响疗效。

（七）注意事项

对于消化道有影响，多见于远志对于胃黏膜的损伤，特别是患者之前就患有胃炎、胃溃疡，这样的患者服用远志容易导致胃部疾病加重，因此胃病患者不宜服用；远志作为一种精神药品，会影响智力的发育，甚至会干扰记忆力，因此幼儿不宜服用；远志对子宫有比较强烈的兴奋收缩作用，孕妇及先兆流产者慎用。

二、人参

人参味甘、微苦，微温，归脾、肺、心、肾经。在《神农本草经》中，人参被列为上品，"补五脏，安精神，定魂魄，止惊悸，除邪气，明目，开心益智"[3]。人参具有大补元气、复脉固脱、补脾益肺、生津养血、安神益智等功效，临床用于治疗体虚欲脱、肢冷脉微、脾虚食少、肺虚喘咳、津伤口渴、内热消渴、气血亏虚、久病虚羸、惊悸失眠、阳痿宫冷等症[9]。《景岳全书》的"独参汤"由人参这一味中药单独组成中药方剂，独参汤具有大补元气、固脱主津、宁神益智、调整血压等功效[10]。《伤寒论》提及人参的多首方剂皆能治疗心下痞，即胃脘满闷，按之柔软不痛的症候[11]。

人参主要用于"虚证"，即患者的体质状态比较虚弱，绝不能用于体质壮实、火热内盛等正气不虚的情况。对于中气虚弱，以致升降失常之证，张仲景常以人参益气补中，使中气得复[12]。如理中丸，人参、干姜、炙甘草、白术各三两，研末捣筛，蜜和为丸，如鸡子黄许大。以沸汤数合和一丸，研碎，温服之。可治脾胃虚寒，运化不健，升降失常之脘腹疼痛，喜温喜按，畏寒肢冷，舌淡苔白等。以及阳虚失血，小儿慢惊，病后喜唾涎沫等由中焦虚寒所致者。现代研究表明，人参有抗肿瘤作用，对结肠癌、白血病、肺癌、胃癌、胰腺癌、乳腺癌、肝癌、卵巢癌有一定的疗效[13]。

"四君子汤"出自《太平惠民和剂局方》，由人参、白术、茯苓、甘草组成，为补益剂，具有补气，益气健脾之功效。《本经》记载人参主开心，常配伍炙甘草、大枣，代表方味半夏泻心汤、生姜泻心汤、桂枝人参汤。附子与人参配伍，用于腹痛、腹泻、脉虚；黄芪与人参配伍，主要用于自汗、心悸；柴胡与人参配伍，可用于发热；茯苓与人参配伍，主要用于体倦乏力、腹泻等情况；与补阴药物麦门冬、五味子配伍，主要用于以口渴、心悸、脉虚为主要表现的病症。

（一）药材产地

人参药材产地信息如表 2.11 所示。

表 2.11 人参药材产地信息

名称	编号	国家药品标准	基源	药用部位	采收期	产地	产地初加工	储藏条件
人参	RS202201-1 RS202201-2 RS202201-3	《中国药典》2020版	五加科植物人参	根和根茎	秋季	吉林省白山市抚松县北岗镇	无	密闭后置阴凉干燥处保存
人参	RS202202-1 RS202202-2 RS202202-3	《中国药典》2020版	五加科植物人参	根和根茎	秋季	辽宁省抚顺市新宾满族自治县	除杂、洗净、干燥	低温保存
人参	RS202203-1 RS202203-2 RS202203-3	《中国药典》2020版	五加科植物人参	根和根茎	秋季	吉林省长白朝鲜族自治县二道岗镇	洗净、干燥	低温、密闭保存
人参	RS202204-1 RS202204-2 RS202204-3	《中国药典》2020版	五加科植物人参	根和根茎	秋季	吉林省敦化市官地镇	无	置阴凉干燥处，密闭保存
人参	RS202205-1 RS202205-2 RS202205-3	《中国药典》2020版	五加科植物人参	根和根茎	秋季	黑龙江省宁安市	除去泥土、清洗、干燥	置阴凉干燥处，密闭保存

（二）性状

本研究中 15 批人参药材均具有以下性状特征：主根呈纺锤形或圆柱形，长为 3～15 cm，直径为 1～2 cm。表面灰黄色，上部或全体有疏浅断续的粗横纹及明显的纵皱，下部有支根 2～3 条，并着生多数细长的须根，须根上常有不明显的细小疣状突出。根茎（芦头）长为 1～4 cm，直径为 0.3～1.5 cm，多拘挛而弯曲，具不定根（芋）和稀疏的凹窝状茎痕（芦碗）。质较硬，断面淡黄白色，显粉性，形成层环纹棕黄色，皮部有黄棕色的点状树脂道及放射状裂隙。香气特异，味微苦、甘。

（三）鉴别

1. 显微鉴别

五个产地共计15批次人参药材横切面中均含有：木栓层为数列细胞。栓内层窄，韧皮部外侧有裂隙，内侧薄壁细胞排列较紧密，有树脂道散在，内含黄色分泌物。形成层成环。木质部射线宽广，导管单个散在或数个相聚，断续排列成放射状，导管旁偶有非木化的纤维，薄壁细胞含草酸钙簇晶。见图2.4。

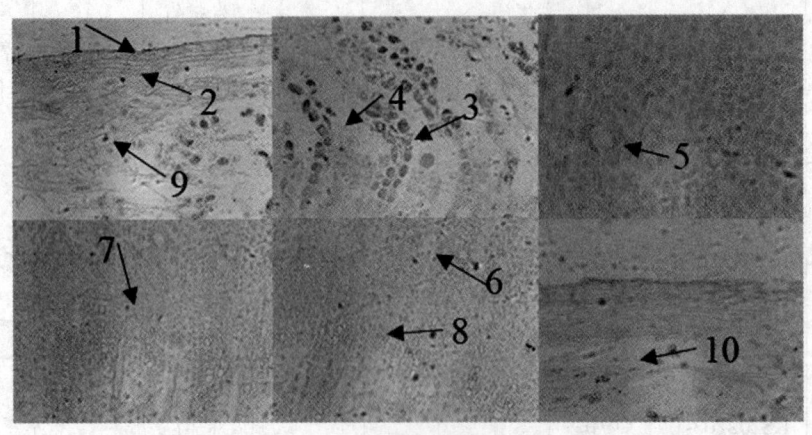

图2.4　药材横切面显微鉴别特征（40×）

1. 木栓层；2. 栓内层；3. 韧皮射线；4. 裂隙；5. 树脂道；6. 韧皮部；7. 形成层；8. 木射线；9. 草酸钙簇晶；10. 木质部

5个产地共计15批次人参药材粉末均呈淡黄白色，树脂道碎片易见，含黄色块状分泌物。草酸钙簇晶直径为 $20\sim68\ \mu m$，棱角锐尖。木栓细胞表面观类方形或多角形，壁细波状弯曲。网纹导管和梯纹导管直径为 $10\sim56\ \mu m$。淀粉粒甚多，单粒类球形、半圆形或不规则多角形，直径为 $4\sim20\ \mu m$，脐点点状或裂缝状；复粒由 $2\sim6$ 分粒组成，见图2.5。上述显微鉴定结果均符合《中国药典》2020版规定。

2. 薄层鉴别

取各批次人参药材粉末 1 g，加三氯甲烷 40 mL，加热回流 1 h，弃去三氯甲烷液，药渣挥干溶剂，加水 0.5 mL 搅拌湿润，加水饱和正丁醇 10 mL，超声处理 30 min，吸取上清液加3倍量氨试液，摇匀，放置分层，取上层液蒸干，残渣加甲醇 1 mL 使溶解，作为供试品溶液。另取人参对照药材 1 g，同法制成对照药材溶液。再取人参皂苷 Rb_1 对照品、人参皂苷 Re 对照品、人参皂苷 Rf 对照品及人参皂苷 Rg_1 对照品，加甲醇制成每 1 mL 各含 2 mg 的混合溶液，作为对照品溶液。按照薄层色谱法（2020版中国药典通则0502）试验，吸取上述三种溶液各 $1\sim2\ \mu L$，分别点于同一硅胶 G 薄层板上，以三氯甲烷-乙酸乙酯-甲醇-水（15∶40∶22∶10）10 ℃以下放置的下层溶液为展开剂，展开，取出，晾干，喷以 10% 硫酸乙醇溶液，在

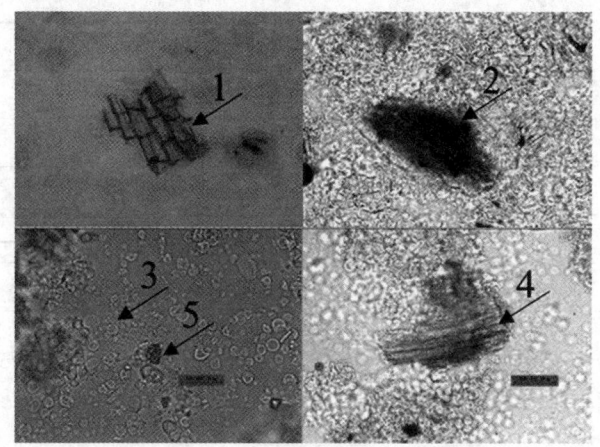

图 2.5　药材粉末显微鉴别特征(40×)

1. 木栓细胞；2. 树脂道；3. 淀粉粒；4. 导管；5. 草酸钙簇晶

105 ℃下加热至斑点显色清晰，分别置日光和紫外线灯(365 nm)下检视(图 2.6、表 2.12)。

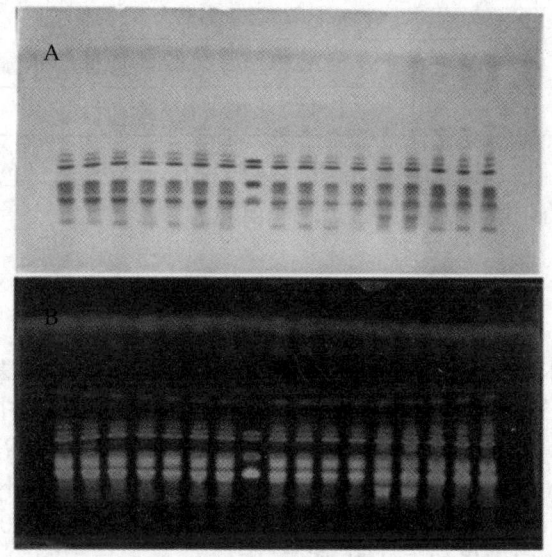

1 2　3　4　5　6　7　8 9 10 11 12 13 14 15 16 17

图 2.6　紫外线灯下 15 批次人参药材薄层鉴别

表 2.12　图 2.6 中斑点对应批次

序号	批 号
1	RS202201-1 批人参药材
2	RS202201-2 批人参药材

序号	批　　号
3	RS202201-3 批人参药材
4	RS202202-1 批人参药材
5	RS202202-2 批人参药材
6	RS202202-3 批人参药材
7	RS202203-1 批人参药材
8	人参皂苷混合标准品
9	人参对照药材
10	RS202203-2 批人参药材
11	RS202203-3 批人参药材
12	RS202204-1 批人参药材
13	RS202204-2 批人参药材
14	RS202204-3 批人参药材
15	RS202205-1 批人参药材
16	RS202205-2 批人参药材
17	RS202205-3 批人参药材

结果表明,在供试品色谱中,15 批人参药材在与对照药材色谱和对照品色谱相应位置上,分别显相同颜色的斑点或荧光斑点。

(四) 检查

1. 水分

人参药材中水分含量按《中国药典》2020 版通则 0832 第二法测定。取各批次人参药材粉末(过三号筛)2 g,平铺于干燥至恒重的扁形称量瓶中,精密称定,开启瓶盖在 100～105 ℃下干燥 5 h,将瓶盖盖好,移置干燥器中,放冷 30 min,精密称定,再在上述温度干燥 1 h,放冷,称重,至连续两次称重的差异不超过 5 mg 为止。根据减失的重量,计算供试品中含水量(%),并规定不得过 12.0%。15 批次人参药材中水分含量测定结果如表 2.13 所示。

表 2.13　15 批次人参药材中水分含量测定结果

批　号	水分含量	平均水分含量/批
RS202201-1	9.93%	9.92%
	9.91%	
	9.93%	

批　号	水分含量	平均水分含量/批
RS202201-2	8.90%	8.94%
	8.92%	
	9.01%	
RS202201-3	8.84%	8.82%
	8.79%	
	8.83%	
RS202202-1	10.13%	10.12%
	10.13%	
	10.09%	
RS202202-2	9.45%	9.46%
	9.47%	
	9.47%	
RS202202-3	9.54%	9.48%
	9.45%	
	9.44%	
RS202203-1	8.00%	8.07%
	8.08%	
	8.14%	
RS202203-2	8.00%	7.91%
	7.95%	
	7.79%	
RS202203-3	7.85%	7.85%
	7.85%	
	7.86%	
RS202204-1	9.03%	8.94%
	8.86%	
	8.92%	

续表

批　号	水分含量	平均水分含量/批
RS202204-2	8.87%	8.77%
	8.69%	
	8.76%	
RS202204-3	8.85%	8.88%
	8.93%	
	8.87%	
RS202205-1	9.62%	9.62%
	9.55%	
	9.68%	
RS202205-2	9.63%	9.63%
	9.63%	
	9.62%	
RS202205-3	9.64%	7.89%
	5.50%	
	8.51%	

结果表明本研究中 5 个产地共计 15 批次人参药材水分含量均符合规定。

2. 灰分

人参药材中灰分含量按《中国药典》2020 版通则 2302 方法测定。将各批次人参药材粉碎,通过二号筛,混合均匀后,取供试品 2 g 置炽灼至恒重的坩埚中,称定重量,缓缓炽热,注意避免燃烧,至完全炭化时,逐渐升高温度至 500～600 ℃,使完全灰化并至恒重。根据残渣重量,计算供试品中总灰分的含量(%),并规定不得过 5.0%。15 批次人参药材中灰分含量测定结果如表 2.14 所示。

表 2.14　15 批次人参药材中灰分含量测定结果

批　号	灰分含量	平均灰分含量/批
RS202201-1	3.48%	3.50%
	3.49%	
	3.55%	
RS202201-2	3.48%	3.49%
	3.48%	
	3.51%	

续表

批 号	灰分含量	平均灰分含量/批
RS202201-3	3.52%	3.52%
	3.51%	
	3.53%	
RS202202-1	3.79%	3.73%
	3.70%	
	3.71%	
RS202202-2	3.75%	2.96%
	3.75%	
	1.38%	
RS202202-3	3.75%	3.75%
	3.78%	
	3.72%	
RS202203-1	4.14%	4.17%
	4.18%	
	4.18%	
RS202203-2	4.16%	4.17%
	4.17%	
	4.18%	
RS202203-3	4.14%	4.16%
	4.16%	
	4.19%	
RS202204-1	3.87%	3.92%
	3.92%	
	3.96%	
RS202204-2	3.92%	3.94%
	3.96%	
	3.95%	

续表

批 号	灰分含量	平均灰分含量/批
RS202204-3	3.94%	3.92%
	3.94%	
	3.89%	
RS202205-1	3.24%	3.25%
	3.25%	
	3.26%	
RS202205-2	3.28%	3.32%
	3.34%	
	3.35%	
RS202205-3	3.41%	3.43%
	3.44%	
	3.45%	

结果表明本研究中 5 个产地 15 批次人参药材灰分的含量均符合规定。

3. 重金属检测

人参药材中重金属含量按照《中国药典》2020 版通则 2321 原子吸收分光光度法或电感耦合等离子体质谱法,铅、镉、砷、汞、铜测定法测定,并规定铅不得过 5 mg/kg;镉不得过 1 mg/kg;砷不得过 2 mg/kg;汞不得过 0.2 mg/kg;铜不得过 20 mg/kg。15 批次人参药材中重金属含量测定结果如表 2.15 所示。

表 2.15 15 批次人参药材重金属含量测定结果

批 号	平均含量/批（mg/kg）				
	铅	镉	砷	汞	铜
RS202201-1	0.0000	0.0333	0.1922	0.0000	8.9535
RS202201-2	0.0000	0.0341	0.4065	0.0000	8.8451
RS202201-3	0.0000	0.0360	0.3115	0.0676	8.8214
RS202202-1	0.0000	0.0114	0.4459	0.0948	11.2098
RS202202-2	0.0000	0.0106	0.5278	0.0000	10.9510
RS202202-3	0.0000	0.0101	0.3319	0.0007	11.1668
RS202203-1	0.0000	0.0159	0.3349	0.0682	11.5559
RS202203-2	0.0000	0.0164	0.3210	0.0991	11.9454

续表

批　号	平均含量/批(mg/kg)				
	铅	镉	砷	汞	铜
RS202203-3	0.0000	0.0164	0.6116	0.0916	11.7087
RS202204-1	0.0000	0.0935	0.3918	0.0823	12.2571
RS202204-2	0.0000	0.0986	0.3921	0.0002	12.9002
RS202204-3	0.0000	0.0922	0.2668	0.0000	11.9901
RS202205-1	0.0000	0.0966	0.2063	0.0844	12.0787
RS202205-2	0.0000	0.1011	0.1585	0.1002	11.9411
RS202205-3	0.0000	0.1014	0.2398	0.0960	11.8895

由结果可知,本研究中5个产地共15批次人参药材重金属含量均合格。

4. 有机氯类农药残留量检测

人参药材中有机氯类农药残留量按照《中国药典》2020版通则0521气相色谱法测定。

(1)混合对照品储备液的制备:分别精密称取五氯硝基苯、六氯苯、七氯(七氯、环氧七氯)、氯丹(顺式氯丹、反式氯丹、氧化氯丹)农药对照品适量,用正己烷溶解分别制成每1 mL约含100 μg的溶液。精密量取上述对照品溶液各1 mL,置同一100 mL量瓶中,加正己烷至刻度,摇匀;或精密量取有机氯农药混合对照品溶液1 mL,置10 mL量瓶中,加正己烷至刻度,摇匀,即得(每1 mL含各农药对照品1 μg)。

(2)混合对照品溶液的制备:精密量取上述混合对照品储备液,用正己烷制成每1 mL分别含1 ng、2 ng、5 ng、10 ng、20 ng、50 ng、100 ng的溶液,即得。

(3)供试品溶液的制备:取各批次的人参药材,粉碎成细粉(过二号筛),取约5 g,精密称定,置具塞锥形瓶中,加水30 mL,振摇10 min,精密加丙酮50 mL,称定重量,超声处理(功率300 W,频率40 kHz)30 min,放冷,再称定重量,用丙酮补足减失的重量,再加氯化钠约8 g,精密加二氯甲烷25 mL,称定重量,超声处理(功率300 W,频率40 kHz)15 min,再称定重量,用二氯甲烷补足减失的重量,振摇使氯化钠充分溶解,静置,转移至离心管中,离心(3000 r/min)3 min,使完全分层,将有机相转移至装有适量无水硫酸钠的具塞锥形瓶中,放置30 min。精密量取15 mL,置40 ℃水浴中减压浓缩至约1 mL,加正己烷约5 mL,减压浓缩至近干,用正己烷溶解并转移至5 mL量瓶中,并稀释至刻度,摇匀,转移至离心管中,缓缓加入硫酸溶液(9→10)1 mL,振摇1 min,离心(3000 r/min)10 min,分取上清液,加水1 mL,振摇,取上清液,即得。

(4)色谱条件与系统适用性试验:分析柱:以键合交联14%氰丙基苯基二甲基

硅氧烷为固定液(DM1701 或同类型)的毛细管柱(30 m×0.32 mm×0.25 μm),验证柱:以键合交联 5%苯基甲基硅氧烷为固定液(DB5 或同类型)的毛细管柱(30 m×0.32 mm×0.25 μm);63Ni-ECD 电子捕获检测器;进样口温度为 230 ℃,检测器温度为 300 ℃,不分流进样。程序升温:初始温度为 60 ℃,保持 0.3 min,以每分钟由 60 ℃升至 170 ℃,再以每分钟由 10 ℃升至 220 ℃,保持 10 min,再以每分钟由 1 ℃升至 240 ℃,再以每分钟由 15 ℃升至 280 ℃,保持 5 min。理论板数按 α-BHC 峰计算应不低于 $1×10^5$,两个相邻色谱峰的分离度应大于 1.5。

(5) 测定:分别精密吸取供试品溶液和与之相应浓度的混合对照品溶液各 1 μL,注入气相色谱仪,分别连续进样 3 次,取 3 次平均值,按外标法计算,即得。并规定本品中含五氯硝基苯不得过 0.1 mg/kg;六氯苯不得过 0.1 mg/kg;七氯(七氯、环氧七氯之和)不得过 0.05 mg/kg;氯丹(顺式氯丹、反式氯丹、氧化氯丹之和)不得超过 0.1 mg/kg。15 批次人参药材中有机氯类农药残留量测定结果如表 2.16 所示。

表 2.16　15 批次人参药材中有机氯类农药残留量测定结果

| 批　号 | 平均含量/批(mg/kg) | | 七氯 | 环氧七氯 | 氧化氯丹 | 反式氯丹 | 顺式氯丹 |
	五氯硝基苯	六氯苯					
RS202201-1	0.02151	0.02495	—	—	—	—	—
RS202201-2	0.02116	0.02437	—	—	—	—	—
RS202201-3	0.02030	0.02365	—	—	—	—	—
RS202202-1	0.01571	0.01630	—	—	—	—	—
RS202202-2	0.01563	0.01598	—	—	—	—	—
RS202202-3	0.01536	0.01576	—	—	—	—	—
RS202203-1	0.02200	0.02568	—	—	—	—	—
RS202203-2	0.02196	0.02614	—	—	—	—	—
RS202203-3	0.02117	0.02511	—	—	—	—	—
RS202204-1	0.01162	0.00000	—	—	—	—	—
RS202204-2	0.01151	0.00000	—	—	—	—	—
RS202204-3	0.01190	0.00000	—	—	—	—	—
RS202205-1	0.01177	0.01439	—	—	—	—	—
RS202205-2	0.01135	0.01390	—	—	—	—	—
RS202205-3	0.01205	0.01471	—	—	—	—	—

注:"—"表示未检出。

5. 含量测定

人参药材中人参皂苷 Rg_1、Re、Rb_1 含量按照 2020 版《中国药典》通则 0512 高效液相色谱法测定。

（1）色谱条件与系统适用性试验：以十八烷基硅烷键合硅胶为填充剂；以乙腈为流动相 A，以水为流动相 B，按表 2.17 中的规定进行梯度洗脱；检测波长为 203 nm。理论板数按人参皂苷 Rg_1 峰计算应不低于 6000。

表 2.17　流动相比例

时间（min）	流动相 A	流动相 B
0～35	19%	81%
35～55	19%～29%	81%～71%
55～70	29%	71%
70～100	29%～40%	71%～60%

（2）对照品溶液的制备：精密称取人参皂苷 Rg_1 对照品、人参皂苷 Re 对照品及人参皂苷 Rb_1 对照品，加甲醇制成每 1 mL 各含 0.2 mg 的混合溶液，摇匀，即得。

（3）供试品溶液的制备：取各批次人参药材粉末（过四号筛）约 1 g，精密称定，置索氏提取器中，加三氯甲烷加热回流 3 h，弃去三氯甲烷液，药渣挥干溶剂，连同滤纸筒移入 100 mL 锥形瓶中，精密加水饱和正丁醇 50 mL，密塞，放置过夜，超声处理（功率 250 W，频率 50 kHz）30 min，滤过，弃去初滤液，精密量取续滤液 25 mL，置蒸发皿中蒸干，残渣加甲醇溶解并转移至 5 mL 量瓶中，加甲醇稀释至刻度，摇匀，滤过，取续滤液，即得。

（4）测定法：分别精密吸取对照品溶液 10 μL 与供试品溶液 10 μL，注入液相色谱仪，测定，即得。并规定本品按干燥品计算，含人参皂苷 Rg_1 和人参皂苷 Re 的总量不得少于 0.30%，人参皂苷 Rb_1 不得少于 0.20%。15 批人参药材中人参皂苷 Rg_1、Re、Rb_1 含量测定结果如表 2.18～表 2.20 所示。

表 2.18　15 批人参药材中人参皂苷 Rg_1 含量测定结果

批　号	含量（mg/g）	平均含量
RS202201-1	2.0433	0.21%
	2.0222	
	2.0619	
	2.0791	

续表

批　号	含量(mg/g)	平均含量
RS202201-2	2.1930	0.22%
	2.1960	
	2.2076	
	2.2584	
RS202201-3	2.1978	0.22%
	2.1966	
	2.2025	
	2.1986	
RS202202-1	3.0867	0.33%
	3.1846	
	3.4485	
	3.3883	
RS202202-2	3.2167	0.32%
	3.3433	
	3.0875	
	3.0757	
RS202202-3	2.9633	0.31%
	3.0528	
	3.1175	
	3.2526	
RS202203-1	2.4536	0.25%
	2.4502	
	2.4522	
	2.4683	
RS202203-2	2.4453	0.25%
	2.4671	
	2.4574	
	2.4471	

批 号	含量(mg/g)	平均含量
RS202203-3	2.4541	0.25%
	2.4644	
	2.4721	
	2.4774	
RS202204-1	3.7683	0.38%
	3.9747	
	3.8062	
	3.8010	
RS202204-2	3.7922	0.38%
	3.7929	
	3.8186	
	3.8158	
RS202204-3	3.8725	0.39%
	3.8475	
	3.8824	
	4.0783	
RS202205-1	3.1407	0.31%
	3.1568	
	3.1480	
	3.1542	
RS202205-2	3.1920	0.32%
	3.1720	
	3.1723	
	3.1240	
RS202205-3	3.1073	0.31%
	3.1101	
	3.0973	
	3.0976	

表 2.19　15 批人参药材中人参皂苷 Re 含量测定结果

批　　号	含量(mg/g)	平均含量
RS202201-1	3.2605	0.33%
	3.2970	
	3.2994	
	3.3259	
RS202201-2	3.4168	0.36%
	3.5908	
	3.7076	
	3.6576	
RS202201-3	3.7099	0.37%
	3.7328	
	3.7543	
	3.7759	
RS202202-1	3.1067	0.30%
	3.2354	
	2.9890	
	2.7898	
RS202202-2	2.6082	0.28%
	2.9351	
	2.7062	
	2.8154	
RS202202-3	2.6863	0.28%
	2.7009	
	2.7774	
	2.9580	
RS202203-1	3.0320	0.30%
	3.0355	
	2.9929	
	3.0239	

续表

批　号	含量(mg/g)	平均含量
RS202203-2	3.0028	0.30%
	3.0469	
	3.0090	
	3.0136	
RS202203-3	3.0252	0.30%
	3.0298	
	3.0413	
	3.0644	
RS202204-1	2.4723	0.25%
	2.6913	
	2.4984	
	2.4882	
RS202204-2	2.4900	0.25%
	2.4820	
	2.4900	
	2.4786	
RS202204-3	2.5333	0.26%
	2.5144	
	2.5342	
	2.7356	
RS202205-1	3.0943	0.31%
	3.1383	
	3.1203	
	3.1137	
RS202205-2	3.1707	0.31%
	3.1378	
	3.1155	
	3.0378	

批　　号	含量(mg/g)	平均含量
RS202205-3	3.0528	0.30%
	3.0530	
	3.0233	
	3.0222	

表 2.20　15 批人参药材中人参皂苷 Rb₁ 含量测定结果

批　　号	含量(mg/g)	平均含量
RS202201-1	3.1955	0.32%
	3.2014	
	3.2132	
	3.2194	
RS202201-2	3.2713	0.33%
	3.2833	
	3.2843	
	3.2544	
RS202201-3	3.2273	0.32%
	3.2078	
	3.1761	
	3.1034	
RS202202-1	3.2937	0.33%
	3.2428	
	3.3424	
	3.2367	
RS202202-2	3.0721	0.32%
	3.1976	
	3.2214	
	3.2366	

批　号	含量（mg/g）	平均含量
RS202202-3	3.2298	0.32%
	3.1501	
	3.2999	
	3.1128	
RS202203-1	3.0859	0.32%
	3.0239	
	3.1012	
	3.5629	
RS202203-2	2.9540	0.31%
	3.1177	
	3.1000	
	3.0572	
RS202203-3	3.0867	0.31%
	3.0974	
	3.0969	
	3.0384	
RS202204-1	3.9955	0.41%
	4.1562	
	4.0070	
	4.0804	
RS202204-2	4.0530	0.41%
	4.0076	
	4.0828	
	4.0977	
RS202204-3	4.1366	0.41%
	4.1309	
	4.1017	
	4.2275	

续表

批　号	含量(mg/g)	平均含量
RS202205-1	3.6299	0.36%
	3.6396	
	3.6011	
	3.4811	
RS202205-2	3.6386	0.37%
	3.7200	
	3.6759	
	3.6245	
RS202205-3	3.5123	0.35%
	3.4047	
	3.4494	
	3.4483	

结果表明,本研究中 5 个产地共计 15 批次人参药材含人参皂苷 Rg_1 和人参皂苷 Re 的总量均不少于 0.30%,人参皂苷 Rb_1 均不少于 0.20%,符合药典规定。

(五)禁忌

实证、热证忌服。在中药理论中人参禁忌与藜芦、五灵脂、皂荚、黑豆、刺五加配伍。在中西药配伍禁忌中,人参不可与维生素 C、谷氨酸、胃酶合剂等酸性较强的药物一起服用,会降低人参药效。不宜与吗啡、苯巴比妥同用,会加重麻醉,影响呼吸。不应与强心苷药物同用,会增加毒性。不应与降糖药甲苯磺丁脲同用,会使血糖升高,从而加重糖尿病的病情。不可以与含有金属的盐类药物一起服用,会形成沉淀。在日常饮食中禁忌人参与萝卜、茶叶以及辛辣食物同服。

(六)注意事项

患有动脉硬化症的患者不宜服用,人参中的蛋白质因子能抑制脂肪分解,加重血管壁脂质沉积,故有冠心病、高血压、脑血管硬化、糖尿病、脉管炎者应慎服;高血液黏度的患者不宜服用,人参有促进红细胞生长的作用,红细胞增多,血液黏度会增高;失眠患者不宜服用,人参有中枢神经兴奋作用,失眠者大脑皮层兴奋与抑制平衡失调,服用会加重失眠。

三、茯苓

据《本草纲目》中记载,茯苓气味淡而渗,其性上行,生津液,开腠理,滋水源而下降,利小便,故张洁古谓其属阳,浮而升,言其性也;东垣谓其为阳中之阴,降而下,言其功也。如真武汤,温阳利水,主治脾肾阳虚,水气内停证,小便不利;五苓散,温阳化气,利湿行水,用于阳不化气、水湿内停所致的水肿,症见小便不利、水肿腹胀、渴不思饮等。

陶弘景:"茯苓,白色者补,赤色者利。"如白茯苓[14],色白在补,应西方肺金之象,其味甘亦入脾,尤益补脾肺,然其性平味淡,又可淡渗泄利,故白茯苓补泻兼有。白、赤茯苓皆可渗利,且在一定意义上,白茯苓的分利作用不容小觑,茯苓淡味可利窍,甘味可助阳,是除湿行水之圣药。"赤者能利水,白者能补脾,是知赤泻小肠之火,固能分利,不知白者润肺生津,亦能分利也,故此剂以分利为主,莫如用白"。而对于赤茯苓,历代医家普遍认为其专主泻利、但主导赤,如明代李中梓言:"红者为赤茯苓,功力稍逊,而利水偏长","赤者入丙丁,但主导赤而已",治太阳病,发汗后,大汗出,胃中干,烦躁不得眠,脉浮,小便不利,微热消渴者:猪苓十八铢(去皮),泽泻一两六铢,白术十八铢,茯苓十八铢,桂枝半两(去皮)。上五味,捣为散。以白饮和,服方寸匕,日三服(《伤寒论》五苓散)。治心下有痰饮,胸胁支满目眩:茯苓四两,桂枝、白术各三两,甘草二两。上四味,以水六升,煮取三升,分温三服,小便则利(《金匮要略》苓桂术甘汤)。应当注意的是,虚寒精滑或气虚下陷者忌服。

现代研究表明,茯苓多糖和茯苓三萜具有抗肿瘤、调节免疫、抗氧化等药理活性[15]。冯敏等人的研究结果显示茯苓对正常生理状态小鼠的肠推进无明显促进作用,但可抑制正常小鼠胃排空,对小鼠的胃肠功能具有缓和作用[16]。谢骏等人的研究则证明茯苓多糖可预防 MI/RI 大鼠心肌细胞凋亡,这可能与抑制 RhoA/ROCK1 信号通路激活进而减轻心肌细胞氧化和炎症反应以及损伤有关[17]。

茯苓配桂枝[18],可通阳化气行水,止逆气;茯苓配泽泻,淡渗利水,开通水道;茯苓配白术,健脾渗湿,利水;茯苓配薯蓣,补益脾土,输运水津于中;茯苓配知母可宁心安神;薏苡仁、茯苓配伍改善了常规剂量黄大茶的减肥降脂效果;同时通过改善肥胖小鼠肠道菌群紊乱状态,呈现了增效黄大茶的减肥降脂作用[19]。柯昌虎等人研究发现黄芪-白术-茯苓可以通过多成分、多靶点、多途径发挥抗乳腺癌的作用[20]。

(一)药材产地

茯苓药材产地信息如表 2.21 所示。

表 2.21　茯苓药材产地信息

名称	编号	基源	药用部位	采收期	产地	产地初加工	储藏条件
茯苓	FL202201-1 FL202201-2 FL202201-3	多孔菌科真菌茯苓	菌核	7~9月	云南省腾冲市界头镇永胜村	净选	PP袋包装,自然条件储存
茯苓	FL202202-1 FL202202-2 FL202202-3	多孔菌科真菌茯苓	菌核	7~9月	湖北省黄冈市罗田县	净选、发汗、去皮、切制、干燥	PP袋包装,自然条件储存
茯苓	FL202203-1 FL202203-2 FL202203-3	多孔菌科真菌茯苓	菌核	7~9月	安徽省六安市金寨县	采收、蒸制、去皮、黄边切丁或块状晒干	PP袋包装,自然条件储存
茯苓	FL202204-1 FL202204-2 FL202204-3	多孔菌科真菌茯苓	菌核	7~9月	安徽省六安市霍山县	净选、发汗、去皮、切制、干燥	PP袋包装,自然条件储存
茯苓	FL202205-1 FL202205-2 FL202205-3	多孔菌科真菌茯苓	菌核	7~9月	安徽省安庆市岳西县	净选、发汗、去皮、切制、干燥	PP袋包装,自然条件储存

（二）性状

本研究中15批茯苓药材均为去皮后切制的茯苓,呈立方块状或方块状厚片,大小不一。白色、淡红色或淡棕色。

（三）鉴别

1. 显微鉴别

本研究中5个产地15批次茯苓粉末均呈灰白色,有不规则颗粒状团块和分枝状团块无色,遇水合氯醛液渐溶化。菌丝无色或淡棕色,细长,稍弯曲,有分枝,直径3~8 μm,少数至16 μm,符合《中国药典》规定,见图2.7。

2. 理化鉴别

取各批次茯苓药材粉末少量,加碘化钾碘试液1滴,应显深红色。15批次茯苓药材理化鉴别如图2.8所示,图2.8中试管对应的批次如表2.22所示。

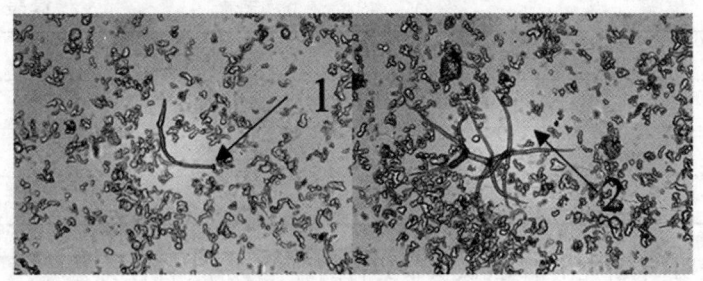

图2.7　药材粉末显微鉴别特征(40×)

1. 淀粉粒;2. 晶纤维;3. 分泌细胞

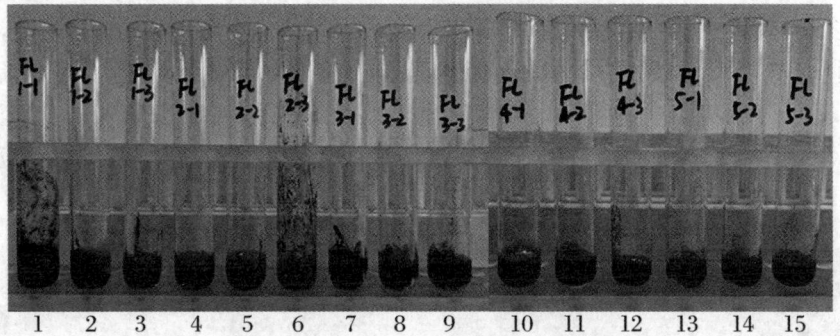

图2.8　15批次茯苓药材理化鉴别

表2.22　图2.8中各试管对应的批次

序号	批　号
1	FL202201-1 批茯苓药材
2	FL202201-2 批茯苓药材
3	FL202201-3 批茯苓药材
4	FL202202-1 批茯苓药材
5	FL202202-2 批茯苓药材
6	FL202202-3 批茯苓药材
7	FL202203-1 批茯苓药材
8	FL202203-2 批茯苓药材
9	FL202203-3 批茯苓药材
10	FL202204-1 批茯苓药材
11	FL202204-2 批茯苓药材
12	FL202204-3 批茯苓药材

序号	批　　号
13	FL202205-1 批茯苓药材
14	FL202205-2 批茯苓药材
15	FL202205-3 批茯苓药材

结果表明,本研究中 15 批次茯苓药材的理化鉴别均符合规定。

3. 薄层鉴别

各取 15 批茯苓药材粉末 1 g,加乙醚 50 mL,超声处理 10 min,滤过,滤液蒸干,残渣加甲醇 1 mL 使溶解,作为供试品溶液。另取茯苓对照药材 1 g,同法制成对照药材溶液。照薄层色谱法(通则 0502)试验,吸取上述两种溶液各 2 μL,分别点于同一硅胶 G 薄层板上,以甲苯-乙酸乙酯-甲酸(20∶5∶0.5)为展开剂,展开,取出,晾干,喷以 2%香草醛硫酸溶液-乙醇(4∶1)混合溶液,在 105 ℃加热至斑点显色清晰。15 批次茯苓药材中薄层鉴别如图 2.9 所示,图 2.23 中各斑点对应批次如表 2.23 所示。

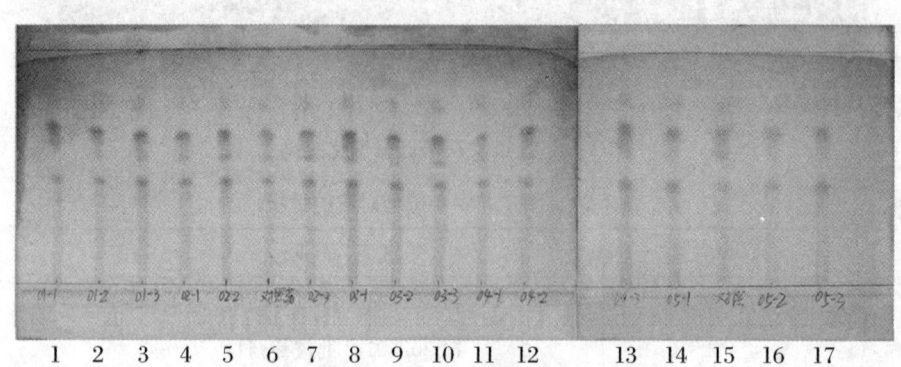

图 2.9　15 批次茯苓药材中薄层鉴别

表 2.23　图 2.9 中各斑点对应批次

序号	批　　号
1	FL202201-1 批茯苓药材
2	FL202201-2 批茯苓药材
3	FL202201-3 批茯苓药材
4	FL202202-1 批茯苓药材
5	FL202202-2 批茯苓药材
6	茯苓对照品
7	FL202202-3 批茯苓药材

序　号	批　　　　号
8	FL202203-1 批茯苓药材
9	FL202203-2 批茯苓药材
10	FL202203-3 批茯苓药材
11	FL202204-1 批茯苓药材
12	FL202204-2 批茯苓药材
13	FL202204-3 批茯苓药材
14	FL202205-1 批茯苓药材
15	茯苓对照品
16	FL202205-2 批茯苓药材
17	FL202205-3 批茯苓药材

结果表明,本研究的15批次茯苓药材供试品色谱中,在与对照药材色谱相应的位置上,显相同颜色的主斑点,符合规定。

（四）检查

1. 水分

茯苓药材中水分含量按量《中国药典》2020版通则0832第二法测定。取各批次茯苓药材粉末(过三号筛)2 g,平铺于干燥至恒重的扁形称量瓶中,精密称定,开启瓶盖在100～105 ℃干燥5 h,将瓶盖盖好,移置干燥器中,放冷30 min,精密称定,再在上述温度干燥1 h,放冷,称重,至连续两次称重的差异不超过5 mg为止。根据减失的重量,计算供试品中含水量(%),并规定水分不得过18.0%。15批次茯苓药材中水分含量测定结果如表2.24所示。

表 2.24　15 批次茯苓药材中水分含量测定结果

批　　　号	水分含量	平均水分含量/批
FL202201-1	15.51%	
	15.43%	15.73%
	16.26%	
FL202201-2	15.39%	
	15.43%	15.44%
	15.50%	

批　号	水分含量	平均水分含量/批
FL202201-3	15.49%	15.50%
	15.50%	
	15.50%	
FL202202-1	16.01%	15.98%
	15.98%	
	15.96%	
FL202202-2	16.03%	16.02%
	16.04%	
	15.98%	
FL202202-3	16.07%	16.07%
	16.08%	
	16.05%	
FL202203-1	15.51%	15.25%
	15.43%	
	16.26%	
FL202203-2	15.39%	15.19%
	15.43%	
	15.50%	
FL202203-3	15.49%	15.17%
	15.50%	
	15.50%	
FL202204-1	14.79%	15.73%
	14.82%	
	14.90%	
FL202204-2	14.81%	15.72%
	14.86%	
	14.90%	

续表

批　号	灰分含量	平均灰分含量/批
FL202204-3	14.85%	15.65%
	14.93%	
	15.04%	
FL202205-1	15.66%	14.84%
	15.79%	
	15.76%	
FL202205-2	15.79%	14.86%
	15.75%	
	15.63%	
FL202205-3	14.85%	14.94%
	14.93%	
	15.04%	

由结果可知,本研究中 15 批次茯苓药材水分均符合要求。

2. 灰分

茯苓药材中灰分含量按《中国药典》2020 版通则 2302 测定。将各批次茯苓药材粉碎,通过二号筛,混合均匀后,取供试品 2 g 置炽灼至恒重的坩埚中,称定重量,缓缓炽热,注意避免燃烧,至完全炭化时,逐渐升高温度至 500~600 ℃,使完全灰化并至恒重。根据残渣重量,计算茯苓中总灰分的含量(%),并规定灰分不得过 2.0%。15 批次茯苓药材中灰分含量测定结果如表 2.25 所示。

表 2.25　15 批次茯苓药材中灰分含量测定结果

批　号	灰分含量	平均灰分含量/批
FL202201-1	0.20%	0.22%
	0.23%	
	0.18%	
FL202201-2	0.23%	0.29%
	0.22%	
	0.21%	

批　号	灰分含量	平均灰分含量/批
FL202201-3	0.20%	0.29%
	0.22%	
	0.22%	
FL202202-1	0.21%	0.20%
	0.20%	
	0.25%	
FL202202-2	0.28%	0.22%
	0.27%	
	0.30%	
FL202202-3	0.28%	0.21%
	0.29%	
	0.28%	
FL202203-1	0.16%	0.18%
	0.23%	
	0.16%	
FL202203-2	0.26%	0.25%
	0.25%	
	0.23%	
FL202203-3	0.22%	0.25%
	0.25%	
	0.28%	
FL202204-1	0.32%	0.34%
	0.38%	
	0.32%	
FL202204-2	0.53%	0.43%
	0.38%	
	0.38%	

批　号	灰分含量	平均灰分含量/批
FL202204-3	0.32%	0.36%
	0.36%	
	0.40%	
FL202205-1	0.22%	0.21%
	0.19%	
	0.21%	
FL202205-2	0.24%	0.24%
	0.23%	
	0.23%	
FL202205-3	0.22%	0.21%
	0.22%	
	0.20%	

由结果可知,本研究中 15 批次茯苓药材中灰分含量均符合要求。

3. 浸出物

茯苓药材中浸出物含量依照《中国药典》2020 版通则 2201 醇溶性浸出物测定法项下的热浸法测定。用稀乙醇作溶剂:精密称取各批次茯苓药材粉末 2 g,置 100 mL 的锥形瓶中,精密加稀乙醇 50 mL,密塞,称定重量,静置 1 h 后,连接回流冷凝管,加热至沸腾,并保持微沸 1 h。放冷后,取下锥形瓶,密塞,再称定重量,用稀乙醇补足减失的重量,摇匀,用干燥滤器滤过,精密量取滤液 25 mL,置已干燥至恒重的蒸发皿中,在水浴上蒸干后,于 105 ℃干燥 3 h,置干燥器中冷却 30 min,迅速精密称定重量。除另有规定外,以干燥品计算供试品中醇溶性浸出物的含量(%),并规定不得少于 2.5%。15 批次茯苓药材中浸出物含量测定结果如表 2.26 所示。

表 2.26　15 批次茯苓药材中浸出物含量测定结果

批　号	浸出物含量	平均浸出物含量/批
FL202201-1	3.60%	3.77%
	4.14%	
	3.56%	

续表

批　号	浸出物含量	平均浸出物含量/批
FL202201-2	3.46%	3.51%
	3.35%	
	3.72%	
FL202201-3	2.38%	2.95%
	3.27%	
	3.19%	
FL202202-1	2.83%	3.24%
	3.28%	
	3.61%	
FL202202-2	2.39%	2.61%
	2.84%	
	2.60%	
FL202202-3	2.31%	2.63%
	2.74%	
	2.85%	
FL202203-1	2.83%	3.16%
	3.27%	
	3.39%	
FL202203-2	2.73%	3.08%
	3.22%	
	3.28%	
FL202203-3	3.08%	3.38%
	3.53%	
	3.52%	
FL202204-1	3.01%	3.58%
	3.76%	
	3.97%	

批　号	浸出物含量	平均浸出物含量/批
FL202204-2	3.71%	4.11%
	4.27%	
	4.36%	
FL202204-3	6.13%	5.61%
	6.57%	
	4.13%	
FL202205-1	2.45%	2.75%
	2.99%	
	2.81%	
FL202205-2	2.75%	2.90%
	2.98%	
	2.97%	
FL202205-3	3.76%	4.56%
	5.05%	
	4.87%	

由结果可知,本研究中 15 批次茯苓药材中浸出物含量均符合要求。

（五）禁忌

虚寒精滑或气虚下陷者忌服：①《本草经集注》："马蔺为之使。恶白敛。畏牡蒙、地榆、雄黄、秦艽、龟甲。"②《药性论》："忌米醋。"③ 张元素："如小便利或数,服之则损人目。如汗多入服之,损元气。"④《本草经疏》："病人肾虚,小水自利或不禁或虚寒精清滑,皆不得服。"⑤《得配本草》："气虚下陷、水涸口干俱禁用"。在中药理论中茯苓禁忌同牡蒙、地榆、雄黄、秦艽、龟甲、马蔺、白敛配伍。在日常生活中茯苓禁忌饮食辛辣,禁忌同过于生冷、油腻的食物以及浓茶同服。

（六）注意事项

阴虚火旺以及咽喉干燥的患者不适合服用,这类患者将茯苓泡水喝会导致病情加重,不利于身体健康;年龄较大的患者以及肾虚患者,不宜服用,有损肾脏健康;小便较多且尿频的患者以及妊娠女性、遗精患者,不宜服用。

四、石菖蒲

石菖蒲为开窍类中草药之一,自古被认为是心经、肝经之良药,具有开窍豁痰、醒神益智、化湿开胃等功效。

石菖蒲药性辛、苦、温。归心、胃经。据《本经》记载,该药主风寒湿痹,咳逆上气,开心孔,补五脏,通九窍,明耳目,出声音。久服轻身,不忘,不迷惑,延年,同时具有开窍豁痰,醒神益智,化湿开胃的功效,主要用于神魂癫痫,健忘失眠,耳鸣耳聋,脘痞不饥,噤口下痢。阴虚阳亢、烦躁汗多、咳嗽、吐血、精滑者慎服。

现代药理学研究表明,石菖蒲具有多种药理作用,用于治疗中枢神经系统疾病、心血管系统疾病等[21]。例如,石菖蒲郁金汤可以通过上调神经微丝轻链蛋白(NF-L)和突触囊泡蛋白(SYP)的表达拮抗海马神经元损伤,发挥抗抑郁作用[22]。而其他研究表明,石菖蒲和西洋参联用有延缓衰老小鼠身体机能衰退、改善衰老小鼠学习记忆能力的功效,对D-氨基半乳糖胺(D-gal)致衰老小鼠有脑保护作用[23]。此外,药理作用研究中还发现石菖蒲有效成分细辛脑可缓解平滑肌痉挛,起镇咳平喘疗效[24]。

石菖蒲主治闭证神昏,治中风痰迷心窍、神志昏乱、舌强不语等症候时,常与半夏、天南星、橘红等同用。治癫痫风痰闭阻,痰火扰心,神昏抽搐,口吐涎沫者,常与僵蚕、胆南星、全蝎等同用。治心血不足、虚火内扰所致的心悸失眠、头晕耳鸣,常与丹参、五味子等同用。治心肾两虚之耳鸣耳聋,可与磁石、骨碎补等同用。主治湿阻中焦证,常与广藿香、厚朴、苍术等同用。若治湿热毒盛,下痢呕逆,食不得入之噤口痢,可与黄连、陈皮、石莲子等同用。

(一)药材产地

石菖蒲药材产地信息如表 2.27 所示。

表 2.27　石菖蒲药材产地信息

名称	编号	国家药品标准	基源	药用部位	采收期	产地	产地初加工	储藏条件
石菖蒲	SCP202201-1 SCP202201-2 SCP202201-3	《中国药典》2020版	天南星科植物石菖蒲	根茎	全年	安徽省六安市金寨县	剪去须根、除去杂质、洗净、晒干	放置低温干燥处
石菖蒲	SCP202202-1 SCP202202-2 SCP202202-3	《中国药典》2020版	天南星科植物石菖蒲	根茎	全年	安徽省六安市舒城县	晒干去毛	干燥阴凉处储存

续表

名称	编号	国家药品标准	基源	药用部位	采收期	产地	产地初加工	储藏条件
石菖蒲	SCP202203-1 SCP202203-2 SCP202203-3	《中国药典》2020版	天南星科植物石菖蒲	根茎	全年	江西省吉安市永丰县	除去杂质、洗净、晒干	置阴凉干燥处,密闭保存
石菖蒲	SCP202204-1 SCP202204-2 SCP202204-3	《中国药典》2020版	天南星科植物石菖蒲	根茎	全年	福建省宁德市福鼎县	除去杂质、洗净、晒干	称量药材、分装、封口、装箱,在0～5℃干燥储存
石菖蒲	SCP202205-1 SCP202205-2 SCP202205-3	《中国药典》2020版	天南星科植物石菖蒲	根茎	全年	四川省达州市宣汉县	剪去须根、除去杂质、洗净、晒干	采取尼龙袋包装、放置干燥通风处

（二）性状

本研究中15批次石菖蒲药材均呈扁圆柱形,多弯曲,常有分枝,长为3～20 cm,直径为0.3～1 cm。表面棕褐色或灰棕色,粗糙,有疏密不匀的环节,节间长为0.2～0.8 cm,具细纵纹,一面残留须根或圆点状根痕;叶痕呈三角形,左右交互排列,有的表面上有毛鳞状的叶基残余。质硬,断面纤维性,类白色或微红色,内皮层环明显,可见多数维管束小点及棕色油细胞。气芳香,味苦、微辛。

（三）鉴别

1. 显微鉴别

本研究中5个产地共15批次石菖蒲横切面中均呈现表皮细胞外壁增厚,呈棕色,有的含红棕色物。皮层宽广,散有纤维束和叶迹维管束;叶迹维管束外韧型,维管束鞘纤维成环,木化;内皮层明显。中柱维管束周木型及外韧型,维管束鞘纤维较少。纤维束和维管束鞘纤维周围细胞中含草酸钙方晶,形成晶纤维。薄壁组织中散有类圆形油细胞;并含淀粉粒,见图2.10。

本研究中5个产地共15批次石菖蒲粉末均呈灰棕色。淀粉粒单粒球形、椭圆形或长卵形,直径为2～9 μm;复粒由2～20(或更多)分粒组成。纤维束周围细胞中含草酸钙方晶,形成晶纤维。草酸钙方晶呈多面形、类多角形、双锥形,直径为

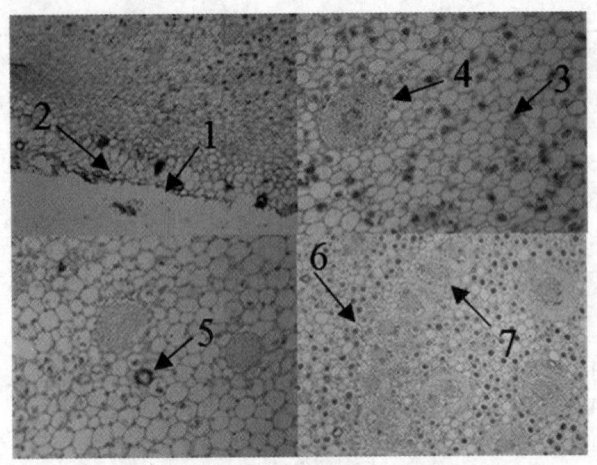

图 2.10 药材横切面显微鉴别特征(40×)
1. 木栓细胞;2. 树脂道;3. 淀粉粒;4. 导管;5. 草酸钙簇晶

4~16 μm。分泌细胞呈类圆形或长圆形,胞腔内充满黄绿色、橙红色或红色分泌物,上述特征均符合《中国药典》2020 版规定,见图 2.11。

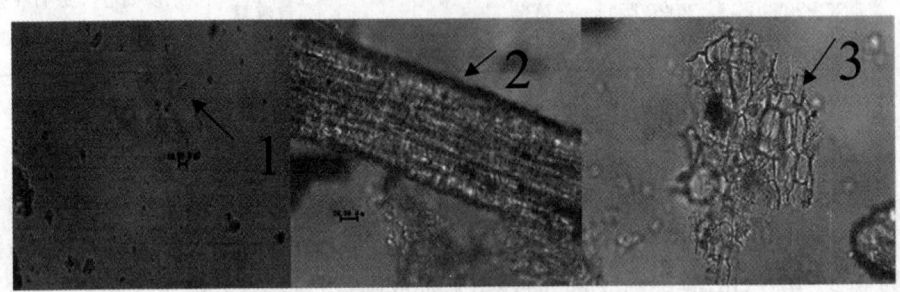

图 2.11 药材粉末显微鉴别特征(40×)
1. 淀粉粒;2. 晶纤维;3. 分泌细胞

2. 薄层鉴别

取各批次石菖蒲药材粉末 0.2 g,加石油醚(60~90 ℃)20 mL,加热回流 1 h,滤过,滤液蒸干,残渣加石油醚(60~90 ℃)1 mL 使溶解,作为供试品溶液。另取石菖蒲对照药材 0.2 g,同法制成对照药材溶液。照薄层色谱法(通则 0502)试验,吸取上述两种溶液各 2 μL,分别点于同一硅胶 G 薄层板上,以石油醚(60~90 ℃)-乙酸乙酯(4∶1)为展开剂,展开,取出,晾干,放置约 1 h,置紫外线灯(365 nm)下检视。再以碘蒸气熏至斑点显色清晰,供试品色谱中,在与对照药材色谱相应的位置上,应显相同颜色的斑点。紫外线灯下 15 批石菖蒲药材薄层鉴别如图 2.12 所示,图 2.12 中斑点对应批次如表 2.28 所示。

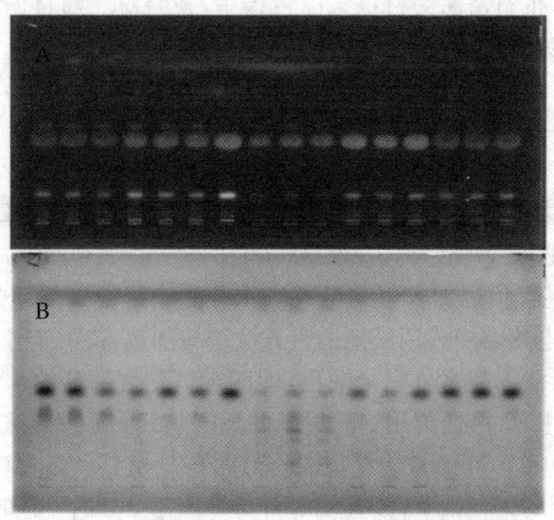

图 2.12 紫外线灯下 15 批石菖蒲药材薄层鉴别

表 2.28 图 2.12 中斑点对应批次

序号	批 号
1	SCP202201-1 批石菖蒲药材
2	SCP202201-2 批石菖蒲药材
3	SCP202201-3 批石菖蒲药材
4	SCP202202-1 批石菖蒲药材
5	SCP202202-2 批石菖蒲药材
6	SCP202202-3 批石菖蒲药材
7	石菖蒲对照药材
8	SCP202203-1 批石菖蒲药材
9	SCP202203-2 批石菖蒲药材
10	SCP202203-3 批石菖蒲药材
11	SCP202204-1 批石菖蒲药材
12	SCP202204-2 批石菖蒲药材
13	SCP202204-3 批石菖蒲药材
14	SCP202205-1 批石菖蒲药材
15	SCP202205-2 批石菖蒲药材
16	SCP202205-3 批石菖蒲药材

本研究中 15 批石菖蒲药材供试品色谱中,在与对照药材色谱相应的位置上,均显相同颜色的荧光斑点,符合规定。

(四)检测

1. 水分

石菖蒲药材中水分含量按《中国药典》2020 版通则 0832 第四法水分测定。取各批次石菖蒲药材 15 g,精密称定,置 500 mL 的短颈圆底烧瓶中,加入甲苯 200 mL,连接仪器,自冷凝管顶端加入甲苯至充满水分测定管的狭细部分。将 500 mL 的短颈圆底烧瓶置电热套中或用其他适宜方法缓缓加热,待甲苯开始沸腾时,调节温度,使每秒馏出 2 滴。待水分完全馏出,即测定管刻度部分的水量不再增加时,将冷凝管内部先用甲苯冲洗,再用饱蘸甲苯的长刷或其他适宜方法,将管壁上附着的甲苯推下,继续蒸馏 5 min,放冷至室温,拆卸装置,如有水黏附在水分测定管的管壁上,可用蘸甲苯的铜丝推下,放置使水分与甲苯完全分离(可加亚甲蓝粉末少量,使水染成蓝色,以便分离观察)。检读水量,计算成供试品的含水量(%),并规定不得过 13.0%。15 批次石菖蒲药材中水分含量测定结果如表 2.29 所示。

表 2.29　15 批次石菖蒲药材中水分含量测定结果

批　　号	水分含量	平均水分含量/批
SCP202201-1	9.32%	10.32%
	10.98%	
	10.65%	
SCP202201-2	9.97%	9.52%
	9.30%	
	9.30%	
SCP202201-3	11.98%	11.31%
	11.98%	
	9.98%	
SCP202202-1	8.64%	9.75%
	10.63%	
	9.98%	
SCP202202-2	11.32%	11.10%
	11.98%	
	9.99%	

批 号	水分含量	平均水分含量/批
SCP202202-3	10.65%	10.65%
	11.99%	
	9.32%	
SCP202203-1	11.96%	11.08%
	11.97%	
	9.31%	
SCP202203-2	11.96%	11.75%
	11.31%	
	11.98%	
SCP202203-3	11.63%	11.20%
	10.65%	
	11.33%	
SCP202204-1	11.96%	11.74%
	11.96%	
	11.31%	
SCP202204-2	10.64%	11.49%
	11.86%	
	11.97%	
SCP202204-3	10.63%	11.31%
	11.98%	
	11.32%	
SCP202205-1	11.96%	11.53%
	10.64%	
	11.98%	
SCP202205-2	11.97%	11.98%
	11.97%	
	12.00%	

批　号	水分含量	平均水分含量/批
SCP202205-3	10.63%	11.54%
	11.99%	
	11.99%	

结果表明本研究中 5 个产地共计 15 批次的石菖蒲药材水分含量均符合规定。

2. 灰分

石菖蒲药材中灰分含量按《中国药典》2020 版通则 2302 方法测定。将各批次石菖蒲药材粉碎,通过二号筛,混合均匀后,取供试品 2 g 置炽灼至恒重的坩埚中,称定重量,缓缓炽热,注意避免燃烧,至完全炭化时,逐渐升高温度至 500～600 ℃,使完全灰化并至恒重。根据残渣重量,计算石菖蒲中总灰分的含量(%),并规定不得过 10.0%。15 批次石菖蒲药材中灰分含量测定结果如表 2.30 所示。

表 2.30　15 批次石菖蒲药材中灰分含量测定结果

批　号	灰分含量	平均灰分含量/批
SCP202201-1	4.16%	4.28%
	4.40%	
	4.27%	
SCP202201-2	4.40%	4.61%
	4.49%	
	4.94%	
SCP202201-3	4.59%	4.67%
	4.93%	
	4.48%	
SCP202202-1	7.47%	7.50%
	7.54%	
	7.49%	
SCP202202-2	7.52%	7.51%
	7.45%	
	7.56%	

批　号	灰分含量	平均灰分含量/批
SCP202202-3	7.46%	7.50%
	7.55%	
	7.47%	
SCP202203-1	6.46%	6.50%
	6.54%	
	6.50%	
SCP202203-2	6.55%	6.58%
	6.62%	
	6.58%	
SCP202203-3	6.70%	6.65%
	6.58%	
	6.67%	
SCP202204-1	6.42%	6.35%
	6.33%	
	6.31%	
SCP202204-2	6.33%	6.36%
	6.34%	
	6.40%	
SCP202204-3	6.28%	6.30%
	6.34%	
	6.30%	
SCP202205-1	6.29%	6.09%
	6.17%	
	5.80%	
SCP202205-2	5.77%	5.78%
	5.76%	
	5.80%	

批　号	灰分含量	平均灰分含量/批
SCP202205-3	5.60%	5.75%
	5.61%	
	6.05%	

　　结果表明本研究中 5 个产地共计 15 批次的石菖蒲药材灰分含量均符合规定。

3. 浸出物

　　石菖蒲药材中浸出物含量按依照《中国药典》2020 版通则 2201 醇溶性浸出物测定法项下的冷浸法测定。用稀乙醇作溶剂:取各批次石菖蒲药材 4 g,精密称定,置于 250 mL 的锥形瓶中,精密加水 100 mL,密塞,冷浸,前 6 h 内时时振摇,再静置 18 h,用干燥滤器迅速滤过,精密量取续滤液 20 mL,置已干燥至恒重的蒸发皿中,在水浴上蒸干后,于 105 ℃下干燥 3 h,置干燥器中冷却 30 min,迅速精密称定重量。除另有规定外,以干燥品计算供试品中水溶性浸出物的含量(%),并规定不得少于 12.0%。15 批次石菖蒲药材中浸出物含量测定结果如表 2.31 所示。

表 2.31　15 批次石菖蒲药材中浸出物含量测定结果

批　号	浸出物含量	平均浸出物含量/批
SCP202201-1	26.31%	26.16%
	26.04%	
	26.13%	
SCP202201-2	26.57%	26.60%
	25.65%	
	27.58%	
SCP202201-3	26.45%	26.21%
	26.23%	
	25.96%	
SCP202202-1	18.14%	18.25%
	18.15%	
	18.47%	
SCP202202-2	18.73%	18.88%
	18.79%	
	19.13%	

续表

批　号	浸出物含量	平均浸出物含量/批
SCP202202-3	19.06%	18.93%
	18.90%	
	18.83%	
SCP202203-1	17.44%	18.12%
	18.10%	
	18.82%	
SCP202203-2	19.10%	19.07%
	18.82%	
	19.27%	
SCP202203-3	19.42%	19.72%
	19.72%	
	20.02%	
SCP202204-1	15.82%	15.60%
	15.38%	
	15.59%	
SCP202204-2	15.65%	15.68%
	15.68%	
	15.71%	
SCP202204-3	15.61%	15.64%
	15.70%	
	15.62%	
SCP202205-1	19.69%	19.94%
	19.57%	
	20.57%	
SCP202205-2	19.03%	19.50%
	19.48%	
	19.99%	

续表

批　　号	浸出物含量	平均浸出物含量/批
	19.86%	
SCP202205-3	18.44%	19.78%
	21.05%	

结果表明本研究中 5 个产地共计 15 批次的石菖蒲药材浸出物含量均符合规定。

（五）含量测定

石菖蒲药材中挥发油含量依照《中国药典》2020 版通则 2204 挥发油测定法测定。取水约 300 mL 与玻璃珠数粒，置于烧瓶中，连接挥发油测定器。自测定器上端加水至充满刻度部分，并溢流入烧瓶时为止，再用移液管加入二甲苯 1 mL，然后连接回流冷凝管。将烧瓶内容物加热至沸腾，并继续蒸馏，其速度以保持冷凝管的中部呈冷却状态为度。30 min 后，停止加热，放置 15 min 以上，读取二甲苯的容积。然后取各批次石菖蒲药材 50 g，称定重量，置烧瓶中，加水 350 mL（或适量）与玻璃珠数粒，振摇混合后，连接挥发油测定器与回流冷凝管。自冷凝管上端加水至充满挥发油测定器的刻度部分，并溢流入烧瓶时为止。置于电热套中或用其他适宜方法缓缓加热至沸，并保持微沸约 5 h，至测定器中油量不再增加，停止加热，静置片刻，开启测定器下端的活塞，将水缓缓放出，至油层上端到达刻度 0 线上面 5 mm 处为止。放置 1 h 以上，再开启活塞使油层下降至其上端恰与刻度 0 线平齐，读取挥发油量，并计算供试品中挥发油的含量（%），并规定本品含挥发油不得少于 1.0%（mL/g）。15 批次石菖蒲药材中挥发油含量测定结果如表 2.32 所示。

表 2.32　15 批次石菖蒲药材中挥发油含量测定结果

批　　号	挥发油含量	挥发油含量/批
	2.10%	
SCP202201-1	1.90%	2.13%
	2.40%	
	2.40%	
SCP202201-2	2.20%	2.13%
	1.80%	
	2.50%	
SCP202201-3	2.20%	2.23%
	2.00%	

续表

批　号	挥发油含量	挥发油含量/批
SCP202202-1	1.60%	1.60%
	1.50%	
	1.70%	
SCP202202-2	1.60%	1.63%
	1.90%	
	1.40%	
SCP202202-3	1.60%	1.70%
	1.80%	
	1.70%	
SCP202203-1	1.10%	1.27%
	1.50%	
	1.20%	
SCP202203-2	1.40%	1.17%
	1.10%	
	1.00%	
SCP202203-3	1.10%	1.20%
	1.30%	
	1.20%	
SCP202204-1	1.10%	1.10%
	1.00%	
	1.20%	
SCP202204-2	1.30%	1.23%
	1.00%	
	1.40%	
SCP202204-3	1.30%	1.30%
	1.20%	
	1.40%	

续表

批　　号	挥发油含量	挥发油含量/批
SCP202205-1	1.60%	1.63%
	1.60%	
	1.70%	
SCP202205-2	1.60%	1.50%
	1.40%	
	1.50%	
SCP202205-3	1.70%	1.60%
	1.50%	
	1.60%	

结果表明本研究中 5 个产地共计 15 批次的石菖蒲药材挥发油含量均符合规定。

（六）禁忌

阴虚阳亢、烦躁汗多、咳嗽、吐血、精滑者慎服：①《本草经集注》："秦艽、秦皮为之使。恶地胆、麻黄。"②《日华子本草》："忌饴糖、羊肉。勿犯铁器，令人吐逆。"③《医学入门》："心劳、神耗者禁用。"在中药理论中石菖蒲禁忌与麻黄、地胆等中药配伍，在中西药配伍禁忌中石菖蒲不可与乙酰胆碱、硫酸亚铁等药物同用。在日常饮食中禁忌石菖蒲与海带、菠菜以及羊肉等食物同食。

（七）注意事项

石菖蒲有抑制中枢神经系统的作用，故老年患者及婴幼儿慎服；石菖蒲抑制肠道平滑肌收缩，具有促进消化液分泌的作用，故消化性溃疡者慎服；腹胀便秘者慎用；本品气香能透心气，但心性喜敛而恶散，故为心病所忌用；石菖蒲味辛芳香，偏燥而散，故阴虚津少，汗多伤津，干咳、呕血等阴津不足者，以及肝阳上亢或阴虚失养所致之目眩头晕等症者不宜使用。

第二节　开心散组方药味炮制研究

中药炮制是指在中医理论的指导下，按中医用药要求将中药材加工成中药饮片的传统方法和技术，古时又称"炮炙""修事""修治"。《雷公炮炙论》是中国第一部炮制专著[25]，书中记述了药物的各种炮制方法，如拣、去甲土、去粗皮、去节并沫、揩、拭、刷、刮、削、剥等净制操作；切、锉、擘、捶、舂、捣、研、杵、磨、水飞等切制操作；拭干、阴干、风干、晒干、焙干、炙干、蒸干等干燥方法；浸、煮、煎、炼、炒、熬、炙、焙、炮、煅等水火制法；苦酒浸、蜜涂炙、同糯米炒、酥炒、麻油煮、糯泔浸、药汁制等法，广泛地应用于辅料炮制药物。中药炮制后，不仅可以改变药物性能，降低药物毒副作用和不良反应，还可以改变药物作用的趋势，例如寒性药物经过炮制后，根据炮制用辅料的不同，可以引药归经，引导药物对某些脏器、经络起治疗作用。

　　药材炮制研究对经典名方开发非常重要，2020 年发布的《古代经典名方关键信息考证原则》明确指出：古代经典名方关键信息考证内容要明确药材炮制情况，在原方记载炮制方法的基础上，梳理相关药物炮制古今发展脉络，明晰历代主流炮制方法，结合当前工业化生产水平，综合加以考证，确定可行的炮制方法[26]。

　　经典名方开心散药材炮制考证是其新产品开发的重点和难点。一方面，在原籍《备急千金要方》中未明确四味药材的炮制品种，而开心散方中四味药材的炮制方法和内涵都发生了一定的变化[27-29]；另一方面，开心散方中药材，特别是远志，其生品"戟人咽喉"，临床多用其炮制品（甘草制或者蜜炙），目前远志炮制方法较多，但缺少针对开心散的具体炮制介绍[30]。鉴于上述分析，有必要对开心散全方药材的炮制情况进行科学考证，以最终确定四味药材的入药品种。

一、远志

　　《中国药典》2020 年版记载远志为远志科植物远志 *Polygala tenuifolia* Willd. 或卵叶远志 *Polygala sibirica* L. 的干燥根[31]。远志最早记载于《神农本草经》，云"远志，味苦，温。主咳逆，伤中，补不足，除邪气，利九窍，益智慧，耳目聪明，不忘，强志倍力。久服，轻身不老"[32]。

　　远志在历代本草中的炮制方法主要有净制[33]、甘草制[25]、炒制[34]、姜制、酒制[35]等。其中净制主要为"去心"，《华氏中藏经》最早出现了"去心"的记载[33]，梁代《本草经集注》提出去心的具体方法为"打去心取皮"[36]。南北朝《雷公炮炙论》载"若不去心，服之令人闷"[25]，表明远志去心是为了消减其毒性，宋代《太平惠民和剂局方》和清代《本草害利》均有相同记载[34,37]。唐朝《备急千金要方》记载了"捶破去心"的方法[38]，而在《新修本草》中则是"打去心取皮"[39]。唐朝之后远志去心进一步发展，宋代《太平惠民和剂局方》提出远志去心后处理为"焙干"[34]，南宋《三因极一病症方论》指出远志去心前需"汤洗去泥"[40]，南宋《小儿卫生总微论方小儿卫生总微方论》提出使用甘草水煮的方法去心[41]，明代《古今医统大全》提出甘草与远志同煮后去心[42]，明代《万病回春》中则是使用甘草水泡[43]。清代《本经逢原》提出经甘草汤泡去心的远志久置会产生刺激喉咙的油气[44]，提示远志经甘草水处理后应及时干燥放置。除使用甘草处理去心外，明代《古今医统大全》还记载了"酒浸,去心"和"灯芯草煮,去心"的方法[42],明代《证治准绳·类方》则规定了酒浸去心的时间为半日[45]。明代《婴童百问》提出了"姜制煮,去心"[46],明代《本草纲目》载"入淘米水中浸洗过,捶去心,研细"[4]。综上,有关远志去心的处理历代医书均有记载,其中经甘草处理后去心记载最为常见。

甘草制远志最早记载于南北朝《雷公炮炙论》,书中也记述了炮制流程为生远志去心,甘草汁浸润一夜,滤过,晒干[25]。后世关于甘草制远志也有较多记载,但具体炮制要求多有不同。如在炮制前处理方面宋代《妇人良方大全》[47]、明代《证治准绳·类方》[45]和清代《本草乘雅半偈》[48]均要求"去心",而宋代《太平惠民和剂局方》[34]、明代《本草纲目》[4]和清代《本草害利》[37]等均未做明确要求。在炮制时间方面,宋代《太平惠民和剂局方》载"甘草煮三四沸"[34],而明代《校注妇人良方》中则是"甘草水煮十沸"[49],清代《本草乘雅半偈》为"浸一宿"[48]。关于远志甘草制后处理,历代本草记载也存在一定差异,如宋代《陈氏小儿病源方论》中记载的是"焙干"[50],而元代《丹溪心法》则是"晒干"[51],明代《景岳全书》虽是"晒干",但入药之前还需要"炒制"[52]。明代《本草蒙筌》指出远志味苦下行,故用甘草炮制,使甘缓上发也[53],清代《古今医鉴》指出远志去心甘草制,能够壮神益志[54],表明远志经甘草炮制后能更好发挥其安神定志的功效。

远志除净制和甘草制外,还有姜制、炒制[34]、酒制[35]、灯芯草制[55]等记载,如宋代《太平惠民和剂局方》记载"去心,姜汁炒"和"去心,炒"[34],宋代《普济本事方》提出远志炒制程度为"炒黄色"[56],宋代《圣济总录》则是"炒微赤"[57]。宋代《三因极一病证方论》记载了"姜汁淹"[40],宋代《济生方》提出"姜汤浸炒"和"酒浸"[35],明代《普济方》提出了"灯芯草煮"[55]。明代《本草经疏》指出远志经过酒制之后能够治一切痈疽发背[58]。远志除单一辅料进行炮制外,还有复制法,如明代《医学入门》使用甘草、黑豆和姜汁三种辅料进行炮制[59],明代《景岳全书》提出用甘草和黑豆两种辅料进行炮制[52],明代《古今医统大全》记载"甘草水煮后,姜汁炒"[42],明代《万病回春》有猪胆汁煮后姜汁制记载[43],清代《冯氏锦囊秘录》记载"米泔浸洗,捶去心,甘草浓汁煮透,晒干用"[60]。

由以上考证可知历代远志的炮制方法都有去心记载,且远志经甘草炮制后能够更好发挥远志安神益智、行气散郁的作用。结合开心散中远志安神益智、交通心肾和祛痰消肿等作用[61],研究建议开心散复方制剂应选择甘草制远志。

查阅《中国药典》2020年版和各地的炮制标准,甘草制远志的炮制方法为"取甘草,加适量水煎汤,去渣,加入净远志,浸一宿,用文火煮至汤吸尽,取出,干燥。具体用量为每100 kg远志,用甘草6 kg"。[31,62-69]

二、人参

《中国药典》2020版记载人参为五加科植物 *Panax ginseng* C. A. Mey. 的干燥

根和根茎[31]。《神农本草经》把人参列为上品,记载:"人参,味甘微寒,主补五脏,安精神,定魂魄,止惊悸,除邪气,明目,开心益智。久服,轻身延年[32]。"可见人参具有非凡的药用价值,是补气延年益寿的滋补珍品。

历代本草中关于人参的炮制方法主要为净制[33]、切制[25]、蒸制[42]、乳制[45]。人参净制主要为"去芦",东汉《华氏中藏经》最早出现了"去芦"的记载[33],后历代本草均有记载,如宋代《圣济总录》[57]、元代《卫生宝鉴》[70]、明代《古今医鉴》[54]、清代《古今医彻》[71]。除"去芦"外,梁代《名医别录》出现了"竹刀刮,曝干,无令见风"的记载[72]。关于人参切制历代本草记载多有不同,南北朝《雷公炮炙论》载"去四边芦头并黑者,锉"[25],唐代《外台秘要》则是"细切"[73],宋代《幼幼新书》提出了"去芦,洗,锉"和"切,去顶,焙"[74],宋代《太平惠民和剂局方》提出"切片"[34]。宋代《洪氏集验方》提出切制程度为"薄切"[75],清代《本草害利》提出将人参加热软化后用铜刀切片[37]。除净制和切制外,还有蒸制和乳制,如宋代《幼幼新书》载"切片饭上蒸"[74],明代《古今医统大全》记载"饭上蒸"[42],明代《证治准绳·类方》载"去芦,人乳浸透,饭锅上蒸熟"[45],清代《顾松园医镜》提出"为细末,人乳拌蒸,或晒或烘干再拌"[76]。经上述古籍考证可知,历代人参的炮制方法记载以净制,切薄片为主。

现代人参的炮制方法主要为切制,如《中国药典》1963 年版记载的白参炮制方法为"去芦,切段"[77]。《中国药典》1977—2005 年版记载的生晒参的炮制方法为"去芦,润透,切片,干燥"[78-82]《中国药典》2010—2020 年版中关于人参炮制记载为"润透,切薄片,干燥,用时粉碎或捣碎"[31,84,85]。从各版《中国药典》记载来看,2010 年版之后的《中国药典》人参炮制内容更加具体。经过文献考证并参考《中国药典》2020 版,建议在开心散中所用人参的炮制方法应为"润透,切薄片,干燥"。

三、茯苓

据《神农本草经》记载,茯苓为上品,云"茯苓,味甘,平。主胸胁逆气,忧恚,惊邪恐悸,心下结痛,寒热烦满,咳逆,口焦舌干,利小便;久服,安魂养神,不饥延年"[32]。

茯苓在历代本草中的炮制方法主要有净制[33]、切制[36]、水飞法[25]。茯苓净制主要为"去皮"。东汉《华氏中藏经》最早出现了"去皮"的记载[33],《备急千金要方》载"净,去皮"[38]。《雷公炮炙论》首次出现了"水飞法",要求茯苓采后去皮、心、神,捣细,于水盆中搅浊,取出浮起的茯苓筋[25]。梁代《本草经集注》提出"作丸散者,皆先煮之两三沸,乃切,曝干"[36],记述了茯苓切制的方法及用途。唐代《新修本草》[39]、宋朝《证类本草》均有相同记载[86]。唐代《千金翼方》要求茯苓的切制方法为"细切"[87],宋《妇人良方大全》[47]、南宋《幼幼新书》均有此要求[74]。宋《本草图经》要求茯苓切之前要"去黑皮",切制之后需要"焙"[88]。宋《苏沈良方》提出了切制规格为"方寸块"[89],宋《普济本事方》提出了切制后处理方法为"微炒"[56],明代

《古今医统大全》除规定切制规格为"切棋子大"外,提出后切制后要"白砂蜜浸透,蒸过令干"[42],进一步发展了茯苓切制方法,清代《婴童百问》和清代《本草害利》新创切制手法"薄切"[37,46]。除切制和净制外,宋代《妇人良方大全》提出猪苓炮制方法,"茯苓去皮,四两,作块,用猪苓一分同于磁器内煮二十沸,取出日干,不用猪苓"[47],宋《圣济总录》载"锉碎甑中蒸一炊曝干为末"[57],宋《集验背疽方》提出茯苓末的炮制方法为"水飞晒干,人乳浸再晒"[90],宋《洪氏经验集成》提出一种粉碎方法为"木臼粉碎"[91],清代《类症治裁》提出了姜制,载"姜汁拌晒"[92]。

总结历代本草考证可知,茯苓"切制"是记载最多的方法,考虑到开心散原方未作要求,建议在经典名方开心散中茯苓的炮制方法选择"切制"。

现代关于茯苓的炮制要求,《中国药典》1963年版载"用水浸泡,洗净,捞出闷透后切片晒干"[77],《中国药典》1977—2015年版基本是"浸泡,洗净,润后稍蒸,切制,晒干"[78-84]。《中国药典》2020年版记载的炮制方法为"取茯苓个,浸泡,洗净,润后稍蒸,及时削去外皮,切制成块或切厚片,晒干"[31]。从各版《中国药典》记载来看,茯苓炮制要求历年来大体上改变不大。经过考证并参考多版《中国药典》,建议开心散中茯苓的炮制细则为"取茯苓个,浸泡,洗净,润后稍蒸,切制成块,晒干"。

四、石菖蒲

石菖蒲入药始载于《神农本草经》,被列为上品,记载曰:"主风寒湿痹,咳逆,开心孔,补五脏,通九窍,明耳目,出音声",并且"久服轻身,不忘,不迷惑,延年,益心智,高志不老"[32]。

历代本草中记载的石菖蒲炮制方法有净制[25]、切制[38]、蒸制[59]、炒制[73]、酒制[92]等。石菖蒲的炮制始见于南北朝《雷公炮炙论》,载"用铜刀刮上黄黑硬节皮一重了,用嫩桑枝条相拌蒸,出,曝干,去桑条,锉用"[25]。唐代《备急千金要方》提出酒制,"以酒三升渍,釜中蒸之"[38],宋代《圣济总录》提出酒制过后需"切,焙"[57]。唐代《外台秘要》要求切制方法为"细切"[73],宋代《证类本草》提出"以水及米泔浸各一宿,又刮去皮,切,曝干捣筛"[85],宋代《本草图经》在《证类本草》的基础上提出"以糯米粥和匀,更入熟蜜,搜丸梧子大,稀葛袋盛,置当风处,令干",进一步充实了石菖蒲的炮制内容[87]。关于石菖蒲的炒制,宋《扁鹊心书》提出"桑叶水拌炒"[92],明代对炒制有了更多创新,如明代《保婴撮要》的"盐炒"[93],明代《万病回春》的"猪胆汁炒"[43],明代《奇效方》的"斑蝥同炒"[94]。有关石菖蒲的净制,明代《药性要略大全》提出"去毛"[95],明代《医学入门》提出去毛具体方法为"阴干去毛"[59]。清代在除沿用前朝方法外又进行了创新,如清代《本草纲目》除记载"桑枝同蒸"外,还提出"米泔浸,蒸熟用"[4],清代《得配本草》提出"取鲜者洗净去毛,木器捣碎,犯铜铁令人吐逆"[30],提示石菖蒲中部分成分可能会与铜铁反应产生毒副作用。考证结果可知,石菖蒲的加工炮制方法主要是切制,考虑到开心散原方未作要求,建议在经典名方开心散中茯苓的炮制方法选择"切制"。

现代石菖蒲的炮制要求,《中国药典》1963 年版为"拣去杂质,用水浸泡,润透后切片,晒干"[77]。《中国药典》1977—2015 年版为"除去杂质,洗净,润透,切厚片,晒干"[78-84]。《中国药典》2020 年版载"除去杂质,洗净,润透,切厚片,干燥"[31]。石菖蒲的炮制方法在各版《中国药典》中的要求基本一致,说明石菖蒲的炮制方法较固定。通过查阅各省份中药饮片炮制规范,发现只有《重庆市中药饮片炮制规范及标准》2006 年版收录了石菖蒲的炮制方法为"除去杂质、残叶及毛须,洗净,润透,切厚片,晒干"[63],与 2020 年版《中国药典》相关要求基本一致。经过考证并参考多版《中国药典》,建议开心散中石菖蒲的炮制细则为"除去杂质及毛须,洗净,润透,切厚片,干燥"。

五、经典名方开心散组方中药材炮制方法

在益智类复方中,远志多经甘草炮制后使用。如宋代《太平惠民和剂局方》中"平补镇心丹",主治"恍惚、忪悸烦郁",其中所载远志的炮制方法为"去心,甘草煮……七两,以甘草煮三四沸"[34];明代《万病回春》中"归脾汤",治疗"健忘怔忡、惊悸不寐",方中远志炮制方法为"甘草泡去心"[43];明代《寿世保元》记载治疗"诸虚健忘、惊悸怔忡"等症时,所用远志的炮制方法为"甘草炮去心",白茯苓应"去皮",石菖蒲需"去毛忌铁"[96];清代《冯氏锦囊秘录》记载治疗"思虑过度,怔忡健忘"时所用远志"经甘草汁煮,晒干,焙后使用"[60]。可见,在益智类复方中远志基本为甘草制远志。

通过查阅历代医书、本草古籍及现代炮制规范,对开心散中四味药材进行了以上考证梳理并确定了每个药味的炮制内涵,为开心散产品开发建立药材炮制规范和质量控制体系提供科学参考依据。开心散中人参、茯苓、石菖蒲在历代本草中记载多以净制为主,与现行药典所载炮制方法一致。因此建议在经典名方开心散中,远志为甘草制,而人参、茯苓、石菖蒲为净制。

六、小结

国家中医药管理局发布的《古代经典名方关键信息考证原则》指出"信息考证过程中应注重缕清经典名方历代发展脉络,尊重历史演变规律,用历史和发展的角度去认识经典名方中药物的炮制等关键共性问题"[26]。处方药味炮制方法的考证是经典名方开发的重点,为此研究结合查阅古籍文献和近代炮制规范,全面考证了开心散中四味药材古今炮制的历史脉络,并结合开心散开心益智、安神宁心、抗衰老健忘之功效,初步确定了全方四味药材的炮制品种。

我们提出开心散中远志、人参、茯苓和石菖蒲为远志科植物远志 *Polygala*

tenuifolia Willd.、五加科植物人参 *Panax ginseng* C. A. Mey.、多孔菌科真菌茯苓 *Poria cocos*（Schw.）Wolf 和天南星科植物石菖蒲 *Acorus tatarinowii* Schott，其中人参、茯苓和石菖蒲主要为净制和切制品,而远志依据药效作用应选择甘草制远志。甘草制远志的具体工艺参数需从甘草汁用量、炮制时间和制远志的干燥温度等角度进行详细考察。当前,经典名方开发是传承中药、弘扬经典的重要举措,开心散药材炮制考证可确保研发出质量稳定、安全、有效的开心散成药。开心散中药复方制剂的研制将提升中医药服务老龄化民众健康水平,推动中医药产业发展,实现中医药文化的伟大复兴。

第三节　开心散组方药味的化学成分分析

中药复方发挥药效的物质基础主要是组方药材特有的化学成分及活性成分间相互作用,因此开心散中四味药材的活性成分是其起效的主要物质基础[6,97-110]。

远志基原为远志科植物远志 *Polygala tenuifolia* Willd. 的干燥根,主要产地为山西、陕西等省及其周边生态环境相似地域,其化学成分有三萜皂苷类、𠮩酮类、寡糖酯类、生物碱类、黄酮类、木质素、香豆素等,其中主要活性成分是皂苷类、酮类和寡糖酯类[6]。

人参基原为五加科植物人参 *Panax ginseng* C. A. Mey. 的干燥根和根茎,主要产地为吉林、辽宁、黑龙江等省及其周边生态环境相似地域,人参的化学成分包括皂苷、多糖、聚炔醇、挥发油、蛋白质、多肽、氨基酸、维生素、有机酸和微量元素等[97],人参皂苷类是其中的主要活性成分[98]。

茯苓基原为多孔菌科真菌茯苓 *Poria cocos*（Schw.）Wolf 的干燥菌核,主要产地为湖北、安徽、云南等省及其周边生态环境相似地域,化学成分含有三萜类、多糖类、甾醇类、挥发油类、蛋白质、氨基酸及微量元素等,主要活性成分是三萜酸类[99]。

石菖蒲基原为天南星科植物石菖蒲 *Acorus tatarinowii* Schott 的干燥根茎,主要产地为四川、江西、安徽等省及其周边生态环境相似地域,其化学成分含有苯丙素类(包含简单苯丙素、木脂素及香豆素类)和萜类(包括单萜、倍半萜、二萜及三萜类化合物),非挥发性成分主要有甾醇类、生物碱类、氨基酸类、醛和酸类、醌和酮类及糖类等,挥发油类成分是其中主要活性成分,包括 α-细辛醚、β-细辛醚[100]。

从上述分析可以看出,开心散中四味药材的化学成分较多,对全方主要化学成分筛选有难度。因此主要依据入血及体内代谢成分、物质基准及化合物药理活性方面,对近年来开心散相关文献中四味药材主要的化学成分进行总结[102-110],见表2.33。基于现代药理研究,开心散这些主要活性成分具有抗痴呆、抗抑郁、改善学习记忆、神经保护、抗氧化等药理作用[101]。

散剂口服吸收入血及体内代谢成分是其产生药效的主要物质基础,为此研究者们开展了开心散血清化学成分研究。张爱华等在口服给药开心散的大鼠血清中检测到人参皂苷 Rb_1、Rg_1、Rd、Re、3,6′-二芥子酰基蔗糖、α-细辛醚、β-细辛醚和茯苓酸等成分[102]。姜艳艳等对比开心散全方提取物和远志提取物在正常大鼠含药血清的 HPLC 图谱,确定了远志中西伯利亚糖 A5、西伯利亚糖 A6、远志酮Ⅲ 和3,6′-二芥子酰基蔗糖 4 种成分均在开心散复方提取物和正常大鼠含药血清中存有[103]。刘春芳等采用了 HPLC-DAD-ESI-MS^n 方法对大鼠血浆中开心散代谢产物进行分析,结果在大鼠血浆中检测到 28 种化合物,其中 10 个化合物来自人参(包括人参皂苷 Re、Rf、Rg_3、Rb_1、Rc、Ro、Rb_2、Rd、三七皂苷 R_2 及三七皂苷 R_4),其他 18 个化合物来自远志,但未检测到茯苓或石菖蒲根茎中的化学成分[104];其中,人参皂苷 Re、Rb_1、Rd 和西伯利亚糖 A1、西伯利亚糖 A6、细叶远志皂苷 A、3,6′-二芥子酰基蔗糖、远志皂苷 J、O 等被报告 α-抑郁药或神经保护剂,符合开心散的抗抑郁作用,提示这些成分可能是开心散处方发挥抗痴呆、抗抑郁等作用的特征化学成分。冯晓晓等为了更好地阐明开心散中各成分的体内过程,利用 $A\beta_{1-42}$ 对大鼠进行 AD 造模,并在开心散给药后采用 UPLC-MS/MS 方法对开心散中 α-细辛醚、β-细辛醚、去氢土莫酸、茯苓新酸 B、茯苓新酸 A、松苓新酸进行血药浓度的检测及药代动力学特征的研究,结果可得开心散配伍能够促进 α-细辛醚、β-细辛醚和茯苓三萜酸类成分的吸收[105]。

表 2.33　开心散中四味药材的主要化学成分

品种	分类	名称	分子式	参考文献
人参	皂苷类	人参皂苷 Re	$C_{48}H_{82}O_{18}$	[102]
		人参皂苷 Rg_1	$C_{42}H_{72}O_{14}$	[107]
		人参皂苷 Rb_1	$C_{54}H_{92}O_{23}$	[107]
		人参皂苷 Rb_2	$C_{53}H_{90}O_{22}$	[104]
		人参皂苷 Rg_3	$C_{42}H_{72}O_{13}$	[104]
		人参皂苷 Rc	$C_{30}H_{52}O_4$	[104]
		人参皂苷 Rd	$C_{48}H_{82}O_{18}$	[104]
		人参皂苷 I	$C_{48}H_{82}O_{20}$	[106]
		三七皂苷 R_2	$C_{41}H_{70}O_{13}$	[104]
		人参皂苷 Rs_1	$C_{55}H_{92}O_{23}$	[106]
		人参皂苷 Rs_3	$C_{44}H_{74}O_{14}$	[106]
		麦冬皂苷 C	$C_{44}H_{70}O_{18}$	[106]
		三七皂苷 R_4	$C_{59}H_{100}O_{27}$	[104]
		人参皂苷 Ro	$C_{48}H_{76}O_{19}$	[110]

续表

品种	分类	名称	分子式	参考文献
人参	挥发油类	β-榄香烯	$C_{15}H_{24}$	[111]
		人参炔醇	$C_{17}H_{24}O$	[111]
	其他	对香草酸	$C_8H_8O_4$	[111]
		龙胆酸	$C_7H_6O_4$	[111]
远志	皂苷类	远志皂苷 O	$C_{77}H_{116}O_{37}$	[104]
		细叶远志皂苷	$C_{36}H_{56}O_{12}$	[110]
		远志皂苷 F	$C_{75}H_{112}O_{36}$	[110]
		远志皂苷 J	$C_{85}H_{126}O_{42}$	[104]
		远志皂苷 A	$C_{80}H_{120}O_{39}$	[110]
		远志皂苷 D	$C_{57}H_{92}O_{27}$	[110]
		细叶远志苷 A	$C_{31}H_{38}O_{17}$	[110]
	𠮿酮类	远志𠮿酮Ⅲ	$C_{25}H_{28}O_{15}$	[103]
		远志𠮿酮Ⅷ	$C_{25}H_{28}O_{15}$	[106]
		远志𠮿酮Ⅴ	$C_{26}H_{30}O_{15}$	[106]
		远志𠮿酮Ⅺ	$C_{25}H_{28}O_{15}$	[110]
	寡糖酯类	7-O-甲基杜果苷	$C_{20}H_{20}O_{11}$	[110]
		西伯利亚远志糖 A1	$C_{23}H_{32}O_{15}$	[106]
		西伯利亚远志糖 A3	$C_{19}H_{26}O_{13}$	[106]
		西伯利亚远志糖 A5	$C_{22}H_{30}O_{14}$	[103]
		西伯利亚远志糖 A6	$C_{23}H_{32}O_{15}$	[103]
		黄花远志素 A	$C_{33}H_{40}O_{18}$	[106]
		远志蔗糖酯 B	$C_{30}H_{36}O_{17}$	[106]
		3,6′-二芥子酰基蔗糖	$C_{33}H_{42}O_{19}$	[103]
		远志蔗糖酯 A	$C_{31}H_{38}O_{17}$	[105]
石菖蒲	挥发油	α-细辛醚	$C_{12}H_{16}O_3$	[105]
		β-细辛醚	$C_{12}H_{16}O_3$	[105]
	酚类	原儿茶醛	$C_7H_6O_3$	[112]
		4-(乙氧基甲基)苯酚	$C_8H_{10}O_2$	[112]
		对甲氧基苯酚	$C_7H_8O_2$	[112]
	甾体	胡萝卜苷	$C_{35}H_{60}O_6$	[112]

续表

品种	分类	名称	分子式	参考文献
茯苓	三萜类	茯苓酸	$C_{33}H_{52}O_5$	[102]
		去氢茯苓酸	$C_{33}H_{50}O_5$	[108]
		去氢土莫酸	$C_{31}H_{48}O_4$	[105]
		茯苓新酸 B	$C_{30}H_{44}O_5$	[105]
		茯苓新酸 A	$C_{31}H_{46}O_5$	[105]
		松苓新酸	$C_{30}H_{46}O_3$	[105]
		茯苓新酸 E	$C_{30}H_{44}O_6$	[106]
		茯苓新酸 G	$C_{31}H_{46}O_5$	[106]
		猪苓酸 C	$C_{31}H_{46}O_4$	[109]

第四节　开心散质量标志物预测分析

　　刘昌孝院士提出的中药质量标志物是反映中医药治疗疾病的本质特征,同时具有特异性、针对性的标志性物质[113]。为了建立具有开心散复方质量特征的标志物质量体系,本节根据"传递与溯源""特有性""有效性""配伍环境"及"可测性"五原则对经典名方开心散的质量标志物进行预测分析,具体发现路径见图 2.13。

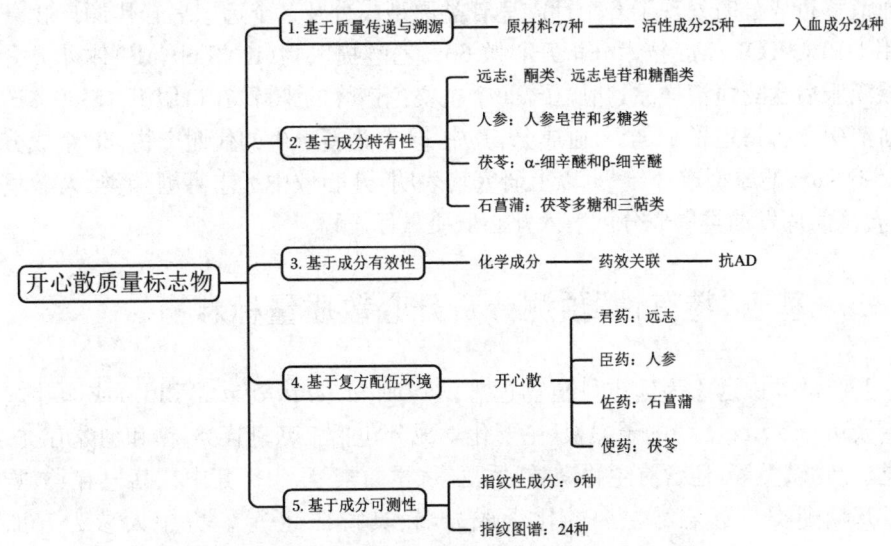

图 2.13　基于"五原则"预测开心散质量标志物的研究路径

一、基于"传递与溯源"预测开心散质量标志物

中药是一个庞大的复杂体系,药材的种植生长、采收、炮制加工等过程均会影响中药化学成分的变化,使其所含化学成分的含量有较大差异,并导致最终效应成分不同[114]。李浩然等利用质谱法从开心散四味药材中共鉴定了77种化学成分,包括26种皂苷、13种三萜酸、20种寡糖酯、5种叫酮和13种其他类成分。其中25种来自远志,主要为寡糖酯和叫酮类化合物;28种来自人参,主要为皂苷类化合物[106];17种来自茯苓,主要为三萜酸类化合物;5种来自石菖蒲,主要为β-细辛醚等成分。Lin R等利用UPLC-Q-Orbitrap-MS结合本地数据库进行鉴定,从开心散中总共鉴定出211种化合物[115]。其中人参60种,茯苓40种,远志111种。其次,通过GC-MS分析鉴定出105种挥发性成分,主要来自石菖蒲的根茎。同时,还建立并验证了调整后的平行反应监测方法,来量化开心散不同单位药中的17种主要化合物,将其作为基准物质来评估开心散的质量。通过研究开心散血清化学成分可以阐明其体内药效物质基础,通过分析其效应成分以确定其质量标志物[116]。开心散中人参皂苷 Rb_1、人参皂苷 Re、人参皂苷 Rg_1、西伯利亚远志糖A5、西伯利亚远志糖A6、3,6′-二芥子酰基蔗糖远志叫酮Ⅲ、α-细辛醚、β-细辛醚和茯苓酸等成分均可在大鼠含药血清中检测到[117]。巴寅颖等利用血清HPLC特征指纹图谱分析鉴定了开心散体内入血成分,分析出24个入血成分,其中14个成分为药材原型成分,包括远志中的西伯利亚远志糖类、叫酮类、寡糖酯类和3,6′-二芥子酰基蔗糖以及石菖蒲中的β-细辛醚,另外10个为新生代谢产物[118]。刘学伟等在研究开心散血液移行成分时发现了6个远志皂苷类原型成分及3个远志皂苷代谢产物[119]。应用UPLC-TOF/MS技术分析开心散60%乙醇提取物(KXS-60%E)体外成分及大鼠灌服后含药血清样品,归属了94个主要色谱峰的来源,在口服KXS-60%E大鼠血清中分析指定了41个入血成分,其中13个为新产生的代谢产物,28个成分为KXS-60%E的原型成分[120]。以上研究均表明,开心散中远志寡糖酯类、人参皂苷类、石菖蒲挥发油类等成分可纳入开心散质量标志物。

二、基于"特有性"预测分析开心散质量标志物

开心散方中远志为远志科植物远志(*Polygala tenuifolia* Willd.)或卵叶远志(*Polygala sibirica* L.)的干燥根,主要化学成分包括三萜皂苷类、糖和糖酯苷类、黄酮类、生物碱类等,还含有生物碱类、香豆素、木质素等[121]。其中三萜皂苷类、酮类以及寡糖酯类是远志最主要的化学成分,较具特征性[122]。方中人参为五加科(*Araliaceae*)植物人参(*Panax ginseng* C. A. Mey.)的干燥根及根茎,主要含有皂苷类、多糖类、挥发油类成分,还包括蛋白质、多肽、维生素、有机酸、微量元素等化

学成分[123]。皂苷类成分在人参中含量较高,被广泛认为是人参最主要的生物活性成分,同时多糖类也是人参的主要有效成分,较具特征性[124]。石菖蒲为天南星科植物石菖蒲(*Acorus tatarinowii* Schott)的干燥根茎,含有挥发油类、有机酸类、黄酮类、萜类等多种化学成分,挥发油是其主要药效成分,其中 α-细辛醚和 β-细辛醚含量较高,较具特征性[125]。茯苓为多孔科真菌茯苓[*Poria cocos*(Schw.)Wolf]的干燥菌核,主要含有多糖类、三萜类、甾体类、挥发油类、蛋白质和氨基酸类、微量元素等化学成分,其中多糖类和三萜类是主要有效成分,具有多种药理作用,较具特征性[126]。基于上述四味药材的特征性分析,预测开心散全方的质量标志物为远志皂苷类、酮类和寡聚糖类成分;人参皂苷类成分;石菖蒲挥发油类成分和茯苓多糖类成分。

三、基于"有效性"预测分析开心散质量标志物

现代药理学研究表明,开心散方中远志具有益智、镇静催眠、镇咳祛痰、抗抑郁、抗衰老、神经保护、利尿消肿、脑保护、抗炎、增强免疫功能多方面的药理作用[127];人参具有抗衰老、抗抑郁、抗老年痴呆、抗动脉粥样硬化、抗骨性关节炎、抗肿瘤等药理作用[128];石菖蒲主要具有抗阿尔茨海默病(AD)、抗帕金森氏综合征、抗抑郁、抗癫痫、抗炎、抗菌、抗肿瘤、调节血脂等药理作用[129];而茯苓健脾宁心,具有利尿、提高免疫力、抗炎、抗肿瘤、抗衰老及降血脂等多种药理作用[130]。确定质量标志物的关键性因素是把控好中药的有效性,程美佳等基于网络药理学构建了"成分-靶点-通路"和"成分-靶点疾病"网络模型,从开心散中得到 47 种活性化学成分,经过筛选后共得到 443 个药物潜在靶点[131];显示开心散中有效成分是通过相关药物-疾病共有靶点网络起作用,包括了调节炎症的相关基因和细胞凋亡的相关基因。吴源陶等构建的"活性成分-靶标-通路"网络药理研究模式对开心散抗抑郁作用的研究发现,开心散中潜在有 25 个药物活性成分,人参的主要成分人参皂苷可以改善慢性应激所致的大鼠抑郁行为,并提出开心散可能主要通过人参发挥疗效,且其中的皂苷类是主要发挥疗效的成分[132],共涉及 51 个靶标、24 条通路,预测开心散可能通过作用于 5-HT 的突触、环磷腺苷(cAMP)通路、神经活性受体配体相互作用等通路发挥抗抑郁作用。其中研究发现开心散中人参皂苷 Rg_1 可以调控星形胶质细胞的自噬,抑制 NLRP3 炎症小体,从而可以有效地治疗抑郁[133]。在开心散治疗 AD 的研究中发现,远志通过抗氧化、清除自由基和保护线粒体超微结构等机制作用于神经元细胞,对 AD 具有一定的疗效[134]。人参皂苷 Rg_1 可通过抗 Aβ 毒性、抗神经炎症、抗细胞凋亡、抗氧化应激和调节神经递质等作用机制,调控 PI3K/Akt、ERK/MAPK、NF-κB、GSK3β/tau 等信号通路实现抗 AD 作用;Rg_2 可改善 AD 大鼠脑内 Aβ 的聚集,减少应激蛋白(SP)生成,提高脑内突触素的表达,通过调节单胺类神经递质的含量改善大鼠的学习记忆能力以防治 AD[135]。石

菖蒲挥发油可改善 AD 模型小鼠的认知功能,通过上调 BDNF、TrkB、NT3 蛋白的表达促进和保护小鼠海马神经元的生长[136]。大量研究表明开心散可以通过调节单胺类神经递质含量的不平衡状态,减少脑组织神经元坏死并促进 PC12 细胞中 Aβ 的降解,进而改善 AD 模型小鼠的行为和精神症状[137-139]。以上研究表明,开心散中人参皂苷类、远志寡糖酯类、石菖蒲挥发油类等成分具有良好的抗 AD 和抗抑郁功效,可纳入开心散质量标志物候选物质。

四、基于"可测性"预测分析开心散质量标志物

对开心散方中化学成分可测性方面,《中国药典》2020 年版规定了远志中的细叶远志皂苷的总量不得少于 2.0%,远志𫖮酮Ⅲ的总量不得少于 0.15%,3,6′-二芥子酰基蔗糖的总量不得少于 0.50%;人参中人参皂苷 Rg_1、Re 的总量不得少于 0.27%,人参皂苷 Rb_1 的总量不得少于 0.18%;而石菖蒲中挥发油的成分不得少于 1.0%(mL/g)[31]。汪娜等利用超高效液相色谱-飞行时间质谱联用技术(UHPLC-TOF-MS)鉴定开心散 KXS-60%E 中 20 个远志糖酯类成分,指认出大鼠灌服 KXS-60%E 后血清中 14 个远志糖酯类化合物及 4 个远志糖酯类成分的代谢产物,推测远志糖酯类化合物的原形及代谢产物可能是开心散防治 AD 的潜在药效物质基础[140]。刘春芳等利用离子阱质谱及高分辨飞行质谱分析开心散提取物和开心散血浆样品,结果在开心散提取物中共鉴定了 39 种化学成分,包括 11 种人参皂苷,14 种远志皂苷,5 种远志多糖,8 种远志寡糖酯及 1 种远志𫖮酮,而在开心散血浆样品中检测出 10 种人参皂苷和 18 种远志成分[141]。刘江云采用 HPLC/PDA/ELSD 液相串联分析系统建立了开心散的色谱指纹图谱,确定了开心散的成分来源与组成,并分析了开心散在二极管阵列检测器(PDA)和蒸发光散射检测器(ELSD)2 种检测器上指纹图谱中的共有峰和主强峰,对该指纹图谱特征信息进行了数据化表征;同时采用 HPLC/PDA/ESI-MS 液质联用技术对开心散复方中原药材人参、远志的色谱指纹图谱进行了成分定性分析和指认[142]。综合上述分析,基于成分"可测性"预测开心散的质量标志物包括人参皂苷类、远志寡糖酯类和石菖蒲挥发油类成分。

五、基于"复方配伍环境"预测分析开心散质量标志物

在中医基础理论指导下,按照"七情"和"阴阳和合"的复方配伍原则,开心散方中远志安神益智、交通心肾,可合石菖蒲加强化痰开窍之效,又可合茯苓加强交通心肾之功,为君药;臣药人参大补元气、安心神,辅以茯苓宁心安神、利水渗湿;佐以石菖蒲。中药治疗 AD 的临床文献统计显示远志、人参、茯苓、石菖蒲都是使用频数最多的单味药,以补虚药、活血药、祛痰药、开窍药为主[143]。石菖蒲组合茯苓和

远志、石菖蒲组合远志、石菖蒲组合熟地黄和远志等组合是与 AD 主要病机相应的核心药对组合,体现了活血祛痰、补肾的基本治法[144]。刘屏等探索了记载于《太平惠民和剂局方》《千金要方》《古今录验》中三首开心散类方配伍(《千金要方》:远志、人参各四分,茯苓二两,石菖蒲一两;《古今录验》:石菖蒲、远志、茯苓各二分,人参三两;《太平惠民和剂局方》:远志、石菖蒲各二两,人参、茯苓各三两)及抗抑郁作用。在经典抗抑郁模型(小鼠强迫游泳模型和小鼠悬尾模型)研究统计中发现,药物相同而配比不同的 3 种开心散类方均可不同程度地降低小鼠强迫游泳及小鼠悬尾不动的时间,3 种复方均显示较好的抗抑郁作用,特别是《太平惠民和剂局方》所记录的开心散抗抑郁作用最好[145]。

综合上述开心散质量标志物的预测分析,杨璇等最终确定了西伯利亚远志糖A5、西伯利亚远志糖 A6、远志叫酮Ⅲ、3,6′-二芥子酰基蔗糖、细叶远志苷 A、人参皂苷 Rg$_1$、人参皂苷 Re、人参皂苷 Rb$_1$、茯苓酸、β-细辛醚、α-细辛醚共 11 种成分作为开心散的质量标志物[146]。

参 考 文 献

[1] 国家药典委员会.中华人民共和国药典:2020 年版,一部[M].北京:中国医药科技出版社,2020.

[2] 李振岚,吴红旗.远志炮制减毒增效作用的研究进展[J].实用临床医药杂志,2023,27(8):135-138,143.

[3] 顾观光.神农本草经[M].北京:人民卫生出版社,1956:27-28.

[4] 李时珍.本草纲目[M].北京:华夏出版社,2008:1437-1441.

[5] 张景岳.本草正[M].北京:中国医药科技出版社,2017,9.

[6] 姚辛敏,周晓洁,周妍妍,等.远志化学成分及药理作用研究进展[J].中医药学报,2022,50(2):103-107.

[7] 徐家文.远志汤加减方联合他达拉非治疗心神不宁型阳痿的临床观察[D].哈尔滨:黑龙江中医药大学,2023.

[8] 于同月,赵林华.远志的临床应用及其用量探究[J].长春中医药大学学报,2022,38(8):847-850.

[9] 柴程芝.人参药证研究[D].南京:南京中医药大学,2007.

[10] 张介宾.景岳全书[M].北京:中国中医药出版社,1994:768,771.

[11] 张仲景.伤寒杂病论[M].王叔和,撰.钱超尘,郝万山,整理.北京:人民卫生出版社,2017.

[12] 刘敏.基于古今药方纵横的人参应用配伍及研究[D].济南:山东中医药大学,2009.

[13] 刘鲲,刘娜,刘芯川,等.人参抗肿瘤药理研究[J].光明中医,2016,31(1):140-143.

[14] 王婧琳,付新军,李亚军."茯苓"之文献考察:名称、来源和功效[J].中药材,2021,44(1):219-223.

[15] 浦雪梅,李雪,何旭东,等.药食同源大品种茯苓中多糖与三萜研究进展[J/OL].世界科学技术:中医药现代化,2023(7):2561-2573[2023-10-14].http://kns.cnki.net/kcms/detail/11.5699.R.20230929.1218.002.html.

[16] 冯敏,郏自明,万鸣,等.茯苓对小鼠胃肠动力调节作用的研究[J].公共卫生与预防医学,2023,34(5):39-41.

[17] 谢骏,王媛媛,李聚鑫,等.茯苓多糖调控 Rho-ROCK 信号通路对心肌缺血再灌注损伤大鼠心肌细胞凋亡的影响和机制研究[J/OL].中国中药杂志,1-8[2023-10-14].https://doi.org/10.19540/j.cnki.cjcmm.20230816.401.

[18] 赵海.《金匮要略》中茯苓的配伍及主治[J].光明中医,2009,24(9):1650-1651.

[19] 胡岳云.薏苡仁、茯苓配伍黄大茶改善营养性肥胖的作用[D].合肥:安徽中医药大学,2023.

[20] 柯昌虎,黎鑫,戴太阳,等.基于网络药理学和分子对接探讨黄芪-白术-茯苓配伍治疗乳腺癌的作用机制[J].云南民族大学学报(自然科学版),2022,31(6):669-679,694.

[21] 刘春娟,房彩连,朱羽,等.石菖蒲复方的临床应用研究概况[J].食品与药品,2023,25(3):256-261.

[22] 邵靖,马健.石菖蒲郁金汤对高皮质激素血症小鼠海马 NF-L 及 SYP 蛋白表达的影响[J].南京中医药大学学报,2016,32(3):255-258.

[23] 宋立强,刘蕊,周游.西洋参-石菖蒲对衰老小鼠的脑保护作用[J].哈尔滨商业大学学报(自然科学版),2019,35(3):269-273.

[24] 刘砚韬,张伶俐,黄亮,等.细辛脑注射液治疗儿童呼吸系统疾病的有效性及安全性的系统评价[J].中华妇幼临床医学杂志(电子版),2015,11(6):689-697.

[25] 雷敩.雷公炮炙论[M].合肥:安徽科学技术出版社,1991:25-26.

[26] 国家中医药管理局.关于发布《古代经典名方关键信息考证原则》的通知[EB/OL].(2020-10-15)[2020-11-11]https://www.nmpa.gov.cn/xxgk/fgwj/gzwj/gzwjyp/20201111091109170.html.

[27] 王欣.开心散的源流与发展[J].山东中医药大学学报,1997,21(5):74-75.

[28] 易腾达,李玉丽,牛林强,等.经典名方开心散及类方的古代文献考证[J].中国实验方剂学杂志,2021,27(5):8-15.

[29] 何贵平,包祖晓,陈宝君,等.开心散及其类方方证特征分析[J].中华中医药学刊,2012,30(3):583-584.

[30] 严洁,施雯,洪炜.得配本草[M].北京:中国中医药出版社.1997:134-135.

[31] 国家药典委员会.中华人民共和国药典:2020 年版 一部[M].北京:中国医药科技出版社,2020.

[32] 佚名.神农本草经[M].北京:学苑出版社,2008:33-34.

[33] 华佗.华氏中藏经[M].北京:学苑出版社,2007.

[34] 太平惠民和剂局.太平惠民和剂局方[M].北京:化学工业出版社,1985.

[35] 严用和.济生方[M].北京:人民卫生出版社,1956.

[36] 陶弘景.本草经集注[M].北京:人民卫生出版社,1994:188-190.

[37] 凌奂.本草害利[M].北京:中医古籍出版社,1982:56,58-59.

[38] 孙思邈.备急千金要方[M].北京:中国医药科技出版社,2011.

[39] 苏敬.新修本草[M].合肥:安徽科学技术出版社,1981.

[40] 陈言.三因极一病症方论[M].北京:人民卫生出版社.1983.

[41] 佚名.小儿卫生总微论方[M].北京:人民卫生出版社,1990.

[42] 徐春甫.古今医统大全[M].北京:人民卫生出版社,1991.

[43] 龚廷贤.万病回春[M].北京:中国中医药出版社,2019:183.

[44] 张璐.本经逢原:四卷[M].上海:上海科学技术出版社,1959:235.

[45] 王肯堂.证治准绳·类方[M].上海:上海科学技术出版社,1959:406,418.

[46] 鲁伯嗣.婴童百问[M].长沙:湖南科学技术出版社,2014.

[47] 陈自明.妇人良方大全[M].山西:山西科学技术出版社,2006:12,29.

[48] 卢之颐.本草乘雅半偈[M].北京:中国医药科技出版社.2014.

[49] 陈自明.校注妇人良方[M].上海:上海卫生出版社,1956.

[50] 陈文中.陈氏小儿病源方论[M].北京:商务印书馆,1958.

[51] 程充.丹溪心法[M].北京:中国中医药出版社,2008.

[52] 张介宾.景岳全书[M].上海:上海科学技术出版社,1986.

[53] 陈嘉谟.本草蒙筌[M].北京:中国中医药出版社,2013:12.

[54] 龚信.古今医鉴[M].北京:商务印书馆,1958:224.

[55] 朱橚.普济方[M].北京:人民卫生出版社,1959.

[56] 许叔微.普济本事方[M].上海:上海科学技术出版社,1959.

[57] 赵佶.圣济总录[M].上海:上海科学技术出版社,2016.

[58] 缪希雍.神农本草经疏[M].北京:中国中医药出版社,1997.

[59] 李梴.医学入门[M].中国中医药出版社,1995:12,174.

[60] 冯兆张.冯氏锦囊秘录[M].北京:中国医药科技出版社,2011.

[61] 毕婷婷,战丽彬,张栎婧.基于中药整合药理学平台探究开心散治疗 AD 的物质基础与作用机制[J].中国实验方剂学杂志,2019,25(16):135-141.

[62] 北京市药品监督管理局.北京市中药饮片炮制规范[M].北京:化学工业出版社,2008:69.

[63] 重庆市食品药品监督管理局.重庆市中药饮片炮制规范及标准[M].重庆:重庆市食品药品监督管理局,2006:395.

[64] 上海市食品药品监督管理局.上海市中药饮片炮制规范[M].上海:上海科学技术出版社,2008:99.

[65] 浙江省食品药品监督管理局.浙江省中药炮制规范[M].北京:中国医药科技出版社,2015:50.

[66] 河南省食品药品监督管理局.河南省中药饮片炮制规范[M].河南:河南人民出版社,2005:67.

[67] 江西省食品药品监督管理局.江西省中药饮片炮制规范[M].上海:上海科学技术出版社,2008:81.

[68] 广西壮族自治区食品药品监督管理局.广西壮族自治区中药饮片炮制规范[M].南宁:广西科学技术出版社,2007:156.

[69] 湖南省食品药品监督管理局.湖南省中药饮片炮制规范[M].长沙:湖南科学技术出版社,2010:124.

[70] 罗天益.卫生宝鉴[M].北京:中国中医药出版社,2007.

[71]　怀抱奇.古今医彻[M].上海:上海科学技术出版社,1985.

[72]　陶弘景.名医别录[M].北京:人民卫生出版社,1986:16-17.

[73]　王焘.外台秘要[M].北京:中国医药科技出版社,2011.

[74]　刘昉撰.幼幼新书[M].北京:人民卫生出版社,1987.

[75]　洪遵.洪氏集验方[M].北京:人民卫生出版社,1986.

[76]　顾靖远.顾松园医镜[M].北京:中国医药科技出版社,2014.

[77]　中华人民共和国卫生部药典委员会.中华人民共和国药典:1963 年版　一部[M].北京:人民卫生出版社,1964.

[78]　中华人民共和国卫生部药典委员会.中华人民共和国药典:1977 年版　一部[M].北京:人民卫生出版社,1978.

[79]　中华人民共和国卫生部药典委员会.中华人民共和国药典:1985 年版　一部[M].北京:化学工业出版社,人民卫生出版社,1985.

[80]　中华人民共和国卫生部药典委员会.中华人民共和国药典:1995 年版　一部[M].北京:化学工业出版社,广东科技出版社,1995.

[81]　国家药典委员会.中华人民共和国药典:2000 年版　一部[M].北京:化学工业出版社,2000.

[82]　国家药典委员会.中华人民共和国药典:2005 年版　一部[M].北京:化学工业出版社,2005.

[83]　国家药典委员会.中华人民共和国药典:2010 年版　一部[M].北京:中国医药科技出版社,2010.

[84]　国家药典委员会.中华人民共和国药典:2015 年版　一部[M].北京:中国医药科技出版社,2015.

[85]　唐慎微.证类本草[M].北京:中国医药科技出版社,2011.

[86]　孙思邈.千金翼方校释[M].苏礼,任娟丽,李景荣,等,校释.北京:人民卫生出版社,1998.

[87]　苏颂.本草图经[M].安徽:安徽科学技术出版社,1994:325-326.

[88]　沈括,苏轼.苏沈良方[M].上海:上海科学技术出版社,2003.

[89]　李迅.集验背疽方[M].福州:福建科学技术出版社,1986.

[90]　洪遵.洪氏集验方[M].北京:人民卫生出版社,1986.

[91]　林佩琴.类症治裁[M].上海:第二军医大学出版社,2008.

[92]　窦材.扁鹊心书[M].北京:中国中医药出版社,2015:12.

[93]　薛铠.保婴撮要[M].北京:中国中医药出版社,2016.

[94]　胡永盛.民间偏方奇效方[M].长春:吉林科学技术出版社,2007:333-335.

[95]　郑宁撰.新刊药性要略大全[M].北京:中国中医药出版社,2015.12:68.

[96]　龚廷贤.寿世保元[M].北京:人民卫生出版社,2001:378.

[97]　宋齐.人参主要化学成分及皂苷提取方法研究进展[J].人参研究,2019,31(4):43-46.

[98]　宋佳,何俊桓,王仙婷,等.人参皂苷神经药理作用研究进展[J].人参研究,2021,33(6):52-56.

[99]　马艳春,范楚晨,冯天甜,等.茯苓的化学成分和药理作用研究进展[J].中医药学报,2021,49(12):108-111.

[100]　赵松峰,张晓,师秀琴,等.石菖蒲的化学成分研究[J].中国药学杂志,2018,53(8):585-588.

[101]　杨依,桑旭星,方芳.开心散活性成分及药理作用研究进展[J].中华中医药学刊,2018,36(6):1420-1424.

[102]　张爱华,王喜军,孙晖,等.基于代谢组学策略研究开心散治疗 AD 的药效物质和作用机理[Z].哈尔滨:黑龙江中医药大学,2016.

[103]　姜艳艳,戴莹,巴寅颖,等.基于开心散-远志类药有效组分特征图谱的远志质量表征研究[J].北京中医药大学学报,2011,34(8):544-547.

[104]　Liu C F, Yang W Z, Liu K D, et al. Characterization of chemical constituents and in vivo metabolites of Kai-Xin-San prescription by HPLC/DAD/ESI-MSn [J]. J. Chin. Pharm. Sci., 2012, 21(6):569.

[105]　冯晓晓,王彬斌,陈东等.基于阿尔茨海默症模型大鼠的开心散药动学研究[J].中草药,2022,53(14):4388-4398.

[106]　李浩然,董萍萍,李华健,等.基于 UHPLC-Q-Exactive Orbitrap MS/MS 快速分析开心散物质基准中的化学成分[J].中国中药杂志,2022,47(4):938-950.

[107]　梁雪冰,吴杰,赵国平,等.运用 HPLC 和 GC-MS 研究开心散有效抗抑郁成分大鼠吸收情况[J].辽宁中医杂志,2013,40(2):365-367.

[108]　尚炳娴,赵振霞,曾琪,等.经典名方开心散的基准样品关键质量属性研究[J].中国中药杂志,2023,48(2):382-389.

[109]　曹程.基于脑-肠轴调控的开心散抗抑郁功效物质基础研究[D].南京:南京中医药大学,2019.

[110]　胡灵燕,张旗,蔡淑美,等.开心散提取物抗焦虑作用及其化学成分研究[J].中医药信息,2020,37(6):1-5.

[111]　刘伟,刘永博,王梓,等.人参的化学成分与转化机理研究进展[J/OL].吉林农业大学学报 2023,45(6):664-673[2023-10-14]. http://kns.cnki.net/kcms/detail/22.1100.S.20221111.0938.002.html.

[112]　邱路雅,杨刚,金琼,等.石菖蒲根茎化学成分及抗炎活性研究[J].中草药,2022,53(15):4617-4624.

[113]　刘昌孝.中药质量标志物(Q-Marker)研究发展的 5 年回顾[J].中草药,2021,52(9):2511.

[114]　赵鸿鹏,许浚,张洪兵,等.基于质量传递与溯源的中药质量标志物(Q-Marker)的发现策略及应用[J].中草药,2021,52(9):2557-2565.

[115]　Lin R, Yin J, Wu M, et al. Global identification and determination of the major constituents in Kai-Xin-San by ultra-performance liquid chromatography-quadrupole-Orbitrap mass spectrometry and gas chromatography-mass spectrometry[J]. J. Pharm. Biomed. Anal., 2021,206:114385.

[116]　任伟光,郭丽丽,张翠英.葛根芩连汤的研究进展及质量标志物的预测分析[J].中国新药杂志,2021,30(18):1675-1679.

[117]　高健,吕邵娃.人参化学成分及药理作用研究进展[J].中医药导报,2021,27(1):127-137.

[118] 巴寅颖,刘洋,姜艳艳,等.开心散血清 HPLC 特征图谱研究[J].北京中医药大学学报,2011,34(6):409-416.

[119] 刘学伟,张博,汪娜,等.开心散血中移行成分的抗痴呆作用研究概况[J].中医药学报,2016,44(2):101-104.

[120] 刘学伟,刘爽,黄树明.抗老年性痴呆复方开心散有效提取物血清药物化学研究[J].中国实验方剂学杂志,2014,20(6):179-183.

[121] 刘露,冯伟红,刘晓谦,等.中药远志的研究进展[J].中国中药杂志,2021,46(22):5744-5759.

[122] 李旭冉,陈思邈,陈伟燕,等.远志的化学成分及防治阿尔茨海默症的研究进展[J].中国药学杂志,2022,57(1):15-22.

[123] 李倩,柴艺汇,高洁,等.人参现代药理作用研究进展[J].贵阳中医学院学报,2019,41(5):89-92.

[124] 翟兵中,曲雪峰,胡文力,等.人参不定根生产、生物活性成分及应用现状[J].食品安全质量检测学报,2021,12(15):6097-6104.

[125] 朱平,刘效栓,王红丽,等.三种石菖蒲的比较研究进展[J].中国民族民间医药,2021,30(2):59-62.

[126] 杜晓妍,吴娇.茯苓的化学成分和药理作用研究进展[J].新乡医学院学报,2021,38(5):496-500.

[127] 王小雨,刘传鑫,周佳丽,等.中药远志的化学成分和药理作用研究进展及其潜在质量标志物预测分析[J].国际药学研究杂志,2020,47(7):483-513.

[128] 王荣.中药饮片人参成分及药理作用的研究讨论[J].北方药学,2019,16(9):194-195.

[129] 石坚宏,姬丽婷,骆启晗,等.石菖蒲化学成分、药理作用及质量标志物预测分析研究进展[J].中成药,2021,43(5):1286-1290.

[130] 崔鹤蓉,王睿林,郭文博,等.茯苓的化学成分、药理作用及临床应用研究进展[J].西北药学杂志,2019,34(5):694-700.

[131] 程美佳,梁元钰,刘勇明,等.基于网络药理学探讨开心散防治阿尔茨海默病的作用靶点和作用机制[J].实用中医内科杂志,2021,35(4):5-9,后插1-后插5.

[132] 吴源陶,邹译娴,王理槐.运用网络药理学探讨开心散治疗抑郁症的作用机制[J].湖南中医药大学学报,2020,40(4):445-451.

[133] 于尚民.开心散抗抑郁作用机制及其活性成分人参皂苷 Rg₁ 脑靶向递送研究[D].长春:吉林大学,2022.

[134] 李爽,金玲,徐紫薇,等.远志皂苷元对阿尔茨海默症治疗作用的研究进展[J].吉林医药学院学报,2016,37(5):375-377.

[135] 杨岩涛,赵佳柱,肖佳妹,等.人参皂苷治疗阿尔茨海默病的药理作用研究进展[J].中国药理学通报,2021,36(12):1638-1643.

[136] 高宁辛.石菖蒲挥发油对 AD 模型小鼠神经元损伤的保护作用及机制探讨[D].广州:广东药科大学,2018.

[137] 师冉,宗鑫,滕佳林,等.开心散对 SAMP8 小鼠神经递质的影响[J].中国老年学杂志,2017,37(21):5249-5251.

[138] Wang X J, Zhang A H, Kong L, et al. Rapid discovery of quality-markers from

Kaixin San using chinmedomics analysis approach[J]. Phytomedicine, 2019, 54:371.

[139] Wang N, Jia Y M, Zhang B, et al. Kai-Xin-San, a Chinese herbal decoction, accelerates the degradation of β-amyloid by enhancing the expression of neprilysin in rats[J]. Evidence-based Complementary and Alternative Medicine, 2020, 2020:3862342.

[140] 汪娜, Hassan A, 贾永明, 等. UHPLC-MS 法鉴定大鼠灌服开心散后血中远志糖酯类化合物及其代谢产物[J]. 药学学报, 2017, 52(10):1592-1598.

[141] Yin J, Lin R, Wu M et al. Strategy for the multi-component characterization and quality evaluation of volatile organic components in Kaixin San by correlating the analysis by headspace gas chromatography/ion mobility spectrometry and headspace gas chromatography/mass spectrometry[J]. Rapid Commun. Mass Spectrom., 2021, 35: e9174.

[142] 刘江云. 中药经方开心散抗老年性痴呆的物质基础研究[D]. 北京:中国协和医科大学, 2004.

[143] 芦锰, 周雨慧, 李晓宁, 等. 基于数据挖掘中医药治疗阿尔茨海默病用药规律研究[J]. 中国中药杂志, 2021, 46(6):1558-1563.

[144] 李一平, 谢宁, 王素. 中医辨证论治阿尔茨海默病研究进展[J]. 中医学报, 2020, 35(3):559-563.

[145] 刘屏, 汪进良, 王燕, 等. 开心散类方配伍及抗抑郁作用研究[J]. 中华中医药杂志, 2005, 20(5):279-281.

[146] 杨璇, 李俊莹, 单晓晓, 等. 开心散化学成分、药理作用的研究进展及质量标志物的预测分析[J]. 中国中药杂志, 2023, 48(8):2077-2085.

第三章 开心散的药理作用及机制研究

经典名方开心散是国家中医药管理局制定的百首之一,中医药基础理论认为,开心散具有补气安神、利湿化浊、益智抗衰等功效,主治"好忘"。现代药理研究发现,开心散以其"多成分、多靶点、多途径"等优势对阿尔茨海默病、抑郁症、血管性痴呆症等病症具有良好的疗效。

根据近年来国内外开心散相关研究结果,本章主要总结开心散抗阿尔茨海默病、抗抑郁、抗血管性痴呆症等药理作用,结合其药效物质基础从开心散对改善认知障碍、炎症因子、线粒体功能、氧化应激等角度阐释了开心散药效作用机制,以期为相关疾病治疗机制的研究提供科学依据和研究思路及方法。

第一节 开心散抗阿尔茨海默病及机制研究进展

阿尔茨海默病(Alzheimer's disease,AD)又称为老年痴呆,是中枢神经系统的退行性疾病,多发生于老年和老年前期,以进行性认知功能障碍和行为损害为特征的中枢神经系统病变,患者常伴有认知障碍、记忆力减退及人格改变等临床表现,最终会导致患者丧失生活自理能力[1,2]。有研究表明,AD 的发病机制多种多样,如胆碱能神经递质耗竭、氧化应激导致神经元功能紊乱、Tau 蛋白过度磷酸化、兴奋性神经元损伤、神经炎症等[3],均会促进 AD 的发生与发展。AD 发病率随着社会人口老龄化趋势的不断加剧而逐年上升[4]。目前,临床上常用于治疗 AD 的药物主要有加兰他敏和盐酸多奈哌齐,它们可以抑制乙酰胆碱酯酶的水解,改善患者的记忆力。另外,美金刚也被批准用于中重度至重度 AD 患者的治疗[5]。但是,这些药物存在作用途径单一、疗效不理想且胃肠道反应明显等不足之处。

研究表明,开心散具有明显的抗老年痴呆作用,对神经系统功能退化、脑血管疾病所致的脑组织缺血缺氧或大脑皮层损伤等多种病机引发的痴呆症具有显著疗效[6]。因此,从中医药宝库中挖掘治疗 AD 的经典方剂对于防治 AD 具有重要意义。开心散始载于唐代孙思邈的《备急千金要方》,主好忘,具有养心安神、益气定志的功效[7]。方中远志为君药,有安神益智之功效,可交通心肾、祛痰、消肿,可多成分、多靶点、多途径地作用于中枢神经系统[8]。人参为臣药,具有大补元气、安神益智的功效,可增强远志补益、交通心肾之功,石菖蒲和茯苓为佐使相须为用,增加全方的开窍渗湿之力[7]。四药配伍使用具有安神定志、益气养心的作用,充分体现了中医药治疗慢性进行性疾病的优势和特色。开心散是国家中医药管理局于2018年颁布的《古代经典名方目录(第一批)》100首经典名方之一,是临床上沿用至今、疗效确切、具有治疗 AD 特色与优势的经典名方。本节总结了目前开心散防治 AD 的作用机制(图3.1),为古代经典名方开心散的新药开发和临床应用提供理论依据。

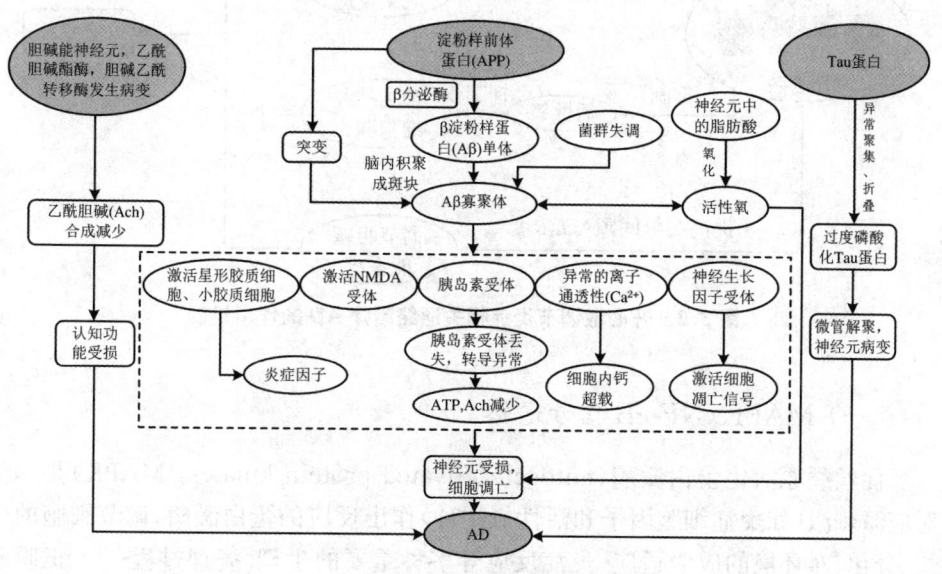

图 3.1　AD 的发病机制

一、抑制炎症作用

AD 患者脑内炎症因子会大量释放,因而调控炎症相关通路是防治 AD 的关键[9],炎症因子可能通过介导炎症反应产生慢性神经毒性参与 AD 的发病[10]。TNF-α 和 IL-8 参与免疫应答和炎症反应,对神经元具有保护及修复作用,当含量异常增高时,亦会对神经系统产生毒性作用。淀粉样前体蛋白(amyloid precursor protein,APP)经 β-蛋白酶分解后可产生 Aβ,而 Aβ 是导致脑内老年斑形成和神经细胞凋亡的重要原因,是 AD 发病的因素之一。通过研究开心散对快速老化痴呆小鼠脑组织及血浆中炎症因子及 β-淀粉样前体蛋白(β-amyloid precursor protein,β-APP)的影响,发现用 5.4 g/(kg·d)开心散对小鼠治疗7天后,衰老小鼠脑内 TNF-α、IL-8 和 β-APP 的表达明显下调,而血浆中 TNF-α、IL-8 和 β-APP 的表达明显上调,推测开心散可能通过降低脑内 TNF-α、IL-8 的含量减轻神经系统毒性,降低 β-APP 以减少脑内 Aβ 的产生和神经细胞凋亡,同时还增加体液中 TNF-α、IL-8

的水平,促进机体产生免疫应答,维持内环境稳态[11]。

　　图 3.2 为开心散调控相关炎症通路发挥抗 AD 作用的分析总结。

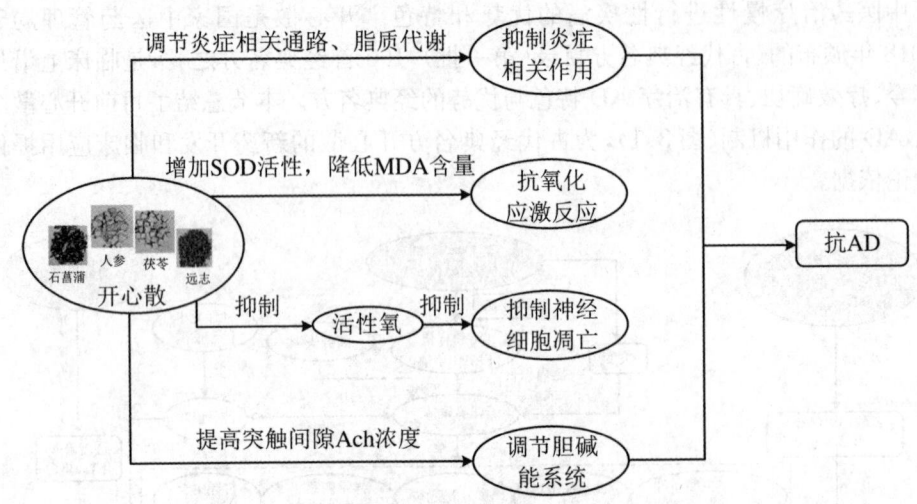

图 3.2　开心散调节炎症相关通路治疗 AD 的作用机制

(一) MAPK/NF-κB 信号通路

　　促丝裂原活化蛋白激酶(mitogen-activated protein kinases,MAPK)是一类对应激刺激(如炎症细胞因子和活性氧物种)作出反应的蛋白激酶,调节细胞的生长、分化、对环境的应激适应、炎症反应等多种重要的生理/病理过程[12]。王盼盼通过构建成分-靶点-疾病网络和成分-靶点-通路网络,发现 MAPK 通路属于节点度较高的通路[13]。在 AD 发病进程中,通过调节神经元凋亡、β-分泌酶活性以及 APP 和 Tau 的磷酸化,MAPK 级联通路的激活促进了 AD 疾病的发展[14]。据报道,p38/MAPK 在 AD 病理学中具有独特的作用,因为在 AD 患者和动物模型的死后大脑中均观察到 p38/MAPK 通路被激活[15]。因此,抑制 p38/MAPK 通路可能是治疗 AD 的一种治疗策略[16]。徐飞等研究发现开心散可以抑制 p38/MAPK 通路产生治疗 AD 的活性[17]。核因子(nuclear factor,NF)-κB 广泛参与细胞炎症反应,已成为炎症疾病研究的关键靶点[18]。Toll 样受体(toll-like receptors,TLR)在 AD 患者小胶质细胞和神经元上过度表达,激活 NF-κB 信号通路,导致促炎因子的过表达[19]。有研究表明,NF-κB 是 AD 神经变性恶性循环的核心[20]。Qu 等[21]研究发现在小鼠 BV2 小胶质细胞系中,开心散提取物可抑制 TLR4/NF-κB 通路,降低脂多糖诱导的 BV2 细胞中炎症因子的表达。韩丽君等给 C57BL/6J 小鼠连续灌胃开心散后取其含药血清发现,开心散含药血清可通过作用于核转录因子(NF)-κBp65 靶点蛋白,减少 AD 患者 IL-6、TNF-α 表达,抑制晚期糖基化终末产物(AGE)蛋白与晚期糖基化终末产物受体(RAGE)结合,抑制炎症反应,达到治疗 AD 的目的[22]。

（二）PI3K/Akt/GSK3β 信号通路

Guo 等分别应用 $A\beta_{25-35}$ 和 D-半乳糖诱导 AD 大鼠模型和 $A\beta_{25-35}$ 诱导大鼠肾上腺嗜铬细胞瘤（PC-12）细胞建立 AD 细胞模型，首次证实了开心散可通过神经递质 5-羟色胺（5-hydroxytryptamine，5-HT）提高磷脂酰肌醇-3-激酶（phosphatidylinositol 3-kinase，PI3K）/蛋白激酶 B（protein kinase B，Akt）的表达[23]。同时，PI3K/Akt 可进一步抑制 Tau 蛋白过度磷酸化以及氧化应激和细胞凋亡。AD 模型小鼠脑内神经再生可通过调控 PI3K/Akt/糖原合成酶激酶-3β（glycogen synthasekinase 3β，GSK3β）信号通路产生作用[24,25]。李妍等探讨了不同剂量开心散（12 g/kg、24 g/kg、48 g/kg）对三氯化铝联合 D-半乳糖诱导的 AD 小鼠模型的治疗作用，结果发现连续给予开心散 90 天后，给药组小鼠相比于模型组小鼠脑内 PI3K、p-Akt、p-GSK3β 蛋白表达均显著上调，细胞形态明显改善，新生神经元数目增多[26]。由此可见，激活此通路可以保护神经元免受损伤，并改善 AD 的临床症状[27]。开心散中活性成分人参皂苷 Rb_1、Rd、Rg_1 可以调节 GSK-3β/Tau 通路以改善认知功能，可作为有关神经退行性疾病的候选组分[28,29]。裴海鸾等通过在大鼠双侧海马 CA1 区注射 $A\beta_{1-42}$ 寡聚肽段建立了 AD 大鼠模型，给予开心散治疗五天后发现开心散干预组大鼠的 Tau 蛋白及 GSK-3β 的表达量下调，同时 TNF-α、IL-6、IL-1β、APP、$A\beta_{1-40}$ 及 $A\beta_{1-42}$ 的含量均显著下降，表明开心散可通过调控 GSK-3β 通路发挥治疗 AD 的药理作用[30]。

（三）Keap-1/Nrf2/Mn SOD 信号通路

刘江华等通过侧脑室注射 $A\beta_{1-42}$ 建立了 AD 大鼠模型，给予开心散水煎液低、中、高剂量（10 g/kg，20 g/kg，40 g/kg）4 周后发现，开心散各给药组相较于模型组大鼠海马组织中 Kelch 样环氧氯丙烷相关蛋白-1（Keap-1）和锰超氧化物歧化酶（Mn SOD）的 IA 蛋白表达量明显升高，同时核转录因子 E2 相关因子 2（nuclear factor erythroid 2 related factor 2，Nrf2）蛋白表达水平降低，且高剂量组与低剂量组有显著差别，说明开心散可调节 Keap-1/Nrf2/Mn SOD 信号通路改善 AD 大鼠的认知障碍[31]。

二、抗氧化应激作用

氧化应激是自由基在体内产生的一种负面作用，并被认为是导致衰老和疾病的一个重要因素，MDA、ROS、SOD 及谷胱甘肽过氧化物酶（glutathione peroxidase，GSH-PX）是常用的考察指标。Xu 等通过腹腔注射东莨菪碱氢溴酸盐溶液构建了 AD 小鼠模型，对比 AD 模型组发现开心散给药后小鼠血清中

SOD、GSH-PX 活性较模型组有所提高,ROS、MDA 氧化指标明显降低,表明开心散可减轻 AD 小鼠的氧化应激损伤[32]。Yan 等发现开心散可以明显降低衰老模型小鼠的脑、肝脏内晚期糖基化终末产物和 MDA 的含量,增加 SOD 的活性[11]。卢志园等探究开心散加减方对于野生型 AD 小鼠的影响,给药治疗 60 天后发现给药组小鼠 HPC 中 p-Tau 蛋白表达水平有所降低,开心散调节了小鼠体内环氧化酶-2、诱导性一氧化氮合酶、TNF-α、IL-1β、IL-6 mRNA 的表达而改善 AD 症状。可见,开心散可以增强机体抗氧化能力以提高记忆能力和治疗 AD[33]。

三、抑制 Tau 蛋白过度磷酸化

Tau 蛋白是一种微管相关神经元蛋白,调节所有神经元的细胞骨架,Tau 蛋白的过度磷酸化是 AD 等神经退行性疾病的标志[34]。Jiao 等通过网络药理学分析预测了开心散对 AD 的潜在作用机制,并选用 SAMP8 小鼠作为 AD 小鼠模型进行验证,结果表明开心散给药 3 个月后,上调了小鼠脑内 Akt 的磷酸化,抑制 GSK3β 和 CDK5 的激活,并抑制 TLR4/MyD88/ NF-κB 信号通路,减轻了 Tau 蛋白高度磷酸化和神经炎症,从而抑制神经元凋亡并改善 SAMP8 小鼠的认知功能障碍[35]。

四、抑制神经细胞凋亡作用

细胞凋亡是神经元死亡的最主要方式之一,同时也是导致 AD 的根本原因[36]。AD 患者脑内 β-淀粉样蛋白(Aβ)增加,可造成突触及神经元损伤,引发神经细胞凋亡,而开心散含药血清可使 $Aβ_{25-35}$ 干预后的 SH-SY5Y(人神经母细胞瘤细胞)细胞活力增强,细胞凋亡减少,作用机制可能与提高活性氧表达、影响线粒体膜通透性有关[37]。师冉等以快速老化模型大鼠为研究基础,发现开心散可明显提高模型大鼠记忆能力,其机制不仅与通过上调线粒体 DNA(mtDNA)表达抑制细胞凋亡有关,并且可影响细胞凋亡过程调节因子 Bcl-2 家族蛋白的表达[38]。张景泉等对 AD 大鼠灌胃开心散 7 天后取血,将含药血清与 $Aβ_{25-35}$ 造模后的 SH-SY5Y 细胞共同孵育。采用 MTT 法检测细胞活力,并检测了细胞凋亡、活性氧表达及线粒体膜电位水平,结果表明开心散含药血清可以明显抑制细胞凋亡,提高细胞存活率,降低活性氧表达及提高线粒体膜电位[37]。徐飞在相关实验研究中发现开心散给药组小鼠的细胞凋亡相关蛋白如 B 淋巴细胞瘤-2 基因、BCL2-Associated X 的蛋白质、丝氨酸蛋白酶 Caspase-3 数量显著减少,大鼠的学习记忆能力明显提高,且高剂量组开心散较中、低剂量组疗效佳,可见开心散对 AD 的治疗效果呈剂量依赖性[17]。

五、调节胆碱能系统作用

胆碱能够促进脑部的发育和提高记忆力,确保信息在神经通路中的正常传递,

ChAT 和 ACh 是胆碱能系统的标志物[40]。目前,临床上治疗 AD 最常使用的药物多奈哌齐属于 AChE 抑制剂类,是通过减少 ACh 酶解,增加突触间隙 ACh 浓度以改善学习记忆水平[41]。时悦等利用中药药理学分析平台和 TTD(therapeutic target database)数据库,建立了 AD 相关的成分-靶点-疾病网络图,查找治疗 AD 的靶标蛋白,结果发现开心散中各药效成分可能通过降低 AChE 活性而发挥抗 AD 作用[42]。黄玉芳等在探究开心散对于记忆障碍小鼠脑内的一氧化氮(nitric oxide,NO)和 AChE 的影响时发现,给药(高剂量组 0.3 g/kg,小剂量组 0.1 g/kg)7 天后发现,开心散能抑制小鼠脑内 AChE 的活性,且高剂量组较低剂量组明显,证实了开心散可调节胆碱能系统而发挥抗 AD 的作用[43]。

　　开心散治疗 AD 的作用机制如图 3.3 所示。

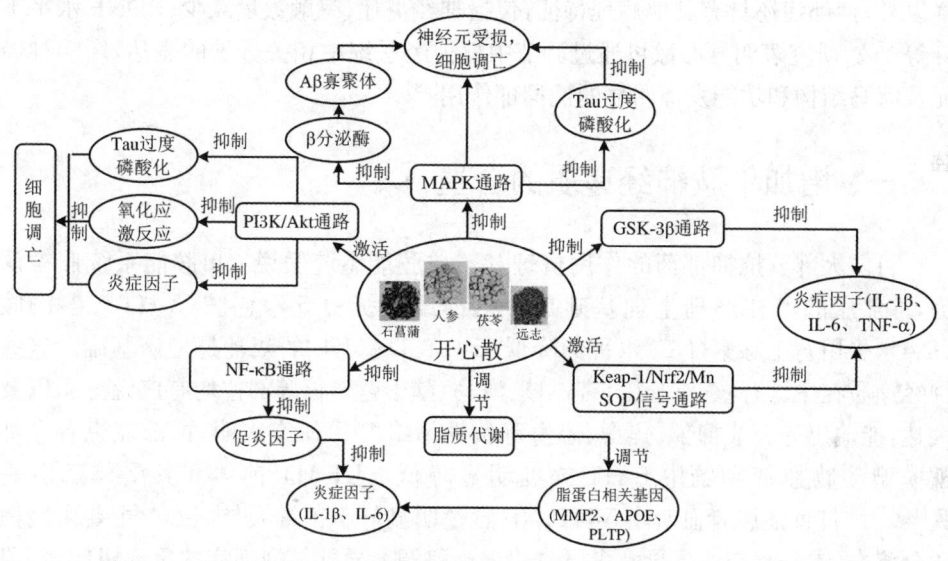

图 3.3　开心散治疗 AD 的作用机制

第二节　开心散抗抑郁作用及机制研究进展

　　抑郁症,又称抑郁障碍,伴有严重的神经元丢失[44],临床表现以长期的心境低落为主,严重者有自杀的倾向。随着社会经济高速发展,抑郁症已成为发病率高、复发率高、致残率高、自杀率高的精神疾病,是仅次于癌症的第二大杀手。2022 年统计数据显示,全球抑郁症患者超过 3.5 亿人,世界卫生组织预计,到 2030 年抑郁症将成为全球负担排名第一的疾病。目前,我国超过 9500 万人正在经受抑郁症的折磨,临床使用的 5-羟色胺重吸收抑制剂、单胺氧化酶抑制剂等药物临床疗效不理想,还存在较强的毒副作用,且停药困难。因此,临床亟须开发安全、有效的抗抑郁药物。

中药以多成分、多靶点、多途径等优势,在治疗抑郁症等复杂疾病方面疗效确切,安全性好。抑郁属中医郁证范畴,与情志不舒、气机郁滞有关,根据《黄帝内经》形神理论可知,郁证患者"形"质损害责之"神"的郁滞或不足,同时"神"之郁闷不畅、心境不舒也使形体受损。郁证之发皆因气机郁滞、心神失养所致,主要有肝气郁滞、痰热扰心、心脾两虚等辨证分型,治法应以疏肝解郁、健脾养心、调气和血为主。

抑郁症具有高患病率和高病死率的特点,严重影响着人类的健康[45]。目前,在治疗抑郁症中,"单胺类递质缺乏学说"处于主导地位[46]。除单胺类神经递质下降以外,抑郁症还具有其他病理特征,包括神经炎症、突触数量减少、BDNF水平下降等[47]。研究表明开心散可通过调节中枢神经系统中相关分子的表达,影响神经元及海马结构和功能发挥明显的抗抑郁作用[48]。

一、增加单胺神经递质的含量

目前大部分抗抑郁药的作用机理基于单胺能系统假说。单胺能系统假说认为,抑郁症的潜在病理生理基础是中枢神经系统中 5-羟色胺(5-HT)、多巴胺(DA)、去甲肾上腺素(NE)水平的降低,5-HT、DA、NE 的紊乱是发病基础。这些神经递质在中缝背核、下丘脑、杏仁核、海马、脑干蓝斑核等部位均有广泛分布以及表达,能输出并调节抑郁、焦虑、恐惧等负性情绪[49]。研究表明,抑郁症患者和抑郁模型动物血清和脑中 5-HT 浓度明显降低,且 5-HT 前体和其受体都有丢失[50,51]。抑郁症患者血清内 5-HT、NE 含量明显低于正常人[52]。DA 主要由脑黑质分泌,并参与兴奋的传导。多巴胺奖赏环路调节异常是抑郁症的重要机制,环路的紊乱与抑郁症的核心症状密切相关[53]。内侧前额叶皮层 DA 水平下降会出现应激性抑郁样行为,抑郁大鼠的前额叶皮质中 DA 含量降低[54]。目前临床治疗抑郁症主要靶点是单胺神经递质,通过抑制单胺类的氧化和阻断 5-HT 和 NE 再摄取增加整个大脑细胞外 5-HT、DA 和 NE 含量,提高 5-HT、DA 和 NE 在突触间隙浓度,增加神经突触末梢的兴奋性电位传递,从而改善抑郁症状[55]。

开心散的抗抑郁样作用可能与增强脑内 5-HT 能神经传递有关,能显著增加脑内的 5-HT、DA 和 NE 的含量[56]。开心散通过增加抑郁症模型大鼠海马和前额叶皮质 5-HT 合成和减少 5-HT 再摄取,从而增加突触间隙 5-HT 含量[57]。开心散能显著提高 CUMS 抑郁模型大鼠脑内单胺类神经递质 5-HT 和 NE 的含量,减轻模型大鼠的抑郁行为[58]。刘明等采用 CMS 大鼠抑郁模型,发现开心散可通过维持单胺神经递质之间的平衡状态,逆转应激导致的 5-HT、DA、NE 含量下降,进而改善 CMS 大鼠的抑郁行为[59]。

二、调节下丘脑-垂体-肾上腺轴

　　下丘脑-垂体-肾上腺（HPA）轴的过度活跃也被认为是抑郁症的关键神经生物学改变。抑郁症患者 HPA 轴的活动增加，释放大量皮质酮（CORT）、促肾上腺皮质激素释放激素（CRH）、促肾上腺皮质激素（ACTH），导致多系统功能紊乱，影响机体正常生理功能，从而出现抑郁症状[60]。抑郁症患者和慢性轻度应激模型大鼠的血清 CORT、CRH、ACTH 水平显著升高，HPA 轴负反馈调节机制破坏[61]。实验发现开心散通过调节 HPA 轴，逆转 CUMS 诱导模型大鼠血清 CORT、ACTH 和促肾上腺皮质激素释放因子（CRF）升高，改善抑郁行为和认知障碍[62]。汪进良等分时间检测抑郁动物血液中 CORT 含量，发现给开心散后 CORT 均有下降，表明开心散通过降低 CORT 浓度发挥抗抑郁作用[63]。CUMS 显露激活小鼠 HPA 轴，并提高应激相关激素的水平，开心散治疗可通过降低 CRF、ACTH 和 CORT 的表达来抑制 HPA 的激活[64]。Dang 等发现开心散给药后可减少 CMS 引起的大鼠血清 ACTH 水平的升高，使其恢复正常。说明开心散的抗抑郁作用可能部分是由于调节 ACTH 和 CORT 水平，从而使 HPA 轴过度活动正常化[65]。

三、增加脑源性神经营养因子

　　脑源性神经营养因子（BDNF）是一种广泛分布于神经系统的神经营养因子，在抑郁症中起关键作用。神经营养假说指出，使用抗抑郁药治疗后抑郁症患者血清低水平 BDNF 有所增加。Dong 等采用开心散治疗 CMS 大鼠，检测其海马和前额叶皮质中 BDNF 蛋白表达水平升高，推测 BDNF 可能参与开心散的抗抑郁作用[66]。王瑾等采用慢病毒介导短发夹状 RNA3（LVshBDNF-3）干预齿状回 BDNF 的表达，建立 BD-NF 沉默大鼠模型，研究 BDNF 表达减少可直接导致抑郁症发生；开心散给药后能显著增加大鼠的糖水消耗量和旷场实验运动总路程，并上调 BDNF 在海马各区的表达，说明开心散的抗抑郁作用是通过促进大鼠海马内 BDNF 表达[67]。Cao 等发现开心散通过调节神经营养因子的代谢途径增加小鼠额叶皮层和海马中 BDNF 的表达，从而显著缓解 CUMS 小鼠的抑郁样症状；并能通过激活 cAMP 依赖性信号通路以及刺激神经营养因子合成酶增加小鼠星形胶质细胞原代培养物[68]。通过细胞和动物实验研究开心散调控 BDNF 发挥抗抑郁的机制；开心散可增强星形胶质细胞合成和分泌 BDNF，提高小鼠脑内的神经递质和 BDNF 的表达，减轻动物的抑郁症状行为[69]。Zhu 等发现开心散可逆转 CUMS 诱导的抑郁小鼠海马神经营养因子水平下降，上调受体表达，调节神经营养因子的合成和降解，增加神经营养因子的供应，恢复神经营养因子代谢途径的功能障碍，发挥抗抑郁作用[70]。

采用 qPCR 和 Western blotting 技术检测经 550 mg/(kg·d)开心散给药 7 天后的悬尾小鼠脑内转录因子 cAMP 反应元件结合蛋白(CREB)和磷酸化 cAMP 反应元件结合蛋白(phosphorylated cyclic AMP response element binding protein, p-CREB)的 mRNA 和蛋白表达影响,发现海马中 CREB 和 p-CREB 的 mRNA 和蛋白较抑郁小鼠均明显上调,提示开心散可能通过调控 BDNF/CREB 信号通路发挥抗抑郁作用。BDNF 通常由星形胶质细胞产生,与神经末梢上的相应受体相结合,经血浆运输至神经细胞及组织,促进神经元的生长发育,支持神经元的功能完整性。曹程发现 10 g/(kg·d)开心散给药 7 天后可明显增加抑郁小鼠脑内皮层和海马中酪氨酸激酶 A(tyrosine kinase receptor A, TrkA)和酪氨酸激酶 B(tyrosine kinase receptor B, TrkB)的转录水平和蛋白表达,上调神经生长因子(nerve growth factor, NGF)的表达,提示通过促进 BDNF 的分泌,上调 BDNF 的相应受体 TrkA 和 TrkB 的表达来促进受损神经元的修复,维持神经元正常功能是开心散抗抑郁作用的途径之一[71]。以上结果说明,开心散可通过调控 BDNF/CREB 信号通路,上调 BDNF 受体的表达以促进 BDNF 的分泌,上调 BDNF 的表达来发挥抗抑郁作用。

此外,采用 150 mg/(kg·d)开心散治疗 CUMS 大鼠模型 3 周后,发现开心散能够显著增加 CUMS 大鼠的海马和前额皮层中 TrkB 受体水平以及 BDNF、磷脂酰肌醇-3-激酶/蛋白激酶(PI3K/Akt)、丝氨酸蛋白激酶 3β(serine protein kinase3β, GSK3β)和 ERK 的蛋白表达,上调海马 CA1、CA3 和 DG 区 p-CREB 的表达,对 p-GSK3β 蛋白的水平无影响,提示开心散的抗抑郁作用机制还可能通过激活 TrkB/PI3K/CREB 信号系统中 ERK 和 PI3K 通路来上调 BDNF 的表达[72]。刘明月发现,慢性不可预测性应激大鼠 BDNF、CREB 表达降低,开心散可通过促进 CREB 磷酸化激活和 BDNF 表达,进而保护甚至逆转神经元及突触的损伤,改善抑郁状态[73]。汪婷婷证明了开心散主要成分人参皂苷 Rb_1、Rg_1、Re、茯苓酸、细辛醚,均可调节 CREB 信号传导通路[74]。开心散干预抑郁模型大鼠 2 周后,可提高大鼠前额皮层和海马中 CREB 通路关键蛋白 Raf、PKA、Akt、PKC、PI3K 水平。段袖珠等研究发现,开心散不仅可以提高神经生长因子(NGF)、BDNF 等神经营养因子的含量,尚能同时上调海马神经营养因子 TrkA、TrkB 受体的表达,通过增加神经营养因子的含量及受体表达,实现抗抑郁的目的[75]。周小江发现开心散可通过促进慢病毒载体沉默 SD 大鼠未沉默的 BDNP mRNA 促进海马 BDNF 表达,发挥抗抑郁的作用,而小鼠获得性学习能力与修复 mRNA 损伤有关,记忆能力与 CA1 及 CA3 有关[76]。余冰颖发现,开心散可上调 BDNF 及 TrkB 受体表达,激活 TrkB-BDNF 信号系统,介导 ERK(细胞外信号调节激酶)和 PI3K(磷脂酰基醇-3 激酶)信号通路,促进 TrkB、PI3K、p-ERK、p-CREB 等关键蛋白的表达,改善 CUMS 模型小鼠抑郁症状[77]。

四、抑制神经炎症

促炎细胞因子的过度分泌是中枢神经免疫功能失调的核心环节。过度或持续的炎性细胞因子活动会干扰多种神经功能,包括神经递质信号的损伤、神经递质的合成、再摄取和释放的中断,这反过来会影响神经回路功能,包括与情绪和认知有关的功能,是抑郁症重要的病理机制的病因之一[78]。研究发现,抑郁症患者和抑郁大鼠中 IL-1β、IL-6 和 TNF-α 等促炎性细胞因子表达均有明显增加,炎症和抑郁情绪波动之间存在因果联系,炎症因子的浓度增加与忧郁症状呈正相关,而使用抗抑郁药可抑制小胶质细胞活化增殖来降低促炎细胞因子表达进而减轻抑郁样行为[79,80]。Qu 等发现开心散通过抑制小胶质细胞的激活,显著降低促炎细胞因子 IL-1β、IL-2 和 TNF-α 在 CUMS 抑郁小鼠海马中的表达,发挥抗抑郁作用;而开心散是通过抑制 BV2 细胞 TLR4/IKK/NF-κB 通路改善 CUMS 诱导的抑郁症样小鼠神经元炎症,降低促炎细胞因子的表达[21]。Dong 等发现开心散可逆转氟西汀耐药抑郁大鼠海马中 COX-2、IL-2、IL-6 和 TNF-α 升高,据此提示开心散可以通过影响炎症过程有效地改善抑郁症[81]。

慢性应激刺激下丘脑-垂体-肾上腺皮质(hypothalamic-pituitaryadrenal, HPA)轴促使促肾上腺皮质释放激素大量释放,导致肠道黏膜壁通透性增加,肠道致病菌易转移至循环系统激活巨噬细胞,产生大量的炎性因子。炎症因子经大循环由血脑屏障上相应的炎性因子转运体携带入脑,激活小胶质细胞,产生大量的炎性因子,从而诱发中枢神经炎症。探究开心散对氟西汀耐药性抑郁(FRD)大鼠的影响,发现 1.785 g/(kg·d)开心散治疗 2 周后可显著下调抑郁大鼠血清中环氧化酶-2(cyclooxygenase-2,COX-2)、IL-2、IL-6 和 TNF-α 的表达,明显上调了血清和海马中 IL-10 和干扰素 γ(interferon-gamma,INF-γ)的表达[82],由此推测出开心散的抗抑郁作用可能与调节炎症因子的表达有关。

五、调节肠道菌群

近年来,随着肠道微生态研究的兴起,肠道菌群平衡调节受到重视。肠道微生物是人体最大的、最直接的外部环境,其平衡关系到人体的健康。肠道微生物调控肠-脑轴的功能是通过改变其组成和代谢产物而实现的。肠-脑轴可以使肠道微生物和大脑之间进行双向信号传导和相互作用,进而影响人的情绪,参与抑郁产生[83]。肠道菌群紊乱在抑郁症的发生和发展中的作用越来越受到重视。肠道菌群失衡将导致机体免疫功能紊乱,激活全身炎症和免疫反应,肠道菌群能影响小胶质细胞的成熟及其功能,有效抑制神经炎症反应[84]。神经递质含量与肠道菌群的稳态密切相关,肠道菌群可调节肠黏膜上皮细胞合成神经递质功能;也可合成分泌

DA、NE 等神经递质直接影响中枢神经系统功能[85]。

慢性应激还可改变肠道微生物组成,导致肠道内有益菌的减少和有害菌的增加,增加肠道炎症的发生概率,产生的炎症因子由肠道屏障上相应的炎症因子转运蛋白进行转移进入大循环。采用 16S rRNA 技术测定 10 g/(kg·d)开心散给药 7 天前后抑郁小鼠的肠道菌群结构,发现开心散可显著增加有益菌的丰度,改善菌群结构,下调小肠炎症因子 IL-1β、IL-6 和 TNF-α 的表达,上调肠道屏障蛋白、紧密连接蛋白的表达,促进肠道屏障的恢复[86],提示调节炎症因子的表达,改善肠道菌群结构可能是开心散的抗抑郁机制之一。肠道菌群失调会导致神经递质水平改变,神经营养因子合成减少,引起抑郁样行为。益生菌可通过促进 BNDF 的表达、逆转 HPA 轴的功能亢进以及调节免疫炎症反应和节单氨神经递质的水平的发挥抗抑郁作用[87]。肠道菌群紊乱失去保护肠黏膜功能,导致肠道黏膜屏障被破坏,并通过肠-脑轴提高血脑屏障通透性,引起各种细菌和病毒入血入脑。肠道菌群还能破坏脑部线粒体,造成氧化应激,对中枢神经造成损害[71]。开心散调节肠道微生物系统发挥抗抑郁作用,通过改善 CUMS 模型小鼠肠道微生物组成结构,调节有害菌和益生菌的种类和数量,减少肠道炎症因子的表达,增加屏障蛋白和紧密连接蛋白的表达,最终修复肠道屏障达到抗抑郁作用[88]。

六、调节脂质代谢

脂质代谢紊乱会影响中枢神经髓鞘形成、突触可塑性、HPA 轴失调、单胺神经递质的释放及受体功能、胶质细胞的激活、炎症因子水平升高以及下调 BDNF 表达,进而影响情绪和情绪行为,促进抑郁的发病进程[89]。脂质代谢产物可能是抑郁症的潜在生物标志物。研究探索临床抑郁症患者和 CUMS 大鼠脂质代谢的影响,发现血清中主要参与脂质代谢甘油三酯(TG)明显升高,血清高密度脂蛋白胆固醇(HDL-C)低密度脂蛋白胆固醇(LDL-C)、载脂蛋白的含量显著降低,患者抑郁程度与血清中 TG 浓度呈正相关、与 HDL-C 呈负相关,在临床中 HDL-C 作为诊断抑郁症的标记物之一[90]。抑郁大鼠血清中游离脂肪酸(FFA)、高密度脂蛋白胆固醇含量明显高于正常大鼠[91]。Zhou 等发现开心散可提高 CUMS 大鼠血浆样本中差异表达的载脂蛋白 A-Ⅳ、载脂蛋白 C-Ⅱ、载脂蛋白质 B、载脂蛋白 D、载脂蛋白质 E 和不饱和脂质 6 种代谢产物的血清水平,降低血清 TCH、TG 和 FFA 水平,并提高血清 HDL-C 水平,表明开心散通过调控脂质代谢的信号通路改善抑郁样行为[92]。Hu 等发现开心散可改善抑郁症患者的血脂状况,降低了 LDL/HDL 和 ApoB/ApoA1 的比率以及 ApoCⅢ水平,通过调节血脂平衡达到缓解抑郁症症状的目的。这些结果表明,开心散参与脂质代谢发挥抗抑郁作用[93]。ω-3 不饱和脂肪酸有效地改善 CUMS 诱导的抑郁样行为,逆转皮质酮升高,增加胆固醇含量和单胺神经递质浓度,抑制小胶质细胞活化和降低 IL-1、IL-6 和 TNF-α 水平,使星形胶质细胞和神经营养因子功能正常化[94]。

七、促进褪黑素表达

褪黑素(MT)是由脑松果体合成和分泌的肽类激素,有催眠、调节机体昼夜节律和情绪性行为的作用,与抑郁症发生发展紧密联系。褪黑素是一种抗氧化剂,通过降低细胞外谷氨酸水平和减少自由基生成保护神经兴奋性递质受体免受氧化应激损伤,发挥抗焦虑作用。褪黑素也是一种神经保护物质,促进海马神经发生和可塑性、轴突和树突发生、减轻突触功能障碍和星形胶质细胞增生、降低免疫反应、减少促炎细胞因子的产生。MT 可通过提高海马中 DA、NE、5-HT 含量改善抑郁大鼠行为,说明 MT 通过增加脑内单胺类神经递质发挥抗抑郁作用[95]。

BNDF 是大脑中最主要的神经营养因子,它与其受体酪氨酸激酶 B(TrkB)结合,从而激活下游 cAMP 反应元件结合蛋白(CREB),BNDF/TrkB/CREB 通路活性下降可导致抑郁症发生。MT 可提高抑郁症睡眠障碍大鼠脑内的 BDNF、TrkB、CREB 蛋白含量,表明 MT 通过上调 BDNF/TrkB/CREB 通路来调控神经递质水平,改善抑郁症睡眠障碍[96]。褪黑素对 HPA 轴的双向调节作用与抑郁症状密切相关,MT 可通过下丘脑受体来调节 HPA 轴[97]。

陈淑玲等探究抑郁症患者 MT 水平对 HPA 功能的影响,通过检测患者血清发现 MT 水平与 CRH、ACTH 水平成负相关,表明 MT 可抑制 HPA 轴亢进。血浆 MT 含量下降会产生抑郁情绪,MT 水平的高低可作为抑郁症诊断有价值的依据[97]。包祖晓等给抑郁症患者服用开心散,随着对治疗患者血浆 MT 水平进行检测,发现 MT 含量明显升高,逐渐接近正常组水平。该研究说明开心散发挥抗抑郁作用可能通过参与调控血浆褪黑素水平。芳香烷胺-N-乙酰转移酶(AANAT)是 MT 生物合成的重要限速酶[98]。蔡川等证明开心散主要是增强,CUMS 抑郁症模型大鼠的 AANAT 活性调控 MT 合成,增加血浆 MT 浓度而发挥抗抑郁作用[99]。张和韡以 SD 大鼠为研究对象,证明了 HPA 轴和海马单胺类神经递质与季节交替变化存在联系,而这种季节节律性又与松果腺-褪黑素密切相关[100]。黄妍丽等以慢性不可预知的轻度应激大鼠为研究对象,观察开心散对已被旷场实验等证明的抑郁大鼠褪黑素受体表达及受体与[125]I-Mel 结合亲和力的影响,发现开心散可升高大鼠血浆褪黑素水平,褪黑素受体与[125]I-Mel 结合能力提高,而各组褪黑素受体 MT2 水平未见明显差异。研究者们认为开心散可能通过增加血浆褪黑素及褪黑素受体 MT1 的表达达到治疗抑郁的目的[101]。

第三节　开心散抗血管性痴呆研究进展

血管性痴呆(vascular dementia,VD)是指由脑血管疾病引起的脑组织缺血、缺氧导致的严重认知功能障碍综合征。患者记忆、空间认知能力降低,累及视觉、远动、语言、泌尿等系统发生病变,严重者甚至丧失自理能力或死亡。有研究证明[102],VD 约占所有痴呆的 30.6%,55 岁以上人群 VD 患病率为 0.8%,60 岁以上人群 VD 患病率为 0.9%,而年龄每增大 5 岁,VD 患病率约增高 1 倍。研究发现 VD 大鼠在 Morris 水迷宫中央区的探索时间较正常大鼠明显增加,学习记忆能力也明显下降,痴呆评分上升,同时 VD 大鼠微血管和神经元水肿均显著增加,皮层椎体细胞尼氏体数量明显下降,海马 CA1 区细胞数明显减少[70]。而 0.75 g/(kg·d)开心散治疗 2 周后可逆转这些改变,说明开心散具有显著的抗 VD 作用。

一、对细胞间黏附分子-1 分子表达的影响

对细胞间黏附分子-1(intercellular adhesion molecule-1,ICAM-1)又称为 CD54,在促进炎症部位的粘连,调节免疫反应中起重要作用。内皮细胞上的细胞黏附分子可介导细胞与细胞间或细胞与基质间信息的传递,参与免疫应答、炎症反应和血管生成等生理过程。对 VD 患者的智能状况和血浆中 ICAM-1 的浓度进行分析,结果显示使用 440 mg/(kg·d)开心散治疗 7 天后,VD 患者血浆中 ICAM-1 含量明显降低,而其智能评分显著增加,提示开心散可能通过降低 VD 患者血浆内 ICAM-1 水平,促进患者脑内免疫系统的调控作用,提升患者智力水平,进而发挥其抗 VD 作用[103]。刘彦廷等则直接以 VD 患者为研究对象,将 200 例患者随机分为对照组与治疗组,对照组给予安理申(盐酸多奈哌齐片,适应证为轻度或中度 AD)口服,治疗组给予开心散口服,治疗 1 个月后发现 2 组患者智能状况均较之前有所改善,尤以开心散治疗效果更为明显,且治疗后 2 组患者血浆细胞间黏附分子-1(ICAM-1)值、血清凋亡抑制因子(Livin)值均较治疗前有所改善,考虑开心散对 VD 的治疗作用与上述物质有关[104,105]。

二、对炎症因子表达的影响

白细胞介素-18(interleukin-18,IL-18)是由巨噬细胞产生,可诱导辅助性 T 细胞和自然杀伤细胞产生 IFN-γ,共同参与免疫调节、炎症反应等多项生理功能。代渊等通过向 SD 大鼠颈动脉注射含血栓生理盐水建立多发梗死性痴呆大鼠模型,

使用开心散干预后发现,大鼠学习记忆功能及运动行为异常得到改善,其脑组织中 ATP/AMP、γ-氨基丁酸(GABA)及血清中 NOS 活性氮自由基催化酶 iNOS 含量发生变化,该结果提示开心散的抗 VD 作用与炎症因子的表达下调有关[105]。进一步分析 VD 患者血清中凋亡抑制蛋白 Livin 的表达,研究人员发现 Livin 的表达水平与 IL-18 和 IFN-γ 呈负相关,经 5 mg/(kg·d)开心散治疗 4 周后,Livin 的表达发生逆转,该结果提示炎症反应可能会阻碍 VD 患者血清中的细胞凋亡进程,而开心散可能通过调节这一机制发挥抗 VD 作用[70]。

三、对乙酰胆碱酯酶 mRNA 表达的影响

AChE 作为神经传导的关键酶之一,参与神经细胞的生长发育进程,促进神经元的发育和受损神经的再生[106]。通过检测 VD 大鼠海马中 AChE 转录水平,研究人员发现与正常大鼠相比,VD 大鼠海马中 AChE mRNA 的表达明显上调,而给予 225 mg/(kg·d)开心散治疗 2 周后可显著下调 AChE mRNA 的水平[107]。结果表明,降低海马内 AChE 的表达,修复受损神经,恢复神经信息转导功能是开心散抗 VD 的主要原因。李志强等通过结扎双侧颈动脉的方法建立 VD 大鼠模型,并将其分为 3 组,除模型组为空白对照外,其余 2 组分别给予他克林及开心散干预,结果发现开心散干预组与模型组比较,大鼠的空间探索及学习记忆能力均得到显著提升,而 2 种干预方法下 AChE mRNA 水平未见明显差异,由此考虑开心散通过干预 AChE mRNA 的表达发挥作用[108]。

四、抑制 NF-κB 信号通路

核转录因子-κB(nuclear factor-kappaB,NF-κB)是可诱导二聚体核转录因子的共称,其中经典途径包括 lκB 磷酸化激活 p65、p50 等组成的 NF-κB 二聚体。方年富等研究表明 NF-κB 信号通路能够参与机体免疫应答和基因转录调控,是导致认知障碍发生发展的重要环节[109]。国外研究亦表明其通过参与泡沫细胞形成、VSMC 增殖及血管炎症等病理过程,影响动脉粥样硬化发生发展[110]。杨洁等人研究发现开心散合剂可通过抑制 NF-κB 信号通路,降低 p65 mRNA 的表达水平,联合 MAPKs 即 NF-κB/MAPKs 通路抑制炎症因子释放,另外能抑制 P-选择素减少血小板活化,减轻炎症反应,改善脑组织缺血缺氧性损害,还可降低 ROI 区平均 ADC 值,促进白质纤维束修复从而改善认知[111]。

第四节　开心散的其他药理作用

开心散除了以上的药理作用以外,还具有其他的一些药理作用,如抗氧化、抗疲劳、抗衰老、抗炎等。

一、抗氧化

氧自由基和氧化脂质(LPO)是导致衰老的主要因素,具有能够破坏生物膜和遗传物质的作用,LPO 进一步降解产生丙二醛(MDA),能够扰乱神经细胞内蛋白质代谢功能,从而使细胞功能出现障碍[112]。超氧化物歧化酶(SOD)可抑制脂质过氧化反应,降低 LPO 及 MDA 含量,而过氧化氢酶(CAT)可清除 SOD 歧化作用后而产生的过氧化氢,进而减慢机体氧化速度。研究表明[43],开心散能明显减少老年大鼠肝组织和血浆中 SOD 含量,脑组织和血浆中 MDA 含量;提高 D-半乳糖诱导的亚急性衰老模型小鼠脑内、肝脏中 SOD 活性,降低高级糖基化终末产物(AGEs)含量,达到延缓衰老作用[113]。通过分析使用 500 mg/(kg·d)开心散给药7 天对转轮疲劳小鼠模型的影响[114],发现与正常小鼠相比,模型组小鼠常压下耐缺氧存活时间明显缩短,力竭运动中被电击次数明显增加,小鼠脑组织中 SOD 活性下调,MDA 含量增加,而小鼠体内肝糖原和肌糖原的含量降低,肌肉中的乳酸浓度显著增加,开心散可明显逆转这些现象。该结果说明开心散可通过调节机体抗氧化机制,增强体内能量储备源和降低肌肉中乳酸浓度发挥抗疲劳作用[115]。

现代医学认为,机体产生过量自由基是造成器官老化和衰退的重要原因之一[115]。自由基是一种活性很强的物质,可以氧化细胞膜上的不饱和脂肪酸为 MDA,从而使 SOD 含量活力下降,在低氧条件下可能加重细胞损伤。刘畅等通过对相关文献的研究发现,开心散可以具有抗氧化的作用,能很大程度上减少小鼠脑和肝脏的高级糖基化终末产物的含量,清除自由基;还能对老年大鼠血浆皮质醇含量升高起到拮抗作用,改善衰老动物下丘脑-垂体-肾上腺轴功能衰退进而起到抵抗衰老的作用[116]。

二、抗疲劳和抗衰老

糖原等能源物质的耗竭、骨骼肌中乳酸积累都是产生疲劳的主要原因。开心散能够增加小鼠体内糖原储备,维持血糖水平延缓疲劳出现;降低肌肉中乳酸浓度进一步缓解疲劳[115]。Cao 等[117]采用慢性疲劳模型小鼠转轮实验,结果显示开心散对于疲劳症状有缓解作用,其机制与促进小鼠细胞增殖、调节慢性疲劳导致的细胞激素紊乱有关。

开心散中中药石菖蒲的主要成分是挥发油,能使血脑屏障的通透性增加,可以增加人体吸收人参皂苷类成分的生物利用率,还含有人体需要的多种氨基酸,从而起到益智和抗疲劳的效果[116]。曹寅等通过对小鼠进行抗疲劳试验,发现开心散和红景天都能够缓解由于缺氧和过度疲劳引起的氧化应激对机体的损伤,降低 MDA 含量,加快自由基的清理速度,增加运动性疲劳引起的肝糖原肌糖原储备和骨骼肌中乳酸的生成,从而起到抗疲劳的作用[115]。

三、增强免疫作用

开心散及其类方剂对神经和免疫系统都有一定的作用,人参能加强大脑皮层的兴奋过程,改善神经活动过程的灵活性,并有增强人体免疫的功能;茯苓、远志、石菖蒲均有镇静作用,能对抗戊四氮所致的惊厥,增加耐缺氧能力[118]。郑美玲发现开心散对周围神经的损伤的修复起到促进的作用,由于当下中药提取还大都沿用传统的水提和醇提,这就在一定程度上限制了开心散的临床应用与发展。虽然已经发现开心散及其类方对神经和免疫系统都有一定的作用,但具体作用还需要进一步研究[119]。

参 考 文 献

［1］ Lin L, Zheng L J, Zhang L J. Neuroinflammation, gut microbiome, and Alzheimer's disease[J]. Molecular neurobiology, 2018, 55(11):8243-8250.

［2］ Lane C A, Hardy J, Schott J M. Alzheimer's disease. [J]. European Journal of Neurology, 2018, 25(1): 59-70.

［3］ 李牧函,张静,赵润清,等.6首开心散类方对阿尔兹海默病模型小鼠的药理作用及机制研究[J].中国中药杂志,2016,41(7):1269-1274.

［4］ Prince M, Bryce R, Albanese E, et al. The global prevalence of dementia: a systematic review and metaanalysis[J]. Alzheimer's & Dementia, 2013,9(1):63-75. e2.

［5］ 高薇.盐酸美金刚联合盐酸多奈哌齐治疗阿尔茨海默病患者精神行为症状的临床效果[J].中国当代医药,2020,27(16):78-80,84.

［6］ 初航,卢盛文,孔玲,等.基于中医方证代谢组学的开心散干预老年痴呆症大鼠的效应物质动态分析[J].世界科学技术:中医药现代化,2016,18(10):1653-1669.

［7］ 孙思邈.备急千金要方[M].焦振廉,吴少祯,主校.北京:中国医药科技出版社,2011.

［8］ 王哲.远志皂苷促眠作用对阿尔兹海默症病理的改善作用及其机制研究[D].重庆:重庆医科大学,2020.

［9］ 程美佳,梁元钰,刘勇明,等.基于网络药理学探讨开心散防治阿尔茨海默病的作用靶点和作用机制［J］.实用中医内科杂志,2021,35(4):5-9,144-148.

［10］ 于恺,张强,韩杰.阿尔茨海默病患者血清和脑脊液中肿瘤坏死因子 α 及白细胞介素 8 的水平［J］.中国临床康复,2005,9(45):21-23.

［11］ Yan L, Xu S L, Zhu K Y, et al. Optimizing the compatibility of paired-herb in an ancient Chinese herbal decoction Kai-Xin-San in activating neurofilament expression in cultured PC12 cells［J］. J. Ethnopharmacol., 2015, 162: 55-62.

［12］ Sun A, Liu M, Nguyen X V, et al. P38 MAP kinase is activated at early stages in Alzheimer's disease brain［J］. Exp. Neurol., 2003, 183(2): 394-405.

［13］ 王盼盼.中药复方开心散加味新方的成分分析及其作用机制的网络药理学研究［D］.厦门:厦门大学,2019.

［14］ Bogoyevitch M A, Boehm I, Oakley A, et al. Targeting the JNK MAPK cascade for inhibition: basic science and therapeutic potential［J］. Biochim Biophys Acta, 2004, 1697 (1-2): 89-101.

［15］ Hensley K, Floyd R A, Zheng N Y, et al. p38 kinase is activated in the Alzheimer's disease brain［J］. J. Neurochem., 1999, 72(5): 2053-2058.

［16］ Munoz L, Ammit A J. Targeting p38 MAPK pathway for the treatment of Alzheimer's disease［J］.Neuropharmacology, 2010, 58(3): 561-568.

［17］ 徐飞.开心散对 AD 大鼠海马神经元凋亡相关蛋白及 P38MAPK 影响的实验研究［D］.哈尔滨:黑龙江中医药大学,2017.

［18］ Lawrennce T. The nuclear factor NF-kappaB pathway in inflammation［J］.Cold Spring Harb Perspect. Biol., 2009, 1(6): a001651.

［19］ Chiarini A, Armato U, Hu P, et al. Danger-sensing/patten recognition receptors and neuroinflammation in Alzheimer's disease［J］. Int. J. Mol. Sci., 2020, 21(23): 9036.

［20］ Calsolaro V, Edison P. Neuroinflammation in Alzheimer's disease: Current evidence and future directions［J］. Alzheimer's & Dementia,2016, 12(6): 719-732.

［21］ Qu S, Liu M, Cao C, et al. Chinese medicine formula Kai-Xin-San ameliorates neuronal inflammation of CUMS-induced depression-like mice and reduces the expressions of inflammatory factors via inhibiting TLR4/IKK/NF-κB pathways on BV2 cells［J］. Front. Pharmacol., 2021, 12: 626949.

［22］ 韩丽君,费洪新,张英华,等.开心散含药血清对阿尔茨海默病小鼠血脑屏障通透性和海马 NF-κBp65 的影响［J］.中国老年学杂志,2017,37(23):5784-5787.

［23］ Guo S, Wang J, Xu H, et al. Classic Prescription, Kai-Xin-San, Ameliorates Alzheimer's disease as an effective multitarget treatment: from neurotransmitter to protein signaling pathway［J］.Oxid. Med. Cell. Longev., 2019, 2019: 9096409.

［24］ Zheng R, Zhang Z H, Chen C, et al. Selenomethionine promoted hippocampal neurogenesis via the PI3K-Akt-GSK3β-Wnt pathway in a mouse model of Alzheimer's disease［J］.Biochem. Biophys. Res. Commun., 2017, 485(1): 6-15.

［25］ Tiwari S K, Seth B, Agarwal S, et al. Ethosuximide induces hippocampal neurogenesis and reverses cognitive deficits in an Amyloid-β Toxin-induced Alzheimer rat model via the phosphatidylinositol 3-Kinase（PI3K）/Akt/Wnt/β-Catenin pathway［J］. J. Biol. Chem. , 2015，290（47）：28540-28558.

［26］ 李妍，时悦，李巍，等.开心散调控 PI3K/Akt/GSK3β 信号通路促进 AD 模型小鼠脑内神经再生［J］.中药药理与临床,2020,36(5)：73-78.

［27］ Sun B，Chen L，Wei X，et al. The Akt/GSK-3β pathway mediates flurbiprofen-induced neuroprotection against focal cerebral ischemia/reperfusion injury in rats［J］. Biochem. Biophys. Res. Commun. ,2011，409（4）：808-13.

［28］ Zhao H H，Di J，Liu W S，et al. Involvement of GSK3 and PP2A in ginsenoside Rb1's attenuation of aluminum-induced tau hyperphosphorylation［J］. Behav. Brain Res. , 2013，241：228-234.

［29］ Zhang X，Shi M，Ye R，et al. Ginsenoside Rd attenuates tau protein phosphorylation via the PI3K/AKT/GSK-3β pathway after transient forebrain ischemia［J］. Neurochem. Res. , 2014，39（7）：1363-1373.

［30］ 裴海鸾，马贝贝，王婷婷，等.开心散对双侧海马 CA1 区注射 Aβ_(1-42)致 AD 大鼠的治疗作用及机制研究［J］.中国比较医学杂志,2022,32(10)：78-90,141.

［31］ 刘江华，杨晶，张京兰，等.开心散对 Aβ(1-42)诱导 Alzheimer 病大鼠模型 Keap-1/Nrf2/MnSOD 信号通路的作用［J］.中国实验方剂学杂志,2021,27(5)：25-32.

［32］ Xu Y M，Wang X C，Xu T T，et al. Kai Xin San ameliorates scopolamine-induced cognitive dysfunction［J］. Neural. Regen. Res. , 2019，14（5）：794-804.

［33］ 卢志园，赵晨怡，杨光，等.开心散加减方通过抑制神经炎症 20 调控 αCaMKⅡ-PSD95 蛋白结合改善阿尔茨海默病模型小鼠记忆障碍的机制研究［J］.中国中药杂志,2022,47(22)：6217-6226.

［34］ Bassil F，Brown H J，Pattabhiraman S，et al. Amyloid-Beta（Aβ）plaques promote seeding and spreading of Alpha-Synuclein and tau in a mouse model of lewy body disorders with Aβ pathology［J］. Neuron. ,2020，105（2）：260-275. e6.

［35］ Jiao Y N，Zhang J S，Qiao W J，et al. Kai-Xin-San inhibits Tau pathology and neuronal apoptosis in Aged SAMP8 mice［J］. Mol. Neurobiol. , 2022，59（5）：3294-3309.

［36］ Hambright W S，Fonseca R S，Chen L，et al. Ablation of ferroptosis regulator glutathione peroxidase 4 in forebrain neurons promotes cognitive impairment and neurodegeneration［J］. Redox. Biol. , 2017，12：8-17.

［37］ 张景泉,桑旭星,姜艳艳,等.开心散含药血清对 β-淀粉样蛋白致 SH-SY5Y 细胞损伤的影响［J］.中医药信息,2017,34(6)：27-31.

［38］ 师冉,季旭明,滕佳林,等.开心散改善 SAMP8 小鼠 mtDNA 表达及对凋亡相关基因的影响［J］.山东中医药大学学报,2017,41(4)：368-371.

［39］ Hambright W S，Fonseca R S，Chen L，et al. Ablation of ferroptosis regulator glutathione peroxidase 4 in forebrain neurons promotes cognitive impairment and neurodegeneration［J］. Redox. Biol. , 2017，12：8-17.

［40］ 曹蕊馨,董秤均,杨燕,等.黄连解毒汤对 Aβ_(1-42)诱导 AD 大鼠学习记忆能力及胆碱能系统的影响［J］.中国实验方剂学杂志,2021,27(10)：23-30.

［41］ 韩佳欣.抗阿尔茨海默症活性分子筛选模型的建立及其应用［D］.昆明:昆明理工大

学,2019.

[42] 时悦,姚璎珈,蔺莹,等.基于网络药理学的开心散治疗阿尔茨海默病的作用机制分析[J].药学学报,2018,53(9):1458-1466.

[43] 黄玉芳,卞慧敏,刘涛,等.开心散对记忆障碍小鼠脑组织一氧化氮、胆碱酯酶含量的影响[J].北京中医药大学学报,2001(4):40-41.

[44] Masi G, Robedani P. The hippocampus, neurotrophic factors and depression: possible implications for the pharmacotherapy of depression[J]. CNS Drugs, 2011, 25 (11): 913-931.

[45] 周芯蕾,闫芳.1999—2017 年抑郁症领域科技成果项目分析[J].预防医学情报杂志, 2019,35(7):777-782.

[46] 王睿,王琪,金明顺,等.中药复方抗抑郁研究进展[J].中国中医基础医学杂志,2016,22(3):440-443.

[47] 唐培,蔡玉洁,谭声鸿,等.阿尔茨海默病和抑郁症的共同病理学特征研究进展[J].山东医药,2020,60(9):93-96.

[48] 刘婉婉,许璐,董宪喆,等.开心散类方对慢性应激大鼠行为学及中枢单胺类神经递质的影响[J].中国中药杂志,2015,40(11):2180-2185.

[49] 张芷菁,姚建平,郭子伊,等.淫羊藿苷延缓衰老及抗抑郁症研究进展[J].中国实验方剂学杂志,2022,28(16):276-282.

[50] Jacobsen J P R, Medvedev I O, Caron M G. The 5-HT deficiency theory of depression: Perspectives from a naturalistic 5-HT deficiency model, the tryptophan hydroxylase 2 ～ (Arg) 439 ～ (His) knockin mouse (Review)[J]. Philosophical Transactions of the Royal Society of London, Series B. Biological Sciences, 2012, 367 (1601):2444-2459.

[51] 张永超,黄世敬.5-羟色胺受体与抑郁症相关性的研究进展[J].医学综述,2014,20(5):772-775.

[52] 冯新梅.文拉法辛提高抑郁症患者 5-HT 及去甲肾上腺素水平的效果研究[J].名医, 2021,(14):18-19.

[53] 孙萌萌,轩昂,付畅,等.抑郁症患者纹状体多巴胺 D2 受体结合力与功能连接的相关性[J].中华行为医学与脑科学杂志,2020,29(7):600-606.

[54] 王雪娇.应激性抑郁发生中 DA-D1R 经 5-HT 及其 1A 受体途径对情绪和行为的调节[D].西安:陕西师范大学,2019.

[55] 孔惠婷,张巧玲.奥氮平治疗老年抑郁症的疗效及对血清 IL-2、IL-6、NE、5-HT 及 DA 水平的影响[J].实验与检验医学,2019,37(3):468-470.

[56] Zhou X J, Liu M, Yan J J, et al. Antidepressant-like effect of the extracted of Kai Xin San, a traditional Chinese herbal prescription, is explained by modulation of the cen-tral monoaminergic neurotransmitter system in mouse[J]. J. Ethnopharmacol., 2012, 139: 422-428.

[57] Dong X Z, Li Z L, Zheng X L, et al. A representative pre-scription for emotional disease, Ding-Zhi-Xiao-Wan re-stores 5-HT system deficit through interfering the synthe-sis and transshipment in chronic mild stress-induced de-pressive rats[J]. J.

Ethnopharmacol. ,2013,150:1053-1061.

[58] 陈小四.开心散常用药对干预应激抑郁大鼠行为及 NE、5-HT 的对比研究[D].昆明:云南中医学院,2013.

[59] 刘明,闫娟娟,周小江,等.开心散对慢性应激抑郁模型大鼠学习记忆的影响[J].中国中药杂志,2012,37(16):2439-2443.

[60] Leistner C,Menke A. Hypothalamic-pituitary-adrenal axis and stress[J]. Handb. Clin. Neurol. ,2020,175:55-64.

[61] 张欣,邓琳琳,王爱梅,等.桃红四物汤对围绝经期抑郁症模型大鼠 HPA 轴及神经元活性的影响[J].中药药理与临床,2022,38(2):27-32.

[62] 党海霞.穿梭计算分析系统的建立和开心散改善抑郁症认知功能障碍研究[D].北京:中国协和医科大学,2008.

[63] 汪进良,刘屏,陈孟莉,等.开心散对强迫游泳小鼠中枢神经递质及血浆皮质醇的影响[J].北京中医药大学学报,2005,28(2):36-39.

[64] Cao C,Liu M Q,Qu S C,et al. Chinese medicine formula Kai-Xin-San ameliorates depression-like behaviours in chronic unpredictable mild stressed mice by regulating gut microbiota-inflammation-stress system[J]. J. Ethnopharmacol. ,2020,261:113055-113087.

[65] Dang H X,Sun L H,Liu X M,et al. Preventive action of Kai Xin San aqueous extract on depressive-like symptoms and cognition deficit induced by chronic mild stress[J]. Exp. Biol. Med. (Maywood) ,2009,234:785-793.

[66] Dong X Z,Wang D X,Yu B Y, et al. Kai-Xin-San, a traditional Chinese medicine formulation, exerts antidepressive and neuroprotective effects by promoting pCREB upstream pathways[J]. Exp. Ther. Med. , 2016, 12(5): 3308-3314.

[67] 王瑾,周小江,胡园,等.开心散药效物质基础和药理作用机制的研究进展[J].中草药,2020,51(18):4780-4788.

[68] Cao C, Xiao J, Liu M, et al. Active components, derived from Kai-xin-san, a herbal formula, increase the expressions of neurotrophic factor NGF and BDNF on mouse astrocyte primary cultures via cAMP-dependentsignaling pathway [J]. J. Ethnopharmacol. , 2018, 224: 554-562.

[69] 曹程,肖钧元,刘梦秋,等.中药复方开心散调控神经营养因子抗抑郁物质基础与作用机制研究[J].世界科学技术:中医药现代化,2018,20(6):847-855.

[70] Zhu Y, Chao C, Duan X, et al. Kai-Xin-San series formulae alleviate depressive-like behaviors on chronic mild stressed mice via regulating neurotrophic factor system on hippocampus[J]. Sci. Rep. , 2017, 7(1): 1467.

[71] 曹程.基于脑-肠轴调控的开心散抗抑郁功效物质基础研究[D].南京:南京中医药大学,2019.

[72] 曲苏晨,曹程,戚明珠,等.中药复方开心散调控慢性压力应激小鼠海马炎性细胞因子水平抗抑郁作用机制研究[J].世界科学技术:中医药现代化,2019,21(11):2302-2309.

[73] 刘明月,董宪喆,张岗强,等.开心散对小鼠抑郁样行为及海马中脑源性神经营养因子的影响[J].第二军医大学学报,2012,33(12):1319-1323.

[74] 汪婷婷.开心散代表性成分激活 CREB-BDNF 信号转导通路的药物:网络靶标研究[D].

　　　　　北京：中国人民解放军医学院，2014；30-53.

[75]　段袖珠，段金廒，朱悦，等.开心散配伍比例对慢性压力应激抑郁小鼠皮层与海马神经营养因子系统调控的影响[J].南京中医药大学学报，2016，32(2)：142-147.

[76]　周小江.基于 RNAi 沉默 BDNF 基因研究抑郁症及开心散的作用机制[D].北京：中国人民解放军医学院，2012；49-53.

[77]　余冰颖.开心散治疗 CMS 抑郁模型大鼠的作用机制及活性成分 TenuifolisideA 基于 ERK 和 PI3K 通路介导的神经保护机制研究[D].张家口：河北北方学院，2013；57-63.

[78]　Beurel E，Toups M，Nemeroff C B. The bidirectional relationship of depression and inflammation：double trouble[J]. Neuron. ，2020，107；234-256.

[79]　闫簌簌，刘传新.小胶质细胞与抑郁症发病机制研究进展[J].济宁医学院学报，2019，42(2)：144-148.

[80]　Cai L，Mu Y R，Liu M M，et al. Antidepressant-like effects of penta-acetyl geniposide in chronic unpredictable mild stress-induced depression rat model ：Involvement of inhibiting neuroinflammation in prefrontal cortex and regulating hypothalamic-pituitaryadrenal axis[J]. Int. Immunopharmacol. ，2020，80；106182-106190.

[81]　Dong X Z，Wang D X，Lu Y P ，et al. Antidepressant effects of Kai-Xin-San in fluoxetine-resistant depression rats[J]. Braz. J. Med. Biol. Res. ，2017，50；e6161-e6169.

[82]　陈超，胡园，董宪喆，等.基于比较蛋白质组学研究参志苓片(开心散方)治疗抑郁症的分子调控机制[J].中国药理学与毒理学杂志，2018，32(9)；729.

[83]　左秀丽，刘通.肠道菌群如何影响情绪与行为[J].中华消化杂志，2018，38(7)：438-441.

[84]　沈馨，孙志宏.微生物-肠-脑轴与神经系统疾病的研究进展[J].生物工程学报，2021，37(11)：3781-3788.

[85]　Fung T C，Olson C A，Hsiao E Y. Interactions between the microbiota，immune and nervous systems in health and disease[J]. Nat. Neurosci. ，2017，20；145-155.

[86]　曲苏晨，曹程，戚明珠，等.中药复方开心散调控慢性压力应激小鼠海马炎性细胞因子水平抗抑郁作用机制研究[J].世界科学技术：中医药现代化，2019，21(11)：2302-2309.

[87]　Koga H，Tashiro H，Mukasa K，et al. Can indicators of my-ocardial damage predict carbon monoxide poisoning out-comes[J]. BMC Emerg. Med. ，2021，21；7-14.

[88]　刘鹏鸿，张克让.肠道菌群失调致抑郁症发病机制的研究进展[J].中国微生态学杂志，2019，31(4)：475-479.

[89]　杨文山，王一晨，王元博，等.脑内脂质代谢在抑郁症发生发展中作用的研究进展[J].大连医科大学学报，2022，44(3)：239-243.

[90]　周小江，董宪喆，王瑾，等.脂质紊乱参与抑郁症进程的研究进展[J].解放军医学院学报，2019，40(3)：298-301.

[91]　Tang M M，Jiang P ，Li H D，et al. Fish oil supplementation alleviates depressant-like behaviors and modulates lipid profiles in rats exposde to chronic unpredictable mild stress[J]. BMC Complement. Altern. Med. ，2015, 15；239-246.

[92]　Zhou X J，Wang J，Lu Y，et al. Anti-depressive effects of Kai-Xin-San on lipid metabolism in depressed patients and CUMS rats using metabolomic analysis [J]. J. Ethnopharmacol. ，2020，252；112615-112627.

[93] Hu Y, Chen C, Wang Y C, et al. The effects of KaiXinSan on depression and its association with lipid profiles: A randomized, double-blinded, placebo-controlled trial [J]. Phytomedicine, 2021, 83: 153467-153476.

[94] Peng Z L, Zhang C, Yan L, et al. EPA is more effective than DHA to improve depression-like behavior, glia cell dysfunction and hippcampal apoptosis signaling in a chro-nic stress-induced rat model of depression[J]. Int. J. Mol. Sci., 2020, 21: 1769-1786.

[95] 曾龙平,陈昊然,葛成璞,等.褪黑素对抑郁大鼠行为学及单胺类神经递质影响[J].中国医学创新,2021,18(34):38-43.

[96] 韩莉,马彩娥,刘文娟,等.褪黑素对抑郁症睡眠障碍模型大鼠行为的影响及机制的研究[J].中国临床药理学杂志,2022,38(14):1673-1677.

[97] 陈淑玲,倪明慧,徐乐平.褪黑素水平对抑郁症患者下丘脑-垂体-肾上腺轴功能的影响[J].中国健康心理学杂志,2014,22(9):1293-1296.

[98] 包祖晓,赵国平,孙伟.开心散对抑郁症患者血浆褪黑素的影响[J].中医药学报,2011,39(3):53-54.

[99] 蔡川,钱国强,赵国平,等.开心散对大鼠抑郁症模型内源性褪黑素生物合成的调控研究[J].中国中药杂志,2012,37(11):1638-1641.

[100] 张和韡."肝应春,主疏泄、调节情志"理论与实验研究[D].北京:北京中医药大学,2018:60-94.

[101] Huang Y L, Liang X B, Qian L Q, et al., Effects of Kaixin Powder (开心散) on melatonin receptor expression and ^{125}I-Mel binding affinity in a rat model of depression [J]. Chinese Journal of Integrative Medicine, 2015, 21(7): 507-515.

[102] 曲艳吉,卓琳,王华丽,等.1980-2011年中国社区55岁及以上人群中血管性痴呆流行病学的Meta分析[J].中国卒中杂志,2013,8(7):533-543.

[103] 刘彦廷,蔡忠明,陈应柱.《千金要方》开心散对血管性痴呆患者血浆ICAM-1影响研究[J].中医药临床杂志,2015,27(10):1423-1425.

[104] 刘彦廷,蔡忠明,陈应柱.开心散治疗血管性痴呆疗效观察及对血清Livin的影响[J].山西中医,2015,31(8):14-16.

[105] 代渊,申重阳,付颖,等.开心散对多发梗死性痴呆大鼠学习记忆功能及ATP/AMP的影响[J].世界科学技术:中医药现代化,2018,20(12):2180-2184.

[106] Yan L, Hu Q, Mak M S, et al. A Chinese herbal decoction, reformulated from Kai-Xin-San, relieves the depression-like symptoms in stressed rats and induces neurogenesis in cultured neurons[J]. Sci. Rep., 2016, 31(6): 30014.

[107] Qiong W, Yong L Z, Ying H L, et al. The memory enhancement effect of Kai Xin San on cognitive deficit induced by simulated weightlessness in rats [J]. J. Ethnopharmacol., 2016, 187(8): 9-16.

[108] 李志强,赵国平.开心散对血管性痴呆大鼠行为学和AChE mRNA表达的影响(英文)[J].中成药,2009,31(8):1180-1186.

[109] 方年富,李弼民.核因子κB信号通路的研究进展[J].重庆医学,2012,41(1):90-92.

[110] Ma L, Li Y. SIRT1: role in cardiovascular biology[J]. Clin. Chim. Acta, 2015, 440(5): 8.

[111]　杨洁,刘彦廷.开心散合剂治疗血管性痴呆临床观察[J].山西中医,2023,39(9):30-32.

[112]　杨依,桑旭星,方芳.开心散活性成分及药理作用研究进展[J].中华中医药学刊,2018,36(6):1420-1424.

[113]　周高超,王华,王祎丹,等.开心散对 D-半乳糖致衰老小鼠非酶糖基化和自由基的抑制作用研究[J].时珍国医国药,2008,19(6):1400-1401.

[114]　Gao H L, Zhang A H, Yu J B, et al. High-throughput lipidomics characterize key lipid molecules as potential therapeutic targets of Kaixinsan protects against Alzheimer's disease in APP/PS1 transgenic mice[J].J Chromatogr. B. Analyt. Technol. Biomed. Life Sci. 2018,1092:286-295.

[115]　曹寅,胡园,赵海霞,等.开心散对缺氧和力竭运动小鼠的抗氧化及抗疲劳作用研究[J].解放军药学学报,2011,27(4):307-310.

[116]　刘畅,张爱华,王喜军.开心散的现代研究近况[J].中医药学报,2014,42(3):164-165.

[117]　Cao Y,Hu Y,Liu P,et al.Effects of a Chinese traditional formula Kai Xin San (KXS) on chronic fatigue syndrome mice induced by forced wheel running[J].Journal of Ethnopharmacology,2012,139(1):19-25.

[118]　王欣.开心散的源流与发展[J].山东中医药大学学报.1997,21(5):393-394.

[119]　郑美玲,秦竹.开心散的现代应用及研究进展[J].现代中医药,2013,33(5):131-133.

第四章　开心散临床应用研究

开心散源自唐代孙思邈编著的《备急千金药方》。从古至今,关于开心散的研究从未停止。《备急千金药方》《古今录验方》《和剂方局》等经典药学著作对于开心散的现代研究有着很大的帮助。近些年来,随着人口老龄化严重,生活压力日益增大,人们心神不宁、焦虑不安的证候逐渐普遍,以开心散为首的益智类方剂逐渐备受人们关注。随着现代研究的深入推进,科研人员发现了其在临床上的更多应用,例如阿尔茨海默病、产后抑郁症等病症。

本章将开心散的临床应用进行阐述,同时总结开心散的药效物质基础,对质量标志物进行预测分析,并对开心散的现有剂型和新剂型进行简要说明,以期为开心散的进一步研究提供科学参考。

第一节　开心散临床应用

开心散是治疗中医情志病的基本方,茯苓健脾宁心,人参大补元气、安神,远志交通心肾、益智,石菖蒲开窍豁痰、醒神益智,四药均为治疗情志病的常用药物,合用共奏益气养心安神之功。开心散主治病证的病性可概括为本虚标实,或虚实夹杂。病位主要涉及心、脾、肾,其病理过程为心气虚,致心失所养,神志不宁,故出现惊悸怔忡、恍惚忧愁、悲伤不乐、善忘不寐;脾虚和痰湿常互为因果,脾虚则痰湿内生或湿邪困脾都可致气血难以生化,血不养心,或痰湿阻窍,皆可出现惊悸怔忡、善忘。脾为诸阴之首,心血不足,当心脾同治,重用远志、茯苓助气血生化,滋补心血。古人认为,心属离火,火火不足,脾亦受损,故重用人参、茯苓以健脾益气,心气盛则脾土旺。其在临床应用较多。

一、阿尔茨海默病

阿尔茨海默病(Alzheimer's disease,AD)是一种由神经血管损伤引起的智力下降和社会适应能力下降的神经性退化性疾病,是一种持续存在的神经功能障碍,它引起记忆、思维、分析判断和情感障碍,是引起老年痴呆症最常见的疾病原因之一[1]。阿尔茨海默病患者在病理上会出现一些特殊表现,如由于脑神经元外形成的β淀粉样蛋白斑块(老年斑),在脑细胞中有 Tau 蛋白过度磷酸化造成脑神经原纤维和皮质细胞数目减少,动脉小动脉淀粉样变性,临床上表现为记忆功能和认知障碍[2],即患者经常去医院诊治主诉的症状——健忘。

中医学虽然没有老年痴呆的病名,但早在《灵枢·大惑论》中就有"善忘"的记载,隋代《诸病源候论》称"多忘"。开心散始见于唐代孙思邈的《备急千金要方》中,治疗"好忘",有养心安神,补脑健智之效。开心散方中石菖蒲醒神开窍,化痰益智,远志安神益智,人参补气健脾,茯苓宁心安神,利水渗湿,四味和方,共筑安神化痰,开窍益智之功。从数据挖掘角度分析治疗健忘和痴呆的用药规律,发现人参、远志、茯苓、石菖蒲分别居高频使用中药的第 1、2、4、10 位,表明古人将开心散应用于治疗健忘和痴呆的重要位置[3]。

此外,开心散为散剂,便于随身携带服用,孙思邈在设立此方时已经思考治疗健忘,痴呆,病程较长,需要一种便捷携带服用药物的方式,增加患者的依从性。经过初步观察,开心散应用于阿尔茨海默病患者,有较好的治疗效果,可以在以后的研究中扩大病例数,从临床实际出发,以期为阿尔茨海默病的防治提供有效的方案。

治疗方案:开心散。

处方组成:远志 5 g、人参 5 g、茯苓 5 g、石菖蒲 2.5 g。

治疗效果:患者 104 例随机分为对照组和试验组,对照组盐酸多奈哌齐给药,试验组在此基础上加用开心散,结果显示,试验组临床疗效明显优于对照组[4]。

二、轻中度抑郁症

抑郁症(depression)是指以显著而持久的情绪低落、活动能力减退、思维与认知功能迟缓为主要临床特征的一类心境障碍,具有发病率高、危害性大、复发率高的特点,严重危害着人们的身心健康。研究发现,抑郁症可归于中医"虚劳病"范畴,病机以阳气不足、升发无力为主[5-7],临床上应用益气安神中药开心散治疗可取得较好疗效。开心散主治"好忘",与其组成相同而用药比例略有变化的《古今录验方》定志丸、《和剂局方》的定志小丸则主治"心气不定,五脏不足,甚者忧忧愁愁不乐,忽忽喜忘,朝瘥暮剧,暮愈朝发,及因事有所大惊,梦寐不详,登高涉险,致神魂不安,惊悸恐怯"。在《中医方剂大辞典》所载的 235 首抑郁情绪治疗方剂中,人参、茯苓、远志的使用频次分别达 145 次、112 次、91 次,分别居治疗药物的第 1、3、5 位,石菖蒲的使用频次也高达 52 次[8]。因此,开心散的主治与抑郁症密切相关,也与我们前期所提出的抑郁症"虚气郁滞"病机理论[5-6]相一致。

治疗方案:开心散。

处方组成:远志 12 g、人参 18 g、茯苓 18 g、石菖蒲 12 g。

治疗效果:患者 80 例随机分为对照组和治疗组,对照组氟西汀给药,治疗组开心散汤剂给药,根据 HAMD 量表减分情况来对疾病进行评估,结果显示,开心散和氟西汀对抑郁症的治疗效果相当,且开心散起效更快[6]。

三、术后焦虑抑郁

开心散具有养心安神之功,近年来广泛应用于焦虑抑郁的临床观察和治疗。方中茯苓健脾宁心,人参补脾益肺,远志安神益智,石菖蒲开窍醒神,诸药合用共奏补脾益肺,养心安神之功,故而患者的情志状况较前改善[9]。

治疗方案:开心散合六君子汤。

处方组成:远志 10 g、党参 15 g、茯苓 12 g、石菖蒲 10 g、白术 15 g、陈皮 10 g、半夏 10 g、甘草 6 g。

治疗效果:患者 54 例随机分为对照组 30 例,试验组 24 例,对照组常规治疗,试验组在此基础上加用开心散合六君子汤,方中六君子汤调理脾胃、提高免疫,开心散缓解抑郁,结果显示实验组在焦虑情绪、中医症候、生活质量方面较对照组均有明显改善[9]。

四、围绝经期轻度抑郁症

目前关于抑郁症的研究很多,但大部分研究都是针对单纯的抑郁症进行干预,围绝经期妇女有特殊的生理体征,其产生抑郁的机制也更为复杂,对围绝经期抑郁症的临床治疗也需要更多的探索。中医学将围绝经期抑郁症归属为绝经前后诸证,症状上又可属于“郁证”“脏躁”“百合病”等疾病范畴。围绝经期妇女肾气衰少,天癸将竭,冲任二脉虚损,精血亏虚,易致肾之阴阳失衡,从而使脏腑气血失衡、功能失调。肾虚肝郁既是围绝经期妇女发生抑郁症的基础,也是最常见证候、主要病机,此次研究以肾虚肝郁证为主,采用针药结合的方式治疗围绝经期抑郁症[10]。

开心散为治疗心脾两虚常用药。全方诸药药性平和,可久服,相关研究表明,开心散对抗抑郁、焦虑、痴呆等有显著疗效[11-13],现代药理研究[14-16]亦证实开心散抗抑郁的生物学途径与血小板活化、脂质代谢和免疫应答有关。

治疗方案:针刺孙思邈十三鬼穴加开心散。

处方组成:远志 10 g、人参 15 g、茯苓 15 g、石菖蒲 10 g。

治疗效果:病患 60 例随机分为中药组和针药组,中药组开心散给药,针药组在此基础上加针刺治疗,结果显示,中药组和针药组在抑郁症状方面均有良好的改善,且针灸辅助开心散给药能提高抗抑郁效果[10]。

五、心脾两虚证抑郁

开心散中人参为五加科植物的干燥根,具有大补元气、补益心脾、养血安神之效,《本经》谓其能"安精神,定魂魄,止惊悸,除邪气,明目,开心益智",为治疗气血亏虚的失眠、健忘的良药。现代研究人参的主要有效成分为人参皂苷,多数是达玛烷型皂苷。人参可增加心排出量、增强心肌收缩力、降低心率、改善冠脉血流,具有强心作用,其主要机制与促进儿茶酚胺的释放及增加 Ca^{2+} 内流有关。研究表明[17],人参皂苷 Rg_2 静脉注射对心功能不全的血流动力学有改善作用。石菖蒲归心,脾经两经,有补五脏、醒神明,开心窍、益心智、安心神之效,为历代医家镇静安神常用药。

现代药理研究,石菖蒲具有抗抑郁作用,并推断其抗抑郁的有效成分主要存在于水提液和醇提液中,其机制可能与其可提高全脑单胺类物质 5-羟色胺的含量,阻断中枢 5-HT 等单胺类递质的重摄取有关[18]。远志性善宣泄通达,可开心气而宁心安神,为安神定志,益智宁心之佳品,主要成分为皂苷类化合物、脂肪油、挥发油、无机金属、四氢非洲防己胺。现代药理研究表明,其具有较强的抗抑郁作用,其主要机制与远志能够调控 Bcl-2/Bax 比例而抑制神经细胞的凋亡,减少脑部神经元的损害有关,通过对神经内分泌的调节,而改善抑郁状态[19-20]。茯苓能益心脾而宁心安神,为心脾两虚、气血不足诸症常用药,《本草衍义》谓:"茯苓、茯神,行水之功多,益心脾不可阙也",《神农本草经》谓之"久服安魂、养神"。全方诸药,药性平和,可久服,有益气健脾、养心安神之功。用于心气不足、神志不宁、焦虑失眠、抑郁征怔开心散治疗慢性心力衰竭合并抑郁症(心脾两虚证)的临床疗效观察等情志性疾病具有良效,为传统医学治疗情志疾病的基础方剂。

开心散主要是通过促进脑内神经递质表达与营养因子释放而达到治疗抑郁症状的作用。董宪掂等[21]通过动物实验研究发现开心散可促进 5-羟色胺合成,提高大鼠脑内多巴胺含量,提升神经营养因子受体含量,还有学者提出开心散可以显著提高 LVsh-BDNF-3 在中枢神经系统中的活性[22],修复受损神经元和促进海马区域 p-CREB 的表达[23],从而发挥抗抑郁作用[13]。

治疗方案:开心散。

处方组成:远志 10 g、生晒参 10 g、茯苓 15 g、石菖蒲 8 g。

治疗效果:患者 60 例随机分为对照组及实验组,对照组常规治疗,实验组在此基础上加用开心散,结果显示,实验组在中医证候、抑郁症状、心衰症状方面较对照组均有明显改善[13]。

六、血管性痴呆

血管性痴呆(VD)继发于中风之后。中风之人,突发疾病,心里难以接受,情志失调,肝气郁滞,肝木克脾土,健运失司,痰浊内生;或久病耗伤中气,脾气虚健运失司,水湿不化,聚为痰浊;或高龄中风之人,脾肾阳虚,不能温化津液,津聚为痰;或久病入血入络,血行不畅,日久影响津液运行,津聚为痰。痰浊形成之后,阻于脑窍,清窍失灵,元神被蒙,则哭笑无常,狂扰妄动,发为痴呆。正如《辨证奇闻》所说:"呆病……然其始,起于肝郁;其成,由于胃衰。肝郁则木克土,痰不化,胃衰则土不制水,痰不消,于是痰积胸中,盘踞心外,使神明不清,呆成。"因此认为,痰浊蒙窍是VD 的核心病机之一,针对此病机,在临床上用开心散治疗 VD,并取得了较好的疗效。

开心散中,远志宁心安神,祛痰开窍,用于痰阻脑窍,癫痫发狂;人参能补五脏,阳中微阴,安精神,定魂魄,止惊悸,开心益智;石菖蒲豁痰开窍,理气活血,用于痰湿秽浊之邪蒙蔽清窍,清窍失养,灵机呆钝所致的神志昏乱,表情淡漠,寡言少语,迟钝,健忘,烦躁易怒,甚或打人毁物,幻听幻视等。《重庆堂随笔》:"石菖蒲,舒心气,畅心神,怡心情,益心志,妙药也。"《本经》曰:"石菖蒲利九窍,益智慧,耳目聪明,不忘。"茯苓利水渗湿,健脾安神。《本草正》:"茯苓,能利窍祛湿,利窍则开心益智,导浊生津。"诸药共奏益气养心、化痰开窍益智之效。现代药理研究表明,人参、石菖蒲、远志等单味药或其有效成分都具有不同程度的益智作用,开心散具有益智、抗氧化、抗自由基损伤的明显作用,为我们使用开心散治疗 VD 奠定了坚实的理论基础。《千金要方》中开心散对 VD 患者有明显的治疗作用,对血浆 ICAM-1的影响是其可能的作用机制。开心散药精味少,疗效确切,适合临床推广[24]。

治疗方案:开心散。

处方组成:远志 20 g、人参 20 g、茯苓 20 g、石菖蒲 10 g。

治疗效果:患者 200 例随机分为对照组和治疗组,对照组盐酸多奈哌齐给药,治疗组在此基础上加用开心散,结果显示,治疗组在改善患者智能和血清抗凋亡因子方面效果优于对照组[24]。

七、老年焦虑症

老年焦虑症是老龄群体最常见的心理疾病之一,治疗不当会严重影响老年人的身体健康及生活质量。目前中国人口老龄化趋势日益明显,老年焦虑症患者亦逐渐增多,已越来越受到临床工作者的重视。研究者根据多年临床经验并结合近年来老年焦虑症治疗药物研究进展的临床报道,采用中西医结合方法,选用中医传统古方开心散合用西药黛力新(氟哌噻吨美利曲辛片)尝试治疗老年焦虑症。结果显示,中西医结合治疗 2 个月左右即可显现良好临床效果,与单纯中药或西药比较,其治愈率和有效率均明显提高。同时,一年后随访调查表明,其复发率均低于其他两组(由于可随访的例数较少未做统计学检验)。研究表明,开心散合用黛力新治疗老年焦虑症临床效果良好[25]。

广泛性焦虑症是老年性焦虑症的最常见表现形式,在临床上越来越受重视,但是至今为止,尚无理想的治疗药物。目前临床的抗焦虑剂一般都有较大的副作用,而中医药治疗焦虑症在临床上普遍存在着随症加减的因人施治问题,缺少统一易行而疗效确切的治疗方法。西医认为焦虑现象与遗传因素有关,焦虑症患者的家族中,焦虑症的发病可达15%,而一般居民的发病率为5%。有的学者强调,此病是脑内生理生化环境异常的器质性疾病,特别指出此病涉及边缘系统(杏仁核、海马)、下丘脑及额叶皮层。中医学中并无"焦虑症"之名,从临床症状看焦虑属于情志病范畴,分类于"心悸""怔忡""不寐""脏躁"[26]"郁证"[27]等病症范畴,主要由于"脏腑虚弱",加之来源于不良环境或情绪的刺激,致使心主神明失司;或忧思过度,气机闭塞不行,使脏腑气机失调而发病。该病症涉及心、肝、胆、脾、胃、肾,其中以肝、心、肾失调最常见,以气郁、热、阴血亏乏居于主要地位,所以中医药的治疗主要从益心气、补脾肾、疏肝理气等方面考虑[26]。

治疗方案:开心散。

处方组成:远志6 g、人参9 g、茯苓9 g、石菖蒲6 g。

治疗效果:患者116例随机分为西药组、中药组及联合用药组,西药组氟哌噻吨美利曲辛给药,中药组开心散给药,联合用药组开心散和氟哌噻吨美利曲辛片联合给药,结果显示,中药组和西药组疗效相近,而中药组一年复发率相较于西药组更低,联合用药组效果最好[25]。

八、失眠

失眠是一种常见的睡眠障碍,失眠的主要症状是入睡困难、睡眠质量下降和睡眠时间减少,记忆力、注意力下降等。现今社会,失眠的发病率正逐年增加,已成为临床上的常见病、多发病,严重危害了人们的身心健康,因此有效地防治失眠备受医学界关注。中医药治疗失眠,从整体观念出发,辨证分型,个体化治疗,用药安全,疗效稳定,相对西药颇受患者推崇[28]。

随着现代临床研究的推进[29],一些学者发现开心散也可用于改善失眠,开心散中人参主补五脏、安精神、开心益智,远志安神益智,石菖蒲醒神益智,茯苓健脾宁心安神,四味药合用,共奏宁神益智的功效,改善失眠等症状。

研究表明,睡眠的3个时相:SWS1、SWS2、REMS期中,SWS2对大脑的休息、机体精力和体力的恢复等具有重要作用,它对改善失眠,辅助治疗焦虑症、抑郁症和痴呆具有重要意义,基于此,徐亚吉等[30]使用失眠刺激器对48只Wistar大鼠建模,然后平均分为6组,分别给予纯化水、地西泮及不同剂量开心散药液灌胃,干预7天后进行脑电描记及觉醒/睡眠周期分析。结果发现,中、高剂量开心散能够缩短觉醒时相,并延长慢波睡眠Ⅰ期、慢波睡眠Ⅱ期和快动眼睡眠时相,提示开心散具有显著的促睡眠效应,主要通过延长SWS2和REMS期来实现。买文丽等[31]对

SPF 级 ICR 小鼠采用轻柔刺激法建立睡眠剥夺模型,给予不同剂量开心散药液灌胃,研究开心散对睡眠剥夺小鼠学习记忆的改善作用。结果发现,开心散可使睡眠剥夺小鼠大脑皮层 AChE、血浆 MDA 含量降低,血浆 SOD、大脑皮层过氧化氢酶(CAT)含量升高,通过限制 ACh 降解、保护细胞免受毒性自由基损坏,达到改善记忆及保护脑细胞的目的。

第二节　开心散加减方的临床研究

中医中的加减方包括两个方面,其一是药量加减变化,这种变化是指组成方剂的药物不变,但药量有了变化,因而改变了该方功用和主治证的主要方面,开心散加减方;其二是组成中药的变化,就是指在原来的方子基础上,又加减了其他中药,从而起到增强药效的作用。

开心散加减方即在开心散原有的方子中加减药味,增强治疗效果,本节中总结开心散加减方的临床研究,其中以开心散加味方为主。

一、改善抑郁合并胃肠功能紊乱

窦春燕在开心散原方中加入川芎、缬草,观察加味开心散对抑郁症胃肠合并的治疗效果及发病机制,研究表明,开心散原方及其加味方治疗 CUMS 模型大鼠的疗效确切,并对抑郁合并胃肠功能紊乱症状有改善作用。相关机制研究表明,开心散加味方可能会通过抑制海马及胃肠道谷氨酸兴奋性毒性损伤,发挥保护作用,进而改善 CUMS 模型大鼠抑郁胃肠共病状态,且开心散加味方效果优于开心散原方[32]。

二、改善学习记忆能力

王迪霖等根据临床经验在开心散的基础上增加了补肾中药,为开心散加减方(modified KaiXinSan, MKXS),临床上也称为调心补肾方,由党参、石菖蒲、制远志、茯苓、丹参、肉苁蓉、枸杞子组成。其中党参功擅补心气、安神增智为君,肉苁蓉补肾、益精血为臣,佐以丹参活血安神,使补而不滞,枸杞子滋补肝肾、生精益气。诸药合用,共奏益心气、补肾精、活血安神、化痰开窍之功。实验结果证实了调心补肾方对小鼠学习记忆障碍具有一定程度的改善作用,推测其具有神经保护作用可能是通过抑制神经炎症反应实现的[33]。卢志园等人研究发现 MKXS 改善模型组小鼠 HPC 中 NR1、NR2A、NR2B、P-αCaMKⅡ等突触相关蛋白的缺失,证明了

MKXS 增强模型组小鼠 αCaMKⅡ 及 P-αCaMKⅡ 与 PSD95 蛋白相互作用,但由于 αCaMKⅡ 和 P-αCaMKⅡ 蛋白的特殊位置,选用鼠抗 αCaMKⅡ 单克隆抗体的免疫沉淀检验和鼠抗 PSD95 单克隆抗体进行免疫印迹验证。此项研究证明了 MKXS 可改善模型组小鼠记忆障碍和抑制神经炎症,发现了 MKXS 可以通过抑制模型组小鼠小胶质细胞激活,对神经炎症反应起抑制作用。重要的是,MKXS 具有逆转突触蛋白异常表达和 NMDAR 功能障碍的能力,而这一过程与突触蛋白 NMDA 受体、αCaMKⅡ、PSD95 密切相关,MKXS 能够逆转模型组小鼠突触蛋白的减少,可能是通过增强 αCaMKⅡ-PSD95 蛋白相互作用而实现的。因此,可以得出开心散加减方通过抑制神经炎症调控 αCaMKⅡ-PSD95 蛋白结合,改善阿尔茨海默病模型小鼠记忆[34]。

杜婷在开心散原方中加入川芎、丹参和巴戟天三味中药,组成开心散加味新方,并将 3~4 月龄野生型小鼠作为正常对照组[生理盐水 0.1 mL/(10g·d)],同月龄 5×FAD(five familial AD mutations)小鼠随机分成 5 组:5×FAD 组、多奈哌齐组、开心散组、开心散加味低剂量组、开心散加味高剂量组,以期研究开心散和开心散加味新方对 5×FAD 模型小鼠学习记忆相关行为学、脑小血管相关病变蛋白表达水平、小鼠脑区神经元以及脑小血管相关形态学结构的影响。实验结果表明,MKXS 明显提高 5×FAD 小鼠非空间情景记忆能力,改善空间交替记忆障碍,显著提高了小鼠空间学习和记忆能力,并且能显著降低小鼠炎症因子 IL-1β、TNF-α、IL-6、HIF-1α、VEGF 蛋白的表达水平,也显著上调 LRP1 蛋白表达含量,但不影响 ApoE4 蛋白的表达情况,提示 MKXS 可改善 5×FAD 小鼠海马区域脑小血管血流灌注障碍、血管新生异常、血管屏障损伤和脑内炎症反应[35]。王盼盼研究发现该开心散加味新方中主要含有皂苷类、远志蔗糖酯、丹酚酸类、丹参酮类、川芎内酯类成分。方中主要成分的靶点主要涉及 MAPK 信号通路、肌动蛋白细胞骨架调节通路、胰岛素信号通路、PPAR 信号通路和胶质瘤通路。开心散加味新方中主要成分可能对阿尔茨海默病、胶质母细胞瘤、胶质瘤、星形细胞瘤和精神分裂症有治疗作用[36]。刘佳应用 5×FAD 转基因小鼠作为阿尔茨海默病小鼠模型,给予开心散、开心散加味新方治疗,盐酸多奈哌齐作为阳性药物对照组,结果显示,开心散原方和开心散加味可能通过抑制淀粉样前体蛋白(APP)剪切产物 C99 生成,从而降低 Aβ 的生成,提高突触后 PSD-95 的表达,减轻 Aβ 对突触结构的损伤,保护突触结构的相对完整来维持突触功能的正常,改善 5×FAD 小鼠学习与记忆缺陷,且开心散加味新方效果优于开心散原方[37]。

李志强在验证开心散具有改善 VD 学习记忆功能的基础上,探索开心散加钩藤对 VD 大鼠记忆能力的影响,钩藤是中医临床的常用中药,具有息风止痉、清热平肝之功效,主要用于治疗抽搐、眩晕、惊痫、头痛等症状,实验结果表明,钩藤可以提高 VD 大鼠脑内 ACh 水平,开心散加钩藤与开心散的疗效相似,擅长改善 VD 大鼠的记忆能力,提示临床可辨证加减使用[38]。

史乙伟发现由人参、茯苓、远志、石菖蒲、栀子、五味子、麦冬、郁金、银杏叶多味药组成的加味开心散可以显著改善损伤动物的学习和记忆能力,降低模型动物大脑皮层中 AChE 活力,提高 ACh 和 SOD 的活力,同时可以提升 NGF、BDNF 蛋白水平的表达,并具有较好地降低模型动物大脑皮层和海马中的 Aβ 的含量的效果。推测其作用的机制可能与抑制乙酰胆碱降解、提高 SOD 活力抗神经氧化[39]。

开心散加减方改善记忆能力的临床研究如图 4.1 所示。

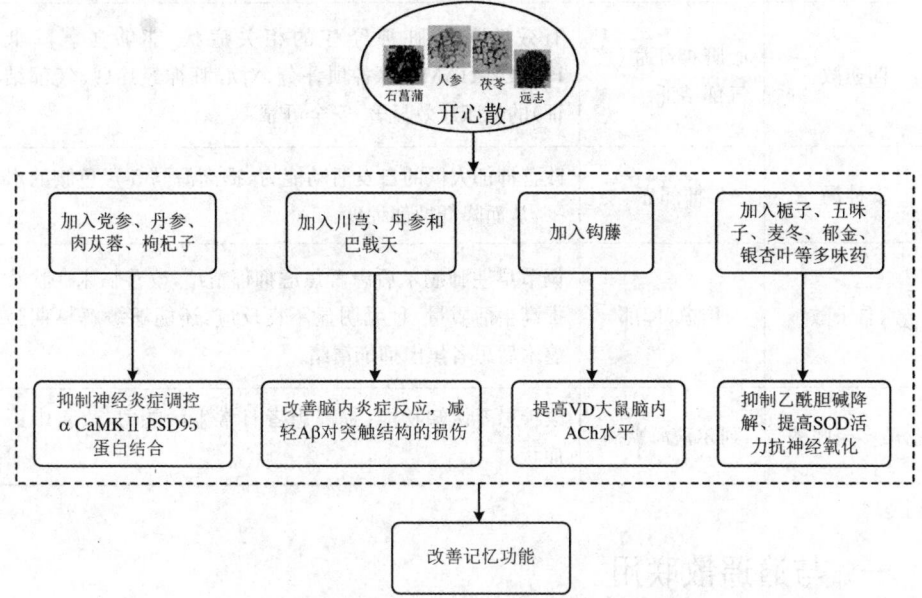

图 4.1　开心散加减方改善记忆能力的临床研究

第三节　开心散与其他药物联用的临床研究

近年来,关于开心散治疗抑郁证的报道逐渐增多,现代药理研究表明人参、远志、茯苓、石菖蒲中的活性物质有调节免疫、抗炎、抗氧化的作用,适用于治疗各种焦虑症、抑郁症、老年痴呆等病情错综复杂的疾病[40,41],有研究表明,开心散与其他药物联用,也能起到良好的治疗作用。本节介绍了开心散与逍遥散、安神汤、盐酸多奈哌齐等药物联用的临床研究,如表 4.1 所示。

表 4.1　开心散与其他药物联用的临床研究

联用药物	主治	临床研究
逍遥散	抑郁症	有效防治 HER-2 阳性乳腺癌患者靶向治疗期的肿瘤相关抑郁状态,并提高射血分数,改善心功能
生脉散	阿尔茨海默病	显著降低小鼠海马以及炎症损伤 Bv2 细胞模型中的炎症因子表达水平,改善 AD 模型小鼠认知功能障碍
四逆散	心脏神经症(痰气郁结证)	有效改善心脏神经症的相关症状,能够显著降低 HAMA、HAMD 等各项评分,对心脏神经症(痰气郁结证)的临床疗效显著,安全可靠
安神汤	抑郁症	改善抑郁大鼠的自发活动能力,提高海马 5-羟色胺的水平,从而降低抑郁程度
六君子散	焦虑、抑郁	调节早期肺癌术后患者焦虑抑郁情绪,改善临床症状及提高生活质量,且无明显不良反应,还能够缓解早期肺癌术后患者焦虑抑郁情绪
盐酸多奈哌齐	阿尔茨海默病	改善患者认知功能、提高患者日常生活能力、改善中医症状

一、与逍遥散联用

与开心散同为经典名方的"逍遥散"能通过影响单胺类神经递质、神经可塑性、HPA 轴功能亢进,从而发挥其抗抑郁的作用,其中柴胡、当归、甘草、白术、白芍是逍遥散发挥抗抑郁作用的主要药味[42],逍遥散能疏肝解郁、调摄冲任,对乳房肿块的治疗有效,并能改善负面情绪[43,44],其中柴胡在抗抑郁的治疗中占有重要地位,大部分临床抗抑郁方剂中都应用柴胡,取其疏肝解郁之功,其有效组分是柴胡皂苷[45,46],动物研究发现,当归具有镇静、安神作用,当归中的藁本内酯成分具有镇痛、抗惊厥和修复神经的作用[47],药理学实验发现,白芍主要有神经保护、抗抑郁、抗炎、调节免疫、镇痛、调节自噬、保肝等药理作用。Gao 等的研究表明,白术可以对小鼠抑郁模型发挥抗抑郁样作用[48],其机制可能是抑制 NLRP3 炎性体激活,减少 IL-1β。从薄荷中提取出来的普列薄荷(M. pulegium)成分具有抗痉挛功效[49],甘草发挥治疗抑郁症作用,具有疗效稳定、效果持久、少有不良反应等特点[50]。基于以上对逍遥散组成的探究,史文娴证明了逍遥散合开心散能对 HER-2 阳性乳腺癌患者靶向治疗期的肿瘤相关抑郁状态起到有效防治作用,并且有提高射血分数、改善心功能的效果,提示运用逍遥散合开心散,从心、肝角度论治乳腺癌肿瘤相关抑郁状态具有可行性,为临床提供了参考依据[51]。

二、与生脉散联用

生脉散源于张元素《医学启源》,由人参、麦冬、五味子组成,功能滋养心阴、益气生津,临床常被用来治疗心血管疾病,近年来生脉散在防治神经精神系统疾病方面的研究也不断增多。从方剂组成与功效中可以发现,开心散偏补心气而生脉散偏补心阴,开心散攻补兼施而生脉散偏于滋补濡润[52]。基于此,楼倩颖等人通过网络药理学网络化联结与分析方法,构建了抗 AD 常用中药复方开心散与生脉散成分-靶点调控网络图,发现了中枢神经炎症调控是开心散与生脉散复方抗 AD 的重要生物学机制。整体动物与离体细胞实验也证实,开心散与生脉散复方能显著降低小鼠海马以及炎症损伤 Bv2 细胞模型中的炎症因子表达水平,具有改善 AD 模型小鼠认知功能障碍的作用,验证了网络药理学的发现。该研究结果有利于阐释开心散与生脉散复方"同病异治"抗 AD 的科学内涵和作用机制,也为开心散与生脉散抗 AD 产品的开发提供了科学证据与思路拓展[53]。

三、与四逆散合用

范英杰运用中药方剂四逆散和开心散合方治疗心脏神经症的痰气郁结证,观察其在改善心脏神经症的症状、提升中医证候方面的有效性及安全性,实验选取长春中医药大学附属医院心病中心患者 72 例,对照组给予安慰剂颗粒温开水冲服300 mL/剂,一次 150 mL,1 日 2 次,早晚分服。试验组给予四逆散与开心散合方的中药颗粒剂温开水冲服 300 mL/剂,一次 150 mL,1 日 2 次,早晚分服。治疗 4周后结果显示,两组组内汉密尔顿焦虑量表(HAMA)评分、汉密尔顿抑郁量表(HAMD)评分、中医证候积分比较均有显著差异,说明四逆散和开心散合方能够有效改善心脏神经症的相关症状,能够显著降低 HAMA、HAMD 等各项评分,对心脏神经症(痰气郁结证)的临床疗效显著,安全可靠。此法拓展了心脏神经症的辨证思路,扩大了经典方剂的适应证范围,值得临床推广应用[54]。

四、与安神汤合用

郭盼盼用慢性不可预知应激刺激建立大鼠抑郁模型,探究开心散合安神汤对慢性不可预知抑郁应激模型大鼠行为学及 5-羟色胺的影响,实验将 60 只雄性 SD大鼠,随机分为正常组、模型组、氟西汀组、开心散合安神汤组(人参7.5 g,莲肉12 g,莲须 3 g,麦冬 6 g,远志 6 g,芡实 6 g,甘草 3 g,茯苓 135 g,石菖蒲 67.5 g)。结果显示,开心散合安神汤可显著提高大鼠体质量及糖水消耗量,使抑郁程度得到缓解。合方组还可使大鼠穿越格子数及直立次数显著性增加,海马 5-羟色胺水平显著提高,说明开心散合安神汤即可改善抑郁大鼠的自发活动能力,又能提高海马5-羟色胺的水平,从而降低其抑郁程度[55]。

五、与六君子散合用

六君子汤出自《医学正传》,由人参、白术、茯苓、甘草、陈皮、半夏六种草药煎熬而成,具有益气健脾、燥湿化痰的功效。其中党参常用于治疗咳嗽虚喘,喘促短气,声弱懒言等肺气衰弱症状,具有健脾益肺、养血生津之功效;白术用于治疗便溏泄泻,痰饮水肿,表虚自汗,胎动不安等,具有健脾益气、燥湿利水等功效;陈皮用于治疗脘腹胀满,呃逆呕吐,脾虚气滞等,具有理气燥湿之功效;半夏用于治疗寒饮咳喘,心下痞满,瘿瘤痰核及呕吐等,具有燥湿化痰、降逆止呕的功效。王晶采用对照研究的方法,将54名早期肺癌术后患者平均分为对照组和实验组,对照组给予西医常规治疗,试验组在对照组的基础上加用开心散合六君子汤,检测治疗前及治疗3个月时两组患者的血清脑源性神经营养因子(BDNF)浓度、褪黑素(MT)浓度及血常规、肝肾功能,观察及分析开心散合六君子汤治疗早期肺癌术后患者焦虑抑郁状态的临床疗效及其安全性。该实验结果表明,开心散合六君子汤不仅能够调节早期肺癌术后患者焦虑抑郁情绪,改善临床症状及提高生活质量,且无明显不良反应,还能够缓解早期肺癌术后患者焦虑抑郁情绪,可能与血清 BDNF 及 MT 浓度升高有关[9]。

六、与盐酸多奈哌齐合用

研究表明,开心散与盐酸多奈哌齐联用可以治疗老年相关性痴呆,林丹霞等人经过初步观察,发现开心散联合盐酸多奈哌齐对阿尔茨海默患者有较好的治疗效果,可以在以后的研究中扩大病例数,从临床实际出发,以期为阿尔茨海默病的防治提供有效的方案。江海芹等人采用数字表法将92例老年 VD 患者分为对照组和观察组,对照组采用多奈哌齐治疗,观察组采用"增髓益智"开心散联合多奈哌齐治疗,结果显示,采用"增髓益智"开心散治疗老年 VD 疗效显著,可提高患者认知功能[56],管秀菊使用加味开心散联合盐酸多奈哌齐治疗 AD,加味开心散方组成为人参 12 g、石菖蒲 15 g、茯苓 18 g、远志 9 g、半夏 9 g、黄芪 30 g、白术 10 g、益智仁 20 g、山药 30 g、炙甘草 6 g,此项研究中,加味开心散在改善患者认知功能、提高患者日常生活能力、改善中医症状等方面展现出较好的临床疗效,具有较好的临床应用前景[57]。

第四节　开心散相关剂型研究

所谓"剂型",就是中医药方剂的制剂形式。由于治疗经验的积累和临床证治的需要,中药制剂种类较多,长期以来,中医方剂已发展有汤、酒、茶、露、丸、散、膏、丹、片、曲以及条剂、线剂等多种内服、外敷剂型,各有特点。同一方剂,由于剂型不同,其治疗作用也不相同。

开心散目前有汤剂、散剂、丸剂、颗粒剂等多种剂型,由于剂型的不同,研发过程及临床用途也略有差别,本节将对开心散相关剂型的研究展开叙述,探究开心散不同剂型的缺陷、优势及其临床用途。

一、散剂

在中药传统剂型中,古人认为"汤者荡也,去大病用之。散者散也,去急病用之。丸者缓也,不能速去之",即患新病、急病、重病可选用汤剂、散剂。这是因为,汤剂易吸收,奏效快;散剂为粉末状,也非常容易分散吸收。结合临床经验,需要疏散邪气、调理慢病的人群,可用散剂或者煮散,取其用量小、升散、消散等特点[58]。除此之外,散剂的制备工艺简单,易于控制剂量,便于婴幼儿服用,而对于剂量大的药物,散剂是一种患者易于接受的固体剂型,如口服每剂量 $1 \sim 5$ g 的三硅酸镁散剂,患者对其要比片剂更易接受。且外用散剂覆盖面积大,对外伤可同时发挥保护、收敛、促进伤口愈合等作用。

在《备急千金药方》中记载,开心散的制备方法为"右四位治下筛",即为散剂。方中人参入脾肺经,主五脏气不足,大补元气,且能安精神,止惊悸;茯苓入心脾肾经,宁心安神,和中益气,保神守中;远志入心肾经,行气散郁,补不足,利九窍,定心气,止惊悸,养心血,镇惊宁心;石菖蒲入心肝脾经,开心孔,补五脏,通九窍,且补肝益心,除烦闷,治癫狂、惊痫;四者都有益气补阳之功,人体元气充足,气能生精,精气化神,自然耳聪目明、精气神足,心情自然开朗。虽是小小一散剂,且药仅四味,但开心散却能强心健脑,延缓脑细胞衰老、调治精神抑郁等问题。后世远志散、人参散、白茯苓散、石菖蒲散、桑螵蛸散等多种调理心神的经典药方都源于此方。

远志散出自《太平圣惠方》,主治心脏实热,惊怖,痰隔不下食,组分有远志、生干地黄、枳壳、旋覆花、甘草等,对记忆障碍有一定的影响[59],可以调控以 26 s 蛋白酶体为核心的泛素-蛋白酶体系统(UPS),从而促进异常磷酸化 Tau 蛋白降解,提高学习记忆能力[60]。人参散见于《备急千金要方》,具有温胃健脾、散寒止痛、补中益气、养血安神之功[61]。

散剂由于其独特的魅力,在临床中仍然发挥着举足轻重的作用。随着各种新技术和新设备不断引入医药领域,超微粉碎法、中药粒子设计技术,液相复合粒子法等多用于散剂研究中,使得散剂非常具有发展前景。但是现阶段研究不够深入、不够成熟,还需进一步的研究,在保证疗效与安全的前提下,加强散剂的研发、生产,促进散剂的应用及规范化、标准化发展[62]。

二、丸剂

尽管散剂有诸多优势,但目前临床及市场所售开心散均为药材直接打粉冲服,制作工艺较粗糙,服用时有沉淀,同时有微量刺激,同时散剂容易吸收空气中的水分,存储困难。为了对经典名方开心散进行传承、推广、应用和开发,对其进行剂型改进和品质提升迫在眉睫。

丸剂是指药材细粉或药材提取物加适宜的黏合辅料制成的球形或类球片形制剂,按制备方法分类可分为塑制丸、泛制丸、滴制丸(滴丸),按赋形剂分类可分为水丸、蜜丸、水蜜丸、糊丸、蜡丸等。"丸者缓也,不能速去之,其用药之舒缓而治之意也",说明丸剂释放缓慢,药效持久,便于储存,服用方便,适用于慢性病治疗或病后调和气血,通过相关的包衣技术,可以掩盖某些药物的不良气味[63],方便患者服用;但剂型固定,不能随病情变化灵活加减,所以多用成方制成。凡药物不耐高热,难溶于水,容易挥发,毒性较剧烈的,多适合做丸[64]。

后世医家在《备急千金要方》开心散的基础上,衍化出如开心丸、定志丸、安神定志丸等丸剂。有研究证明,定制小丸具有明显的抗抑郁作用,开心丸可升高大鼠海马和皮层中的 GABA 含量,降低血清细胞因子水平[65]。根据古方记载,以开心散为基础的丸剂一般会添加朱(辰)砂、炼蜜等辅料,且丸剂的规格大小多为"梧桐子大"。《备急千金要方》对于丸剂服用剂量的记载为"凡药丸如梧桐子大,补者十丸为始,从一服渐加,不过四十丸,过亦损人"。

尽管丸剂很好地解决了开心散上述不足,但丸剂也存在起效慢、剂量过大等缺点。因此,如何利用现代中药制剂工艺进行剂型改进是经典名方开心散现代化过程中要解决的重要问题。

三、颗粒剂

颗粒剂是药物(特别是中药)常用的一种口服固体剂型。某些抗生素遇水不稳定,可制成颗粒剂,临用前加水溶解或混悬均匀后服用,颗粒剂也是小儿常用的剂型之一。中药颗粒剂是在汤剂基础上发展起来的剂型,既保持了汤剂吸收快、显效迅速等优点,又克服了汤药服用前临时煎煮、耗时费能、久置易霉败变等不足。

开心散制成颗粒剂后用量小,使用方便,便于携带;其复方颗粒经过包装后,不易受潮,因此避免了中药发霉、变味等问题。开心散复方由散剂向颗粒剂转变,挤压造粒工艺,省工,节能节辅,经济效益显著,易于临床推广应用。开心散的散剂需要药房人员按照处方进行计量调配,改成颗粒剂后,无需称量和抓药,便于核对,有效防止了差错,并且大大减轻了药房人员的劳动强度[66]。

有相关研究表明,开心颗粒能够改善 $A\beta_{1-42}$ 寡聚体诱导的 AD 模型小鼠认知功能障碍,抑制 AD 模型小鼠脑内 AChE 的活性,提高脑内 AChE 含量,从而提高 AD 小鼠学习记忆能力[67]。在急性和长期毒性试验研究中,开心颗粒无急性毒性反应,长期用药对大鼠无明显毒性,无延迟毒性反应,提示用药安全窗宽[68]。

参 考 文 献

［1］ Ritchie K,Lovestone S. The dementias[J].Lancet,2002,360(9347):1759-1766.

［2］ Lührs T,Ritter C,Adrian M,et al. 3D structure of Alzheimer's amyloid-beta(1-42) fibrils[J]. Proceedings of the National Academy of Sciences of the United States of America,2005,102(48):17342-17347.

［3］ 纪荣芳,牛建昭,许树强,等.从数据挖掘角度看中医药治疗健忘与痴呆内[J].中日友好医院学报,2006,20(6):337-340.

［4］ 林丹霞,陈振.开心散联合盐酸多奈哌齐片对阿尔茨海默病的初步临床研究[J].中医临床研究,2018,10(23):73-75.

［5］ 田青,包祖晓.抑郁发作与躁狂发作的病机特点探讨[J].吉林中医药,2009,29(12):1020-1021.

［6］ 包祖晓,田青,高新彦.抑郁症与阳气亏虚的相关性探讨[J].江西中医药,2009(6):9-10.

［7］ 包祖晓,田青,陈宝君,等.抑郁症与中医虚劳病相关性的探讨[J].中医药学报,2010,38(1):44-46.

［8］ 包祖晓,田青,高新彦,等.235首抑郁情绪治疗方剂的用药组方规律分析[J].浙江中医药大学学报,2010(5):763-766.

［9］ 王晶.开心散合六君子汤治疗早期肺癌术后焦虑抑郁状态的临床疗效观察[D].南京:南京中医药大学,2021.

［10］ 谷婷,王瑞辉,吴涛,等.针刺十三鬼穴联合开心散治疗围绝经期轻度抑郁症疗效观察[J].中国针灸,2020,40(3):267-271.

［11］ 曹程,肖钧元,刘梦秋,等.中药复方开心散调控神经营养因子抗抑郁物质基础与作用机制研究[J].世界科学技术:中医药现代化,2018,20(6):847-855.

［12］ 包祖晓,赵国平,孙伟,等.开心散治疗轻、中度抑郁症临床观察[J].中华中医药学刊,2011,29(5):987-988.

［13］ 王太吉.开心散治疗慢性心力衰竭合并抑郁症(心脾两虚证)的临床疗效观察[D].沈阳:辽宁中医药大学,2017.

［14］ 代渊,申重阳,付颖,等.开心散对多发梗死性痴呆大鼠学习记忆功能及 ATP/AMP 的影

响[J].世界科学技术:中医药现代化,2018,20(12):2180-2184.

[15] 陈超,胡园,董宪喆,等.基于比较蛋白质组学研究参志苓片(开心散方)治疗抑郁症的分子调控机制[J].中国药理学与毒理学杂志,2018,32(9):729-729.

[16] 杨依,桑旭星,方芳.开心散活性成分及药理作用研究进展[J].中华中医药学刊,2018,36(6):1420-1424.

[17] 孙文娟,刘洁,曲少春,等.人参皂苷 Rg2 对兔戊巴比妥钠心力衰竭的影响[J].中国现代应用药学,2004,21(6):442.

[18] 李明亚,陈红梅.石菖蒲对行为绝望动物抑郁模型的抗抑郁作用[J].中药材,2001,24(1):40.

[19] 谢婷婷,孙艳,王东晓,等.远志 YZ-50 对慢性抑郁模型大鼠行为学及血清 CRH、ACTH 和 COR 的影响[J].解放军药学学报,2008,24(2):95.

[20] 谢婷婷,刘屏,孙艳,等.远志 YZ-50 对慢性应激抑郁模型大鼠海马 Bax、Bcl-2 表达的影响[J].中国药物应用与监测,2008,5(6):14.

[21] 董宪喆,李照亮,周小江,等.开心散对 5-HT 合成、代谢及重摄取的影响[J].中国药理学与毒理学杂志.2012,26(3):446.

[22] 周小江,胡园,余冰颖,等.基于慢病毒介导发夹状 RNA 沉默 BD-NF 基因研究开心散的作用机制[J].中国药理学与毒理学杂志.2012,26(3):450.

[23] 汪进良,刘屏,王东晓,等.开心散对慢性应激大鼠行为及海马 P-CREB 表达的影响[J].中国中药杂志.2007,32(15):1555-1558.

[24] 刘彦廷,蔡忠明,陈应柱.开心散治疗血管性痴呆疗效观察及对血清 Livin 的影响[J].山西中医,2015,31(8):14-16.

[25] 温苹,刘明,范越.开心散合用代力新治疗老年焦虑症的临床观察[J].中医药报,2015,43(1):111-112.

[26] 张朝卿.甘麦大枣治疗虑症[J].现代中西医结合杂志,1999,8(7):1108-1109.

[27] 刘新轶.老年焦虑症的鉴别诊断和治疗[J].精神医学杂志,2010,23(6):478-480.

[28] 杨若荻,刘军彤,周莹,等.从胆论治失眠的研究概况[J/OL].辽宁中医药大学学报:1-8[2023-10-31].http://kns.cnki.net/kcms/detail/21.1543.R.20231024.1143.004.html.

[29] 孙永康,孙田烨,李明远,等.开心散现代药理作用及作用机制研究[J].中国中医基础医学杂志,2021,27(4):650-654.

[30] 徐亚吉,张旭,郭文杰,等.开心散对失眠模型大鼠睡眠周期的影响[J].医药导报,2013,32(9):1124-1126.

[31] 买文丽,王琼,孙丽华,等.开心散对睡眠剥夺小鼠学习记忆的影响[J].时珍国医国药,2011,22(10):2331-2333.

[32] 窦春燕.开心散加味方对 CUMS 模型大鼠抑郁胃肠共病的影响及其机制研究[D].厦门:厦门大学,2019.

[33] 王迪霖,郎韫哲,袁见,等.调心补肾方改善 PRESENILIN1/2 条件性双基因敲除小鼠记忆障碍的机制研究[J].世界科学技术:中医药现代化,2019,21(9):1827-1834.

[34] 卢志园,赵晨怡,杨光,等.开心散加减方通过抑制神经炎症调控 αCaMKⅡ-PSD95 蛋白结合改善阿尔茨海默病模型小鼠记忆障碍的机制研究[J].中国中药杂志,2022,47(22):6217-6226.

[35]　杜婷.基于阿尔茨海默病脑小血管病变研究开心散加味对 5xFAD 模型小鼠的治疗作用 [D].厦门:厦门大学,2020.

[36]　王盼盼.中药复方开心散加味新方的成分分析及其作用机制的网络药理学研究[D].厦门:厦门大学,2020.

[37]　刘佳.基于调节突触结构与功能研究开心散加味新方对阿尔兹海默病的治疗作用及机制 [D].厦门:厦门大学,2019.

[38]　李志强.开心散加减对血管性痴呆大鼠行为学和 AChE mRNA 的影响[D].广州:暨南大学,2008.

[39]　史乙伟.加味开心散颗粒的药学及其抗痴呆作用机理研究[D].南京:南京中医药大学,2022.

[40]　曹寅.开心散抗疲劳作用及其机制研究[D].蚌埠:蚌埠医学院,2011.

[41]　李君庆,李均田.年龄变化及人参皂甙 Rg₁ 对大鼠脑皮层细胞膜流动性的影响[J].药学学报,1997,32(1):23-27.

[42]　林映仙,杨文静,曹宁宁,等.逍遥散及其加减方的抗抑郁作用比较研究[J].中草药,2021,52(01):137-144.

[43]　黄立红,王晓燕.葛根汤联合逍遥散加减治疗乳腺增生的临床效果观察[J].中外女性健康研究,2019(20):57-58.

[44]　房涛,惠建荣."通利枢机针法"结合逍遥丸治疗肝郁气滞型乳腺增生的临床研究[J].陕西中医药大学学报,2019,42(6):96-99,104.

[45]　牟翔宇,郭英慧,孙文君,等.柴胡配伍白芍治疗 PMDD 肝气郁证的研究进展[J].中国实验方剂学杂志,2018,24(20):192-199.

[46]　张耀峰.中药柴胡皂苷药理作用的研究进展[J].中医临床研究,2020,12(33):120-121.

[47]　黄红泓,覃日宏,柳贤福.中药当归的化学成分分析与药理作用探究[J].世界最新医学信息文摘,2019,19(58):127,153.

[48]　Gao H, Zhu X, Xi Y, et al. Anti-depressant-like effect of atractylenolideI in a mouse model of depression induced by chronic unpredictable mildstress[J]. Experimental & Therapeutic Medicine,2018,15(2):1574-1579.

[49]　陈飞,姚梅悦,周长征,等,薄荷抗单纯疱疹病毒有效部位筛选研究[J],山东中医杂志,2015,34(4):289-291.

[50]　宗阳,何书芬,孙冰婷,等.甘草抗抑郁作用机制研究及应用概况[J].中国实验方剂学杂志,2016,22(10):194-198.

[51]　史文娴.逍遥散合开心散防治 HER-2 阳性乳腺癌肿瘤相关抑郁状态疗效观察[D].济南:山东中医药大学,2022.

[52]　李冀,连建伟.方剂学[J].10 版.北京:中国中医药出版社,2018:127.

[53]　楼倩颖,曹程,王青青,等.开心散与生脉散抗阿尔茨海默症"同病异治"作用机制网络药理学分析与中枢神经免疫调控效用验证[J].世界科学技术:中医药现代化,2022,24(1):98-112.

[54]　范英杰.四逆散合开心散治疗心脏神经症(痰气郁结证)的临床疗效观察[D].长春:长春中医药大学,2020.

[55]　郭盼盼.开心散合安神汤对慢性不可预知应激刺激抑郁模型大鼠行为学及海马 5-羟色胺

　　 的影响[J].实用中医药杂志,2018,34(12):1410-1411.

[56]　汪海芹,刘彦廷,蔡忠明,等.开心散联合盐酸多奈哌齐治疗老年相关性痴呆的临床分析
　　　 [J].老年医学与保健,2022,28(2):242-245,251.

[57]　管秀菊.加味开心散治疗阿尔茨海默病脾虚痰阻证的临床观察[D].济南:山东中医药大
　　　 学,2023.

[58]　项丽玲,苗明三.中药散剂的现代研究及思考[J].时珍国医国药,2019,30(11):
　　　 2720-2723.

[59]　王佳敏,刘凯丽,李建丽等.远志散人参方和党参方对记忆障碍的影响分析[J].中国实验
　　　 方剂学杂志,2021,27(19):185-192.

[60]　谢沛俊.远志散对阿尔茨海默病异常磷酸化 tau 蛋白降解的影响及机制研究[D].成都:
　　　 成都中医药大学,2022.

[61]　李树雯,徐凤凯,曹灵勇.《备急千金要方》人参散应用探析[J].浙江中医杂志,2018,53
　　　 (5):380.

[62]　刘永昌,李喜香,高丽霞,等.传统中药制剂丸、散、汤剂的研究现状[J].基层中医药,2022,
　　　 1(5):67-73.

[63]　孙秀梅,王英姿,张兆旺,等.中药丸剂现代研究概况[J].山东中医药大学学报,2002(2):
　　　 149-154.

[64]　刘立伟,董毅智,李玉坤,等.传统丸剂历史沿革、科学内涵及丸剂二次开发的发展构想
　　　 [J].北京中医药大学学报,2022,45(6):571-577.

[65]　杨黎,刘婉婉,周小江,等.定志小丸和开心丸对 CUMS 模型大鼠的抗抑郁作用及机制研
　　　 究[J].中国药物警戒,2021,18(12):1138-1143.

[66]　郝迪,刘学伟,刘爽,等.开心散剂型改进研究[J].中医药信息,2011,28(6):66-68.

[67]　李炎.开心颗粒改善 Aβ 所致动物记忆障碍的机制研究[D].哈尔滨:黑龙江中医药大
　　　 学,2021.

[68]　张超,刘学伟,郝迪,等.开心颗粒急性和长期毒性实验研究[J].中医药学报,2013,41(5):
　　　 53-56.

第五章 开心散开发现状

第一节 经典名方关键信息考证原则及开心散
考证关键信息

一、古代经典名方关键信息考证原则

根据国家药品监督管理局 2020 年关于发布《古代经典名方关键信息考证原则》《古代经典名方关键信息表(7 首方剂)》等通知[1],经诸多专家共识确定了经典名方开发关键信息考证的指导原则。

(一)关键信息专家共识确定的基本原则

1. 关键信息考证总则

关键信息考证是经典名方开发利用的关键性、源头性问题,"传承精华、守正创新"是考证研究中需贯彻的首要原则,在"遵古"的基础上充分考虑当前临床和生产实际,注重理清经典名方历代发展脉络,尊重历史演变规律,正本清源,传承不泥古,从历史和发展的角度去认识经典名方中药物的基原、炮制、剂量、煎煮法、功效等关键共性问题,为经典名方的开发提供依据。

(1)传承精华。系统梳理方药发展脉络,厘清经典名方历代传承的主线,以服务临床疗效为目的,兼顾增效减毒,确保经典名方制剂的有效性和安全性。

(2)古为今用。在遵从古方原义的基础上,充分考虑方药的历史发展演变和当前生产应用实际,结合资源可持续性、工艺可行性、市场可及性等因素,保障经典名方制剂的现代化生产和上市后应用。

(3)古今衔接。以历代医籍记载为依据,遵古而不泥古,正视经典名方的历史沿革,以现行标准规范为参照,衔接古籍记载和现行规范,支撑经典名方制剂的统一质量控制。

(4)凝聚共识。针对经考证仍尚有争议的难点问题,求同存异,在科学的探索中不断寻求共识。

2. 关键信息考证内容

在关键信息考证总则的指导下,制定基原、炮制、剂量及煎煮法、功能主治的考证细则,以解决在考证过程中可能涉及的具体问题。

(1) 需要明确基原及用药部位。厘清历代药物基原及其变迁情况、现代标准规范以及植物志等关于该药材的情况,结合当前种养殖生产情况,综合考虑古籍记载、历史变迁、当前实际等因素选定所用基原。

(2) 需要明确炮制。在原方记载炮制方法的基础上,梳理相关药物炮制古今发展脉络,明晰历代主流炮制方法,结合当前工业化生产水平,综合加以考证,确定可行的炮制方法。

(3) 明确剂量及煎煮法。系统研究古代度量衡与现代对应关系,探索估量单位的折算方法,在尊重原方用量、考证历史变迁、结合现代研究及保障处方安全的基础上,参考专家意见及《中国药典》的用量规定,明确古方计量单位折算现代剂量方法,确定相关剂量及煎煮法。

(4) 明确功能主治。系统梳理方剂源流演变,对其处方组成和功能主治进行研究,在与古籍记载原义保持一致的基础上,充分参考广为认可的国家规划教材等功能主治表述,确定方剂功能主治。

(二) 古代经典名方关键信息内容

每首方剂关键信息包括两部分内容,第一部分内容为基本信息,第二部分内容为现代对应信息。

基本信息包含方剂出处、处方、制法及用法,此部分内容与《古代经典名方目录(第一批)》一致。现代对应信息包含药物名称、基原及用药部位、炮制规格、折算剂量、用法用量及功能主治的专家共识结果。其中,药物名称是指现代对应的法定药品名称,原则上与《中国药典》保持一致;基原及药用部位包括基原动植矿物的中文学名、拉丁名及其药用部位;炮制规格为现代对应的炮制情况;折算剂量为按照古今度量衡进行折算后的药物剂量,以克为单位,保留至小数点后两位;用法用量包含方剂的煎煮法、服用次数及用量;功能主治包含方剂的功效和主治。每首方剂列有备注部分,重点标注了部分与现代用药习惯明显不一致的特殊情况以及原方中缺乏关键信息记载的共识结果。

二、开心散关键信息考证结果

经典名方开心散出自唐代孙思邈的《备急千金要方》,由人参、远志、茯苓和石菖蒲四味药组成,其功效为益气养心、安神定志,主治心气不足、神志不宁、健忘失眠及心怯怔忡等症[2],对老年痴呆、抑郁症等具有较好的治疗作用[3]。虽然后世医家对开心散进行了较为详细的论述和记载,但不同医家对开心散的剂量及药材基原等信息的记载不同,进而导致该方的剂量折算和药材基原等关键信息悬而未决,而确保处方的准确性是中药开发利用、新药研发的重要环节之一[4,5]。根据古代经典名方考证原则,我们从四个方面对经典名方开心散进行信息考证。

(一)基原及用药部位

1. 人参

历代本草记载,古代人参多于农历二月、四月和八月采收,去芦后以干燥根部入药,而现代药用部位多为根和根茎。[6-8]汉晋时期,以山西省上党和辽东(东北地区)所产人参为道地药材,且以呈人形者为佳,至明末,上党所产人参不再是道地药材,而多采用辽参。[7,9-13]历代本草中对辽参形态的记载,与《中国植物志》中对五加科植物人参(*Panax ginseng* C. A. Mey.)的描述极为相似。[9,14-15]经学者考证,人参之名原专为党参所用,继为辽参和党参所共有,转而为辽参所独占。古代的上党人参即为现在的五加科人参,而非桔梗科党参,品种未变,但产地发生了迁移。[14]因此,古方中所用的人参符合《中国药典》2020年版[16]中的记载,以五加科植物人参为主要基原,药用部位为干燥根和根茎。

2. 远志

历代本草记载远志的采收时间皆为农历四月,南北朝时期药用部位为其根、叶,至明代多以其根部入药而逐渐少用其叶,明代后仅以其根部入药。[6,8,17-20]远志最早生长于山东省,宋代在河南省开封和山西省运城也有发现,唐代又增加了洛阳产地。[6,8-9,12,21]历代本草中对远志植物形态的描述与《中国植物志》中对远志科远志属植物远志(*Polygala tenuifolia* Willd.)的描述具有一定的相似性。[8-9,12,17,22-24]因此,古方中所用远志与现代药用远志相同,以远志科远志属植物远志为主要基原,药用部位为其干燥根,符合《中国药典》2020年版中的记载。

3. 茯苓

茯苓在我国入药历史悠久,有"十方九苓"之说。纵观历代本草,茯苓早期一般以整体入药,直至东晋时才有了茯苓和茯神之分;南北朝时期开始有白茯苓、赤茯苓的记载。《本草经集注》认为茯苓与茯神用药疗效相同[9],且白补赤利,但明确区分两者的功效则是在唐宋时期。[6,9,25-31]茯苓自古就以色白、质重、坚实者为优。明代及以前以华山所产茯苓为佳,清代及以后则逐渐推崇云南省产者。[6,8-10,12-13,32-34]历代本草中对茯苓性状的描述[8-10,12-13,35-38]与《中国真菌志》[39]中对多孔菌科真菌茯苓[*Poria cocos* (Schw.) Wolf]的描述极为相似。因此,古方中所用茯苓与现代药用茯苓相同,以多孔菌科真菌茯苓为主要基原,药用部位为干燥菌核,符合《中国药典》2020年版中的记载。

4. 石菖蒲

根据历代本草记载,古代石菖蒲于农历五月和十二月采收,以干燥根部入药[6,8,40],因古代对根与根茎的区分不明确,故古时记载的石菖蒲的根应为今植物学中的根茎。石菖蒲在我国分布较广,古时产地主要有陕西省商洛,四川省荥经县、宜宾市、南溪县、屏山县,安徽省池州市和山东省莱阳市,且四川省为石菖蒲的道地产区。[8-9,38,21]唐代以前药用石菖蒲基原较为混乱,至宋代逐渐对石菖蒲、水菖蒲加以区分,并明确可作药用的是石菖蒲。[8-9,12,23,32,38,40,42-43]历代本草中关于石菖蒲形态的描述与《中国植物志》中关于天南星科植物石菖蒲(*Acorus tatarinowii* Schott)的描述具有一定的相似性。因此,古方中所用石菖蒲为现代石菖蒲,以天南星科植物石菖蒲为主要基原,药用部位为干燥根茎,符合《中国药典》2020年版中的记载。

(二)炮制方法

1. 人参

人参在其数千年的应用历史中,根据临床需要产生了不同的炮制方法及炮制工艺,包括切制、炒制、酒浸制、蒸制等,形成了生晒参、红参、糖参等不同的炮制规格。陈嘉谟在《本草蒙筌》"制造资水火"中把中药的炮制分为火制、水制、水火共制等不同的炮制工艺[38]。随着现代工艺的不断发展,人参的炮制方法也在不断发生进化,继承于传统工艺的净制、切制、研细、捣碎、生晒、蒸制、糖参等依然为主要的炮制工艺[81]。《备急千金要方》原方中未记载人参的炮制方法,经考证,唐宋时期本草方书中对人参炮制方法的记载以晒干、切片较为常见,基本符合《中国药典》2020年版中人参饮片的炮制方法。

2. 远志

古代远志炮制方法包括净制法、切制法、炒制与焙制法、甘草制法、姜制法、酒制法、复制法等。针对远志是否"去心",不同版本的《中国药典》和各地方标准记载不一,如《中国药典》1963年版和1985年版要求去心,而其他版《中国药典》和部分地方炮制规范中则均不要求去心。除远志净制、切制法外,对于远志加辅料与不加辅料制法,《中国药典》1963年版收载了制远志(甘草制)和蜜远志,而《中国药典》1985—2015年版则均收载了制远志,此外,各地方炮制规范中还收载有朱砂制、蒸制、麸炒、炒焦、炆制等远志炮制方法,其中以甘草制法、蜜炙法最为多见[82]。本草方书中对远志炮制方法的记载多为去心后以酒或甘草汤煎煮,以消除其"戟人咽喉"的不良反应。《备急千金要方》原方中未记载远志的炮制方法,但该书《卷一·合和》中有"牡丹巴戟天远志野葛等皆槌破去心"的记载。基本与《中国药典》2020年版中远志饮片的炮制方法相同。

3. 茯苓

古代茯苓炮制方法众多,宋朝以前基本是去皮、煮制、切制后使用,宋朝以后有了较大的创新,增加了炒制、猪苓制、乳制、酒制、蒸制等方法,明清以后进一步发展出了天花粉制、砂仁制、土炒等方法。现代茯苓炮制在净制方面,沿袭古代的去泥沙、去皮、去木等方面,没有提到去筋膜;切制方面,则切制成小丁、薄片或制成茯苓粉使用,与古代用法基本一致;炮制方面目前文献记载的有些炮制方法已经失传或抛弃不用,现代茯苓的炮制方法较为简单,药典记载基本为洗净、润后稍蒸、去皮、切制、晒干,各地炮制规范虽在细节上稍有不同,但基本遵照药典执行,也有土炒、米汤制等特色炮制方法[83]。本草方书中所载茯苓的加工方法多为采收阴干,煮后削去外皮,切块或厚片。孙思邈《备急千金要方》原方中未记载茯苓的炮制方法,但该书《卷一·合和》中有"茯苓猪苓削除黑皮"的记载。经考证,宋代本草方书中记载茯苓的炮制方法已逐渐成熟,基本与《中国药典》2020 年版中茯苓饮片的炮制方法相同。

4. 石菖蒲

关于石菖蒲的炮制方法,东晋时期有捣制成丸,南北朝时有用铜刀刮去节皮,拌桑枝蒸制。唐代有捣制、酒煎等。五代时有炒制。宋代有米泔浸制加糯米粥成丸等。明代有与斑蝥炒制醋糊成丸、同盐研制等。清代有取鲜洗净去毛用。从古至今,石菖蒲炮制方法有生用、炙制、醋制、炒制、酒制、研制等,其炮制方法已达 20 余种。现今主要为切制生用,与现行《中国药典》记载基本一致[21]。历代方书对石菖蒲炮制方法的记载较多,且方法多样。《备急千金要方》原方未记载石菖蒲的炮制方法。经考证,本草方书中记载的石菖蒲的加工方法以去毛或刮去粗皮、捣碎或切片较为常见,基本与《中国药典》2020 年版中石菖蒲饮片的炮制方法相同。

(三) 用药剂量

据《备急千金要方》记载,开心散为散剂,原方记载其制备方法为"右四位治下筛",但并未说明药物的粉碎粒度,参考《中国药典》2020 年版中的规定,处理为细粉即可。《古今录验方》定志丸和《圣济总录》开心丸,其剂型为丸剂。古方记载丸剂添加的辅料较常见的是朱(辰)砂和蜜,丸剂的规格大小多为"梧桐子大"。《雷公炮炙论》[41]记载:"云如梧桐子许者,取重十四两鲤鱼目比之。"经查阅现代文献,"梧桐子大"单颗药丸体积约为 0.25 mL,质量约为 0.3 g[43]。《备急千金要方》记载原方用法为"饮服方寸匕",参考唐代苏敬在《新修本草》按语中记载的对方寸匕和梧桐子的换算法以及对方寸匕尺寸的研究结果,一方寸匕药物的体积为 4.3 cm^3,质量为 4~5 g,则该方的每次服用剂量为 4~5 g。"日三"指服用方法为 1 日 3 次,若每次服用剂量按 5 g 计算,则日服用剂量约为 15 g。根据四味药的比例,人参∶远志∶茯苓∶石菖蒲=1∶1∶2∶1,则开心散的散剂日服用剂量为远志 3 g、人参 3 g、茯苓 6 g、石菖蒲 3 g[44]。《备急千金要方》[45]对于丸剂服用剂量的记载为"凡药丸如梧桐子大,补者十丸为始,从一服渐加,不过四十丸,过亦损人"。因此,开心散复方制剂的剂型亦可为丸剂,规格大小可遵循古人之"梧桐子大",每丸 0.3 g,单次服用起始剂量为 15 丸,随病情轻重加减,以"不过四十丸"为度,每日 3 次。且易腾达等人以《古代经典名方目录》中的开心散为研究对象,通过对该方在《千金要方》宋校本、新雕本中剂量差异的考证,参考两版本各自成书的特点,比对考察宋校本同一卷中其他方剂的载录方式,并以同时代的《医心方》开心散的记载为佐证,推论出开心散的药量应为"远志、人参各四分(一两),茯苓二两,石菖蒲一两"[46]。按照《经方本原剂量问题研究》及对方寸匕的研究结果,折算出本方的现代剂量与尚炳娴等人的研究结果相似,为远志 13.8 g、人参 13.8 g、茯苓 27.6 g、石菖蒲 13.8 g,再结合其散剂的服用方法[47],计算得知日服量为远志 3 g、人参 3 g、茯苓 6 g、石菖蒲 3 g。因"方寸匕"的容量折算标准受药材比重等因素影响,剂量折算结果差异较大。结合征求意见中研发单位提供的安全性评价研究结果,建议每次冲服 1~3 g,临床遵医嘱服用。在固定原方比例的基础上,结合安全性评价结果及临床用药实际确定具体服用剂量[48]。开心散基本信息及现代对应情况见表 5.1。

表 5.1　开心散基本信息及现代对应情况

基本信息				现代对应情况			
出处	处方、制法及用法	药味名称	基原及用药部位	炮制规格	折算剂量	用法用量	功能主治
《备急千金药方》(唐·孙思邈)	远志、人参各四分,茯苓二两,石菖蒲一两右四味治下筛选,饮服方寸匕,日三	远志	远志科植物 Polygala tenuifolia Willd. 或卵叶远志 Polygala sibirica L. 的干燥根	生品	13.8 g	上四味药粉碎成细粉,每次重复方寸匕,日 3 次	【功效】益气养心,安神定志【主治】心气不足证,症见神志不宁、健忘失眠、心悸怔忡等
		人参	五加科植物 Panax ginseng C. A. Mey. 人参的干燥根和根茎	生品	13.8 g		
		茯苓	多孔菌科真菌茯苓 Poria cocos (Schw.) Wolf 的干燥菌核	生品	27.6 g		
		石菖蒲	天南星科植物石菖蒲 Acorus tatarinowii Schott 的干燥根茎	生品	13.8 g		

注:因"方寸匕"的容量折算标准受药材比重等因素影响,剂量折算结果差异较大。结合征求意见中研发单位提供的安全性评价研究结果,建议每次冲服 1~3 g,临床遵医嘱服用。在固定原方比例的基础上,结合安全性评价结果及临床用药实际确定具体服用剂量。

(四)功能主治

后世医家在应用开心散的过程中,衍化出了许多类方,这些类方的功能主治因剂量的变化与《备急千金要方》开心散既有继承又有拓展,因此考证类方的功能主治与剂量的变化规律十分有必要。考证结果表明,其基本功效为养心开窍、健脾安神、交通心肾,主治病证为喜忘、忧愁悲伤、惊悸恐怯等,不同朝代又略有差异。至宋、金、元时期,在基本功效上,兼温通心阳,清热息风,主治病证较之前略有变化,但基本相同。发展至明代,兼滋阴清热养血,主治病证拓展了远视、近视、遗精、便浊等。至清代,其功效在明代的基础上又增加了滋补心肾,主治病证基本上沿袭了明代及以前。古人在应用该方及其类方时药物配伍比例具有一定的特征性规律,治疗喜忘、忧愁悲伤、惊悸恐怯、"目不能近视,反能远视"、梦遗、便浊多重用人参、茯苓,其中人参:茯苓约1:1,远志:石菖蒲约1:1;治疗"目能近视,不能远视"多重用远志、石菖蒲,且远志:石菖蒲约1:1。此外,远志:人参:茯苓:石菖蒲为2:3:3:2这一配伍比例出现的频率最高,基本上囊括了该方及其类方的主治病证[46]。

第二节 经典名方药学研究指导原则及开心散药学研究现状

一、经典名方开发药学指导原则

(一) 概述

近年来,国家高度重视中医药工作。2019年10月印发的《中共中央国务院关于促进中医药传承创新发展的意见》,对中医药发展作出战略性部署。2020年6月,习近平总书记在专家学者座谈会上指出,改革完善中药审评审批机制,促进中药新药研发和产业发展,为新时代中药传承创新发展指明了方向、提供了遵循。国家药品监督管理局《药品管理法》《中医药法》以及《药品注册管理办法》,2020年组织制定了《中药注册分类及申报资料要求》。根据中药注册分类及申报资料要求,古代经典名方中药复方制剂开发属于中药注册分类3.1类(以下简称中药3.1类)。为了更好地开展中药3.1类的药学研究,国家药品监督管理局制定了包括药材、饮片、基准样品、制剂生产、制剂质量研究和质量标准、相关性研究、稳定性等方面药学研究的基本原则。

本原则要求古代经典名方的组成、药材基原、药用部位、炮制规格、折算剂量、用法用量、功能主治等应与国家发布的古代经典名方关键信息一致。同时,按照国家发布的古代经典名方关键信息及古籍记载,研究、制备基准样品,以承载古代经典名方的有效性、安全性。制剂研究中,应以制剂的质量与基准样品的质量基本一致为目标,研究确定商业规模的制剂生产工艺。鼓励使用优质药材为原料,进行饮片炮制和制剂生产。在中药 3.1 类的研发和生产中,应从药材基原、产地、种植养殖、生长年限、采收加工、饮片炮制及包装贮藏等多个方面加强药材和饮片的质量控制,从源头加强质量控制,最终保障制剂的质量。经典名方药学研究中,应关注相关性研究,建立全过程质量控制体系。以国家发布的古代经典名方关键信息为依据,对药材、饮片的质量进行研究,研究、制备基准样品,并对药材、饮片、中间体、制剂开展相关性研究,明确关键质量属性和关键工艺参数,建立和完善符合中药特点的全过程质量控制体系,保证药品质量均一、稳定。

经典名方药学研究指导原则的具体内容如下。

(二)主要内容

1. 药材研究

在药材研究方面,《指导原则》明确,药材基原与药用部位应与国家发布的古代经典名方关键信息内容一致,若为多基原的药材一般应固定一种基原;鼓励使用优质药材为原料进行中药 3.1 类的研究和生产。应进行资源评估,保证药材资源的可持续利用。应加强药材生产全过程质量控制,并采取有效措施保证药材质量相对稳定和质量可追溯。鼓励使用符合中药材生产质量管理规范(GAP)要求的药材;药材的产地应在道地产区和/或主产区中选择,一般应针对不少于 3 个产地总计不少于 15 批次药材的质量进行研究分析,确定药材产地、生长年限、采收期、产地加工及质量要求等信息。应使用研究确定的药材开展饮片研究。应根据药材质量分析和相关性研究结果,制定完善药材质量标准。

2. 饮片研究

在饮片研究方面,《指导原则》明确,饮片的炮制规格应与国家发布的古代经典名方关键信息一致;国家发布的古代经典名方关键信息明确的炮制规格收载于《中国药典》或省、自治区、直辖市炮制规范等的,应按照相关规定进行炮制,明确工艺参数;尚无相关标准或规范收载的,一般应根据其古籍文献记载并参照《中国药典》炮制通则相关内容进行炮制工艺的研究,明确工艺参数。应明确炮制用辅料的种类、用量和标准;应根据饮片的质量分析和相关性研究结果,建立完善饮片质量标准。

3. 基准样品研究

在基准样品研究方面,《指导原则》明确,应根据国家发布的古代经典名方关键信息及古籍记载内容研究制备基准样品。若国家发布的古代经典名方关键信息或古籍记载内容仅为"水煎服"等无详细工艺制法的表述,应参照《医疗机构中药煎药室管理规范》并结合具体情况,合理确定制备工艺。基准样品一般为煎液、浓缩浸膏或干燥品,原则上不加辅料,可考虑采用低温浓缩、冷冻干燥或其他适宜的方法,并选择适宜的贮存容器、贮存条件,保证基准样品在研究期间质量稳定;应固定炮制、前处理、煎煮、滤过、浓缩、干燥等制备方法和工艺参数(范围),重点关注滤过、浓缩、干燥等工艺对质量的影响。应制备不少于15批样品,并根据研究结果确定煎液得量和干膏率范围。研究制备基准样品时,应关注饮片取样的代表性;应开展基准样品的质量研究,采用专属性鉴别、干膏率、浸出物/总固体、多指标成分的含量、指纹/特征图谱等进行整体质量评价,表征其质量。对研究结果进行分析,确定各指标的合理范围,如:干膏率的波动范围一般不超过均值的±10%,指标成分的含量波动范围一般不超过均值的±30%。针对离散程度较大的,分析原因并采取针对性措施,控制其波动范围,研究确定基准样品的质量标准。

4. 制剂生产研究

在制剂生产研究方面,《指导原则》明确,工艺路线、给药途径和剂型应当与国家发布的古代经典名方关键信息及古代医籍记载一致,其中以汤剂形式服用的古代经典名方可制成颗粒剂;应根据生产实际并通过比较研究,以制剂和基准样品的质量基本一致为目标,研究前处理、提取、固液分离、浓缩、干燥和制剂成型等工艺和参数(范围),并完成商业规模生产工艺验证,确定生产工艺。应至少从干膏率、浸出物/总固体、指标成分的含量、指纹/特征图谱等方面,说明商业规模生产制剂的质量与基准样品质量的一致性。

5. 制剂质量和质量标准研究

在制剂质量和质量标准研究方面,《指导原则》明确,应加强专属性鉴别、浸出物/总固体、多成分含量测定、指纹/特征图谱等质量控制研究。原则上处方中各药味应在制剂质量控制项目中体现。指纹/特征图谱一般以相似度或特征峰相对保留时间、相对峰面积等为检测指标,主要成分在指纹/特征图谱中应尽可能得到指认,必要时应研究建立多张指纹/特征图谱。应研究建立多个药味的含量测定方法。应研究与安全性相关(包括内源性毒性成分和外源性污染物)的质量控制方法。应根据研究结果合理制定制剂的质量标准。其中,指纹/特征图谱应明确相似度、相对保留时间等要求,浸出物/总固体、含量测定等项目应确定上下限。定量检测项目的限度波动范围应与基准样品的要求一致。

6. 相关性研究

其他相关性研究应采用指标成分的含量、指纹/特征图谱等指标,对中试规模以上生产的中间体、制剂及所用的药材、饮片进行相关性研究,并与基准样品进行质量对比,说明生产全过程的量质传递情况。根据研究结果确定药材、饮片、中间体、制剂的关键质量属性和质量标准的质控指标,确定其波动范围。

7. 稳定性研究

稳定性研究应以生产规模样品的长期稳定性试验结果为依据确定有效期及贮藏条件。一般情况下,申报时应提供6个月加速稳定性试验和18个月长期稳定性试验研究资料。药品上市后,应继续进行稳定性试验研究。

二、开心散药学研究现状

开心散化学成分复杂,经相关研究确认开心散方中安神健智的主要有效成分为远志中寡糖酯类、远志和人参中皂苷类成分,以及石菖蒲中的细辛醚等苯丙素类成分和茯苓中的三萜酸类成分。基准样品作为经典名方制剂质量研究的重要桥接,对制剂质量评价具有重要意义。

中药及复方指纹/特征图谱是控制药材及复方制剂质量的重要手段,同时也是保证临床疗效的关键。指纹/特征图谱则具有整体性和模糊性的特点,很好地契合了中药组分的复杂性和多样性的特点,能够控制和评价中药材及复方的质量。中药复方的质量控制是保证临床疗效的关键[49]。

开心散复方的质量控制大多是通过对其组成药材进行定性鉴别,然后测定开心散中特征成分的含量来实现的。但利用某些特征成分对开心散进行质量标准控制具有一定的局限性。因为中药化学成分具有复杂性和多样性,其疗效是多成分、多靶点、多途径协同作用的结果。而开心散指纹/特征图谱结合多成分定量的方法则能够很好解决上述问题,并且已经成为控制开心散质量的主要方法。同时近年来指纹/特征图谱技术逐渐用于解释化学物质基础与药效之间的关系[50],通过筛选开心散中的有效物质并进行药效验证,最终形成了基于谱效关系的开心散指纹/特征图谱[51]。

远志、人参、茯苓、石菖蒲组成药材的质量是开心散复方质量的基础,药材受到产地生长环境、炮制方法、品种、药用部位等因素的影响,其中化学成分的种类及含量也会有所差异,因此合理评价和控制药材质量是保证复方质量的前提和基础,同时也是药物发挥临床疗效的关键。采用指纹/特征图谱技术对组成药材进行质量控制,能够更好保证中药的安全性、有效性,实现中药的现代化[52]。

田桂玉等选用 2 种不同的提取方法得到开心散组方中各药味的主要化学成分,所建立的第 1 套特征图谱中,明确 13 个特征峰,能够归属远志、石菖蒲和茯苓 3 个药味,指认远志酮Ⅲ、3,6′-二芥子酰基蔗糖、β-细辛醚、α-细辛醚和猪苓酸 C 共 5 个成分[49]。建立的第 2 套特征图谱明确了 12 个特征峰,能够归属人参和远志 2 个药味特征峰 9 个,归属 4 个药味共有峰 3 个,指认人参皂苷 Rg_1、人参皂苷 Re、人参皂苷 Rf、人参皂苷 Rb_1、人参皂苷 Rb_2 和人参皂苷 Rd 共 6 种成分。各特征峰的相对保留时间和相对峰面积较稳定,所建立的 2 套特征图谱分析方法具有较好的精密度、重复性、中间精密度和稳定性。巴寅颖等建立了开心散血清特征图谱,并与各单味药血清指纹图谱及开心散体外指纹图谱比较,结果显示开心散含药血清中有 24 种入血成分,其中 14 种原型成分,10 种为代谢产物;15 个峰来源于远志,7 个峰来源于石菖蒲,2 个峰来源于远志和石菖蒲,其中原型成分有来源于远志的西伯利亚远志糖 A5、A6,远志酮Ⅲ和 3,6′-二芥子酰基蔗糖及来源于石菖蒲的β-细辛醚,推测这些成分及代谢产物可能为开心散体内直接作用的类药成分[53]。戴莹等比较分析大鼠开心散含药血清、小肠吸收液与开心散提取物的特征图谱,筛选出 14 个开心散类药用有效组分,并鉴定出其中的 5 种特征成分,建立了类药有效组分特征图谱,形成基于类药有效组分特征图谱的开心散质量表征模式[54]。刘江云采用 HPLC/PDA/ELSD 液相串联分析系统建立了开心散的色谱指纹图谱,研究了开心散的成分来源与组成,并分析了开心散在二极管阵列检测器(PDA)和蒸发光散射检测器(ELSD)两种检测器上指纹图谱中的共有峰和主强峰,对其指纹图谱特征信息进行了数据化表征[55];采用 HPLC/PDA/ESI-MS 液质联用技术对开心散原药材人参、远志的色谱指纹图谱进行了成分定性分析和指认。

　　基于以上基础,我们进行了开心散特征图谱的方法学考察,从专属性、仪器精密度、重复性、溶液稳定性、中间精密度等方面考察开心散特征图谱方法学。并以峰 2 为参照峰,峰 2 保留时间适中,分离度远大于 1.5,理论塔板数远大于 3000,峰面积较大且出峰稳定(图 5.1)。203 nm 开心散特征图谱方法学由数据分析可得各峰的相对保留时间 RSD 值及相对峰面积 RSD 值均小于 5.00%,该考察满足《中国药典》2020 版相关要求(表 5.2,图 5.2)。

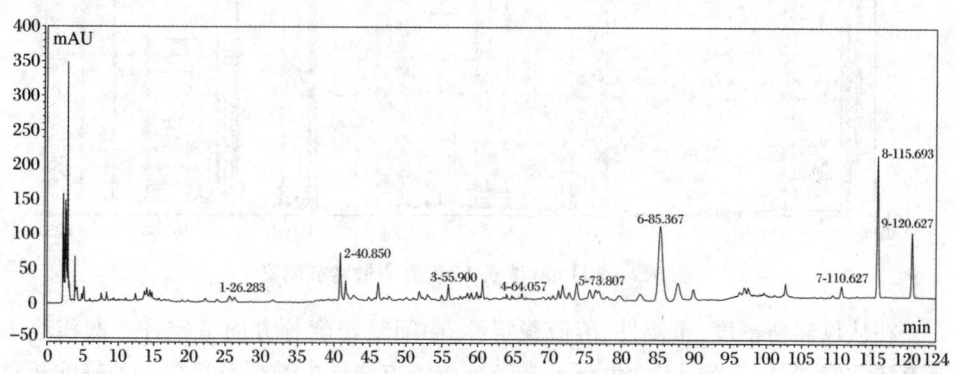

图 5.1　峰 2 图谱

表 5.2　203 nm 开心散特征图谱方法学考察

峰号	相对保留时间 RSD				相对峰面积 RSD			
	仪器精密度	重复性	稳定性	中间精密度	仪器精密度	重复性	稳定性	中间精密度
1	0.48%	0.08%	0.15%	0.07%	0.34%	0.92%	2.06%	1.62%
3	0.09%	0.01%	0.04%	0.01%	0.20%	0.69%	0.75%	1.30%
4	0.11%	0.02%	0.02%	0.01%	0.52%	3.10%	1.40%	0.67%

续表

峰号	相对保留时间 RSD				相对峰面积 RSD			
	仪器精密度	重复性	稳定性	中间精密度	仪器精密度	重复性	稳定性	中间精密度
5	0.15%	0.02%	0.10%	0.02%	0.74%	0.87%	0.53%	0.82%
6	0.16%	0.01%	0.07%	0.01%	0.16%	0.76%	0.62%	0.44%
7	0.22%	0.02%	0.04%	0.01%	0.55%	2.18%	0.49%	0.77%
8	0.23%	0.03%	0.05%	0.02%	0.17%	0.74%	0.57%	0.49%
9	0.23%	0.03%	0.05%	0.01%	0.38%	0.79%	0.41%	0.72%

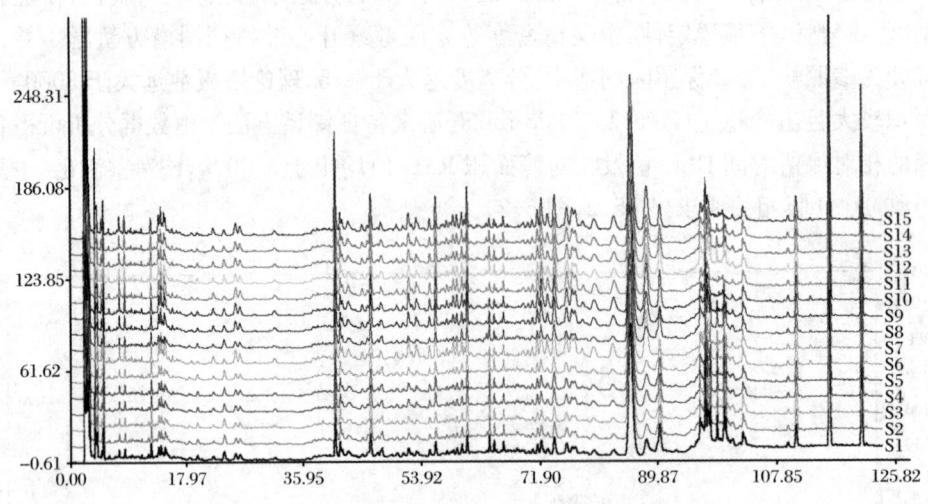

图 5.2 203 nm 波长 15 批开心散特征图谱

在从仪器精密度、重复性、溶液稳定性、中间精密度等方面考察开心散指纹图谱方法学中,我们发现 245 nm 开心散特征图谱方法学由数据分析可得各峰的相对保留时间 RSD 值及相对峰面积 RSD 值均小于 5.00%,考察满足《中国药典》2020版相关要求。并以峰 3 为参照峰,峰 3 保留时间适中,分离度远大于 1.5,理论塔板数远大于 3000,峰面积较大且出峰稳定(图 5.3)。245 nm 开心散特征图谱方法学由数据分析可得各峰的相对保留时间 RSD 值及相对峰面积 RSD 值均小于 5.00%,该考察满足《中国药典》2020 版相关要求(表 5.3,图 5.4)。

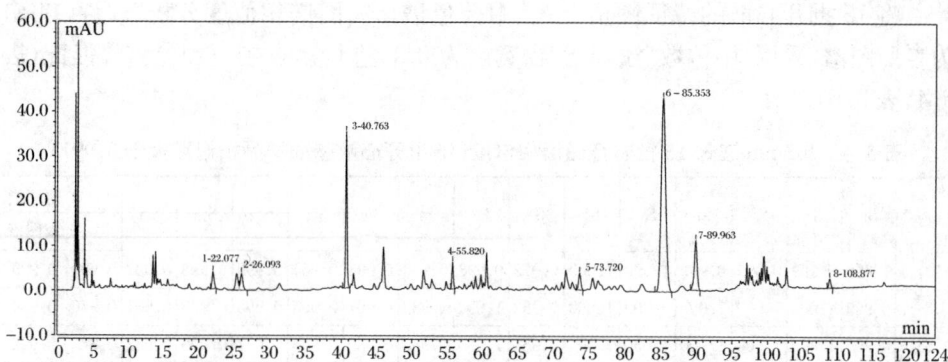

图 5.3　峰 3 图谱

表 5.3　245 nm 开心散特征图谱方法学考察

峰号	相对保留时间 RSD				相对峰面积 RSD			
	仪器精密度	重复性	稳定性	中间精密度	仪器精密度	重复性	稳定性	中间精密度
1	0.36%	0.06%	0.08%	0.04%	0.57%	1.30%	1.21%	1.93%
2	0.50%	0.08%	0.14%	0.06%	0.23%	0.73%	1.25%	1.09%
4	0.09%	0.01%	0.04%	0.08%	0.17%	0.27%	0.72%	1.13%
5	0.15%	0.02%	0.09%	0.02%	0.48%	0.82%	2.09%	1.62%
6	0.16%	0.01%	0.06%	0.01%	0.18%	0.66%	1.71%	0.59%
7	0.12%	0.02%	0.02%	0.01%	0.48%	0.60%	1.80%	0.72%
8	0.21%	0.03%	0.04%	0.02%	0.60%	1.19%	1.96%	1.09%

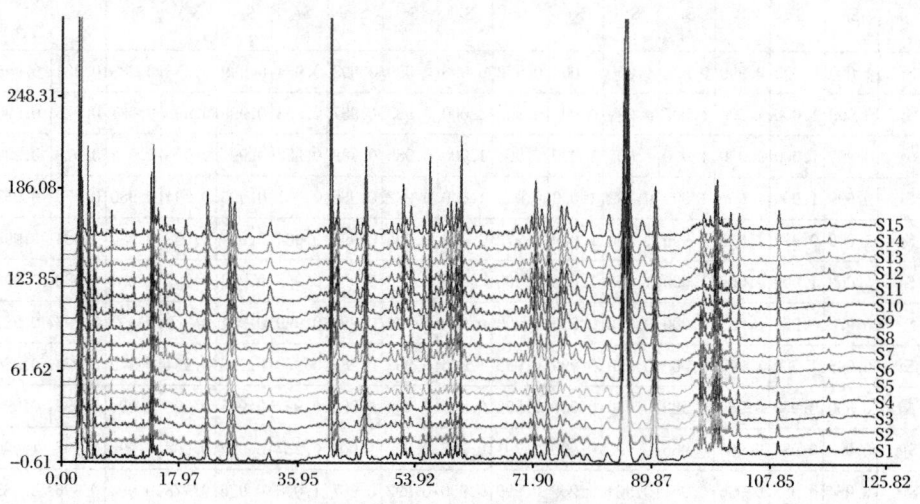

图 5.4　245 nm 波长 15 批开心散特征图谱

将 15 批开心散的特征图谱导入"中药色谱指纹图谱相似度分析"软件,以 S1 为参照图谱,采用"中位数"法,时间窗宽度为 0.1,进行多点校正和色谱峰匹配(表5.4、表5.5)。

表 5.4　203 nm 波长 15 批特征图谱相似度(15 批开心散基准样品相似度大于 0.991)

	S_1	S_2	S_3	S_4	S_5	S_6	S_7	S_8	S_9	S_{10}	S_{11}	S_{12}	S_{13}	S_{14}	S_{15}	对照指纹图谱
S_1	1.000	0.999	0.999	0.999	1.000	1.000	0.972	0.998	0.990	0.993	0.964	0.999	0.998	0.988	0.984	0.995
S_2	0.999	1.000	1.000	1.000	0.999	1.000	0.962	1.000	0.983	0.987	0.953	0.996	0.995	0.981	0.976	0.990
S_3	0.999	1.000	1.000	1.000	1.000	1.000	0.964	1.000	0.985	0.989	0.955	0.997	0.996	0.982	0.978	0.992
S_4	0.999	1.000	1.000	1.000	0.999	1.000	0.960	1.000	0.982	0.986	0.951	0.995	0.994	0.980	0.975	0.989
S_5	1.000	0.999	1.000	0.999	1.000	1.000	0.972	0.999	0.990	0.993	0.964	0.999	0.998	0.988	0.984	0.995
S_6	1.000	1.000	1.000	1.000	1.000	1.000	0.966	0.999	0.986	0.990	0.958	0.998	0.997	0.984	0.980	0.993
S_7	0.972	0.962	0.964	0.960	0.972	0.966	1.000	0.959	0.996	0.991	0.999	0.981	0.983	0.997	0.997	0.987
S_8	0.998	1.000	1.000	1.000	0.999	0.999	0.959	1.000	0.982	0.985	0.950	0.995	0.994	0.979	0.974	0.988
S_9	0.990	0.983	0.985	0.982	0.990	0.986	0.996	0.982	0.000	0.998	0.992	0.995	0.996	1.000	0.999	0.997
S_{10}	0.993	0.987	0.989	0.986	0.993	0.990	0.991	0.985	0.998	1.000	0.987	0.997	0.998	0.998	0.998	1.000
S_{11}	0.964	0.953	0.955	0.951	0.964	0.958	0.999	0.950	0.992	0.987	1.000	0.976	0.978	0.994	0.996	0.983
S_{12}	0.999	0.996	0.997	0.995	0.999	0.998	0.981	0.995	0.995	0.997	0.976	1.000	1.000	0.994	0.992	0.999
S_{13}	0.998	0.995	0.996	0.994	0.998	0.997	0.983	0.994	0.996	0.998	0.978	1.000	1.000	0.995	0.993	0.999
S_{14}	0.988	0.981	0.982	0.980	0.988	0.984	0.997	0.979	1.000	0.998	0.994	0.994	0.995	1.000	0.999	0.997
S_{15}	0.984	0.9761	0.978	0.975	0.984	0.980	0.997	0.974	0.999	0.998	0.996	0.992	0.993	0.999	1.000	0.996
对照指纹图谱	0.995	0.990	0.992	0.989	0.995	0.993	0.987	0.988	0.997	1.000	0.983	0.999	0.999	0.997	0.996	1.000

表 5.5　245 nm 波长 15 批特征图谱相似度(15 批开心散基准样品相似度大于 0.983)

	S_1	S_2	S_3	S_4	S_5	S_6	S_7	S_8	S_9	S_{10}	S_{11}	S_{12}	S_{13}	S_{14}	S_{15}	对照指纹图谱
S_1	1.000	0.999	0.999	0.999	1.000	1.000	0.972	0.998	0.990	0.993	0.964	0.999	0.998	0.988	0.984	0.995
S_2	0.999	1.000	1.000	1.000	0.999	1.000	0.962	1.000	0.983	0.987	0.953	0.996	0.995	0.981	0.976	0.990
S_3	0.999	1.000	1.000	1.000	1.000	1.000	0.964	1.000	0.985	0.989	0.955	0.997	0.996	0.982	0.978	0.992
S_4	0.999	1.000	1.000	1.000	0.999	1.000	0.960	1.000	0.982	0.986	0.951	0.995	0.994	0.980	0.975	0.989
S_5	1.000	0.999	1.000	0.999	1.000	1.000	0.972	0.999	0.990	0.993	0.964	0.999	0.998	0.988	0.984	0.995
S_6	1.000	1.000	1.000	1.000	1.000	1.000	0.966	0.999	0.986	0.990	0.958	0.998	0.997	0.984	0.980	0.993
S_7	0.972	0.962	0.964	0.960	0.972	0.966	1.000	0.959	0.996	0.991	0.999	0.981	0.983	0.997	0.997	0.987
S_8	0.998	1.000	1.000	1.000	0.999	0.999	0.959	1.000	0.982	0.985	0.950	0.995	0.994	0.979	0.974	0.988
S_9	0.990	0.983	0.985	0.982	0.990	0.986	0.996	0.982	0.000	0.998	0.992	0.995	0.996	1.000	0.999	0.997
S_{10}	0.993	0.987	0.989	0.986	0.993	0.990	0.991	0.985	0.998	1.000	0.987	0.997	0.998	0.998	0.998	1.000
S_{11}	0.964	0.953	0.955	0.951	0.964	0.958	0.999	0.950	0.992	0.987	1.000	0.976	0.978	0.994	0.996	0.983

	S₁	S₂	S₃	S₄	S₅	S₆	S₇	S₈	S₉	S₁₀	S₁₁	S₁₂	S₁₃	S₁₄	S₁₅	对照指纹图谱
S₁₂	0.999	0.996	0.997	0.995	0.999	0.998	0.981	0.995	0.995	0.997	0.976	1.000	1.000	0.994	0.992	0.999
S₁₃	0.998	0.995	0.996	0.994	0.998	0.997	0.983	0.994	0.996	0.998	0.978	1.000	1.000	0.995	0.993	0.999
S₁₄	0.988	0.981	0.982	0.980	0.998	0.984	0.997	0.979	1.000	0.998	0.994	0.994	0.995	1.000	0.999	0.997
S₁₅	0.984	0.9761	0.978	0.975	0.984	0.980	0.997	0.974	0.999	0.998	0.996	0.992	0.993	0.999	1.000	0.996
对照指纹图谱	0.995	0.990	0.992	0.989	0.995	0.993	0.987	0.988	0.997	1.000	0.983	0.999		0.997	0.996	1.000

三、开心散复方灭菌工艺研究

目前,开心散的有效成分、药理活性和药动学等方面备受关注[56-58]。但对于开心散工艺研究相对较少,特别是开心散的灭菌工艺,其对开心散的物质基础会产生哪些影响需要进一步研究。中药材的活性成分是保证药品安全有效的指标[59]。中药的常用的灭菌方法有湿热灭菌法、干热灭菌法、辐射灭菌法、气体灭菌法、过滤除菌法和高温瞬时灭菌法等[60-61]。干热灭菌法的热穿透力差,需经长时间高温作用才能达到灭菌的目的,适用于耐高温和湿热条件下易分解的药品灭菌[62]。但对开心散中含有黄酮类成分的远志和含有挥发油成分的石菖蒲不适用。湿热灭菌法是药物制剂生产过程中最常用的灭菌方法,但灭菌后样品潮湿,药材水分超标,导致某些中药药性转变,易吸潮或吸潮后药性改变的中药不建议使用该法[63]。紫外线灭菌对于中药饮片或制剂灭菌不均匀、不完全,且灭菌时间长,有残留等不足[64]。辐射灭菌存在辐照剂量超标与辐照源受限制的弊端[65]。臭氧灭菌易氧化部分中药活性成分,且臭氧稳定性差[66]。高温瞬时灭菌是近年兴起的新技术,是在加热条件下使纯净饱和蒸汽迅速达到较高温度,短时间内破坏病原微生物细胞内的蛋白质、核酸和活性物质,达到灭菌的目的;灭菌后,系统会将物料分离并进行急骤冷却,药效成分损失少,灭菌效率高且效果好[67,68]。该法可对含生药原粉的中成药进行迅速灭菌与干燥,保持原生药粉的药效特性。

按照《古代经典名方中药复方制剂及其物质基准的申报资料要求(征求意见稿)》[69]要求,来源于经典名方的中药复方制剂剂型应当与古籍记载一致,《备急千金要方》记载开心散剂型为散剂,是原粉直接冲服。中药材饮片经过筛选、洗净、炮制等处理后,大多数的中药饮片仍会不同程度地带有一些细菌、霉菌或其他致病菌[70],为保证含药材原粉中药制剂的安全性,需要选择合适的灭菌方法进行灭菌,使其达到微生物限度要求,同时还要兼顾开心散中主要药效成分的变化情况,以保证制剂的有效性[71]。

采用辐照灭菌、干热灭菌、湿热灭菌和乙醇灭菌 4 种灭菌方法及未灭菌的开心散样品进行检测,结果显示 4 种灭菌方法微生物限度检查均符合《中国药典》2020 年版散剂规定,其中辐照灭菌、干热灭菌和湿热灭菌可完全杀灭制剂中的微生物,但经干热灭菌和湿热灭菌后开心散制剂的颜色加深或出现结块现象[72]。与未灭菌制剂相比,经乙醇灭菌后制剂中 8 种指标成分含量均增加,推测原因为乙醇促进开心散中成分的溶出[73];经辐照灭菌和干热灭菌后制剂中人参皂苷 Rb_1 含量增加,推测存在其他人参皂苷向人参皂苷 Rb_1 的转化;经辐照灭菌后制剂中 α-细辛醚和 β-细辛醚含量增加,推测辐照处理更利于减少挥发性成分的损失;经湿热灭菌后制剂中除 α-细辛醚外 7 项指标成分含量均减少,说明湿热灭菌对开心散制剂有影响。与干热灭菌相比,辐照灭菌能更大程度地保留开心散中的主要药效成分,具有灭菌率高、操作简便等优势,且无污染、无药物残留、不会产生感生放射性[74],是实际大生产中的一种常用灭菌方法,可用于开心散制剂的灭菌。

李俊莹等根据开心散方中四味药材特性和灭菌后样品中指标成分含量变化情况,选择了灭菌效率高、有效成分损伤小的高温瞬时灭菌法[75]。经实验验证,最终确定了远志、人参、茯苓和石菖蒲灭菌颗粒尺寸为 2~8 目、灭菌温度为 160 ℃、灭菌时间为 5 s 作为开心散最佳灭菌工艺条件。所得开心散灭菌样品符合口服散剂的微生物限度要求(表 5.6),指标成分含量损失少,为经典名方开心散开发的灭菌过程提供了科学实验参考。

表 5.6　微生物限度要求

微生物限度	需氧菌总数不得过 500 cfu/g,霉菌和酵母菌总数不得过 50 cfu/g,不得检出大肠埃希菌(1 g)、沙门菌(10 g),耐胆盐革兰阴性菌应小于 10^2 cfu(1 g)	需氧菌总数不得过 1000 cfu/g,霉菌和酵母菌总数不得过 80 cfu/g,不得检出大肠埃希菌(1 g)、沙门菌(10 g),耐胆盐革兰阴性菌应小于 10^2 cfu(1 g)	需氧菌总数不得过 1000 cfu/g,霉菌和酵母菌总数不得过 80 cfu/g,不得检出大肠埃希菌(1 g)、沙门菌(10 g),耐胆盐革兰阴性菌应小于 10^2 cfu(1 g)

根据《中国药典》2020 版一部,药材与饮片,人参下人参皂苷含量测定要求,人参样品丰原及粉碎与灭菌后人参样品(干燥品计算)人参皂苷 Rg_1 和人参皂苷 Re 的总量都大于 0.30%,人参皂苷 Rb_1 都大于 0.20%,满足《中国药典》2020 版相关要求(表 5.7、表 5.8)。

表 5.7　人参粉碎灭菌工艺考察人参皂苷 Rg₁＋Re 含量测定

人参皂苷 Rg₁＋Re	Rg₁ 含量 (mg/g)	Re 含量 (mg/g)	Rg₁＋Re 含量(mg/g)	Rg₁＋Re 平均含量 (mg/g)	Rg₁＋Re 平均含量 (mg/g)	Rg₁＋Re 平均含量
人参样品丰原-1	4.518272	2.857179	7.375452	7.389399	7.333133	0.733313%
人参样品丰原-1	4.535777	2.867570	7.403346			
人参样品丰原-2	4.473276	2.821573	7.294849	7.276867		
人参样品丰原-2	4.451622	2.807263	7.258885			
人参粉碎工艺考察 10 min-1	2.894207	3.287762	6.181969	6.236184	6251859	0.625186%
人参粉碎工艺考察 10 min-1	2.946026	3.344373	6.290399			
人参粉碎工艺考察 10 min-2	2.909084	3.312032	6.221117	6.267535		
人参粉碎工艺考察 10 min-2	2.959967	3.353986	6.313953			
人参粉碎工艺考察 15 min-1	3.056525	3.448860	6.505385	6.503511	6.485763	0.648576%
人参粉碎工艺考察 15 min-1	3.054411	3.447226	6.501637			
人参粉碎工艺考察 15 min-2	3.036464	3.439437	6.475902	6.468016		
人参粉碎工艺考察 15 min-2	3.026234	3.433897	6.460131			
人参粉碎工艺考察 20 min-1	3.197880	3.639096	6.836976	6.838572	6.897054	0.689705%
人参粉碎工艺考察 20 min-1	3.202851	3.637316	6.840168			
人参粉碎工艺考察 20 min-2	3.227693	3.643892	6.871585	6.955537		
人参粉碎工艺考察 20 min-2	3.361295	3.678194	7.039489			

人参皂苷 Rgl＋Re	Rg₁含量（mg/g）	Re含量（mg/g）	Rg₁＋Re 含量（mg/g）	Rg₁＋Re 平均含量（mg/g）	Rg₁＋Re 平均含量（mg/g）	Rg₁＋Re 平均含量
人参灭菌工艺考察105℃-1	4.032562	4.908646	8.941208	8.924929	8.934912	0.893491%
人参灭菌工艺考察105℃-1	4.034357	4.874294	8.908651			
人参灭菌工艺考察105℃-2	4.050418	4.863995	8.914413	8.944895		
人参灭菌工艺考察105℃-2	4.079290	4.896087	8.975377			
人参灭菌工艺考察110℃-1	4.236719	5.127734	9.364453	9.369308	9.413718	0.941372%
人参灭菌工艺考察110℃-1	4.234241	5.139922	9.374163			
人参灭菌工艺考察110℃-2	4.282984	5.208340	9.491324	9.458129		
人参灭菌工艺考察110℃-2	4.266507	5.158427	9.424934			
人参灭菌工艺考察115℃-1	4.312110	6.758757	11.070868	11.019420	11.097448	1.109745%
人参灭菌工艺考察115℃-1	4.270806	6.697166	10.967972			
人参灭菌工艺考察115℃-2	4.351246	6.861243	11.212489	11.175477		
人参灭菌工艺考察115℃-2	4.307663	6.830802	11.138465			

表 5.8 人参粉碎灭菌工艺考察人参皂苷 Rb₁ 含量测定

人参皂苷 Rb1	保留时间 (min)	峰面积	称样量 (g)	稀释倍数	平均水分/批	含量 (mg/g)	平均含量(mg/g)	平均含量(mg/g)	平均含量
人参样品丰原-1	81.590	11.7027	1.00024	10	6.39818%	4.77048991	4.8330442285	4.746063599	0.474606%
人参样品丰原-1	81.590	12.0096	1.00024	10	6.39818%	4.89559466			
人参样品丰原-2	81.587	11.4611	1.00041	10	6.39818%	4.67121014	4.659084912		
人参品丰原-2	81.623	11.4016	1.00041	10	6.39818%	4.64695968			
人参粉碎工艺考察 10 min-1	81.657	7.7376	1.00035	10	9.33520%	3.25597463	3.29296286	3.302575683	0.330258%
人参粉碎工艺考察 10 min-1	81.547	7.9134	1.00035	10	9.33520%	3.32995110			
人参粉碎工艺考察 10 min-2	81.560	7.8542	1.0001	10	9.33520%	3.30583292	3.312188505		
人参粉碎工艺考察 10 min-2	81.527	7.8844	1.0001	10	9.33520%	3.31854410			
人参粉碎工艺考察 15 min-1	81.517	8.2182	1.00022	10	9.35428%	3.45938812	3.458946134	3.438436077	0.343844%
人参粉碎工艺考察 15 min-1	81.523	8.2161	1.00022	10	9.35428%	3.45850414			
人参粉碎工艺考察 15 min-2	81.550	8.1630	1.00046	10	9.35428%	3.43532781	3.417926021		
人参粉碎工艺考察 15 min-2	81.550	8.0803	1.00046	10	9.35428%	3.40052423			
人参粉碎工艺考察 20 min-1	81.527	8.6007	1.00043	10	9.52519%	3.62647622	3.623313855	3.629151222	0.362915%
人参粉碎工艺考察 20 min-1	81.517	8.5857	1.00043	10	9.52519%	3.62015149			
人参粉碎工艺考察 20 min-2	81.507	8.5985	1.00053	10	9.52519%	3.62518623	3.63498859		
人参粉碎工艺考察 20 min-2	81.490	8.6450	1.00053	10	9.52519%	3.64479095			
人参灭菌工艺考察 105 ℃-1	81.490	12.3031	1.00026	10	7.19456%	5.05817253	5.096366505	5.113531764	0.511353%
人参灭菌工艺考察 105 ℃-1	81.503	12.4889	1.00026	10	7.19456%	5.13456047			
人参灭菌工艺考察 105 ℃-2	81.493	12.4290	1.00038	10	7.19456%	5.10932083	5.130697024		
人参灭菌工艺考察 105 ℃-2	81.503	12.5330	1.00038	10	7.19456%	5.15207322			
人参灭菌工艺考察 110 ℃-1	81.503	13.1963	1.00043	10	7.01692%	5.41410865	5.417165197	5.490382881	0.549038%
人参灭菌工艺考察 110 ℃-1	81.493	13.2112	1.00043	10	7.01692%	5.42022174			
人参灭菌工艺考察 110 ℃-2	81.537	13.6236	1.00079	10	7.01692%	5.58740845	5.563600565		
人参灭菌工艺考察 110 ℃-2	81.503	13.5075	1.00079	10	7.01692%	5.53979268			

续表

人参皂苷 Rb1	保留时间(min)	峰面积	称样量(g)	稀释倍数	平均水分/批	含量(mg/g)	平均含量(mg/g)	平均含量(mg/g)	平均含量
人参灭菌工艺考察 115 ℃-1	81.533	18.4906	1.00047	10	6.90204%	7.57656215	7.584613774	7.61649465	0.761649%
人参灭菌工艺考察 115 ℃-1	81.537	18.5299	1.00047	10	6.90204%	7.59266540			
人参灭菌工艺考察 115 ℃-2	81.510	18.5774	1.00018	10	6.90204%	7.61433575	7.648375526		
人参灭菌工艺考察 115 ℃-2	81.500	18.7435	1.00018	10	6.90204%	7.68241530			

根据《中国药典》2020 版一部，药材与饮片，远志下远志𠮿酮Ⅲ含量测定要求，远志样品丰原及粉碎与灭菌后远志样品（干燥品计算）远志𠮿酮Ⅲ都大于0.15%，满足《中国药典》2020 版相关要求（表 5.9）。

表 5.9　远志粉碎灭菌工艺考察远志𠮿酮Ⅲ含量测定

远志𠮿酮Ⅲ	保留时间(min)	峰面积	称样量(g)	稀释倍数	平均水分/批	含量(mg/g)	平均含量(mg/g)	平均含量(mg/g)	平均含量
远志样品丰原 1-1	9.357	20.4586	1.00014	25	7.75155%	2.21652059	2.217127307	2.212788775	0.221279%
远志样品丰原 1-1	9.360	20.4698	1.00014	25	7.75155%	2.21773402			
远志样品丰原 2-1	9.357	20.3789	1.00090	25	7.75155%	2.20620927	2.208450243		
远志样品丰原 2-2	9.347	20.4203	1.00090	25	7.75155%	2.21069121			
远志粉碎工艺考察 20 min1-1	9.353	18.4780	1.00042	25	2.31020%	1.88990124	1.889681346	1.869732925	0.186973%
远志粉碎工艺考察 20 min1-2	9.360	18.4737	1.00042	25	2.31020%	1.88946145			
远志粉碎工艺考察 20 min2-1	9.553	18.1093	1.00030	25	2.31020%	1.85241338	1.849784504		
远志粉碎工艺考察 20 min2-2	9.553	18.0579	1.00030	25	2.31020%	1.84715563			
远志粉碎工艺考察 40 min1-1	9.350	18.4367	1.00018	25	6.07898%	1.96181457	1.959574683	1.946688592	0.194669%
远志粉碎工艺考察 40 min1-2	9.353	18.3946	1.00018	25	6.07898%	1.95733479			
远志粉碎工艺考察 40 min2-1	9.487	18.2541	1.00007	25	6.07898%	1.94259810	1.933802501		
远志粉碎工艺考察 40 min2-2	9.480	18.0888	1.00007	25	6.07898%	1.92500690			
远志粉碎工艺考察 50 min1-1	9.547	19.4635	1.00021	25	4.09942%	2.02826290	2.026319414	2.045451696	0.204545%
远志粉碎工艺考察 50 min1-2	9.557	19.4262	1.00021	25	4.09942%	2.02437592			

续表

远志𠮷酮Ⅲ	保留时间(min)	峰面积	称样量(g)	稀释倍数	平均水分/批	含量(mg/g)	平均含量(mg/g)	平均含量(mg/g)	平均含量
远志粉碎工艺考察 50 min2-1	9.460	19.7784	1.00069	25	4.09942%	2.06008954	2.064583978	2.045451696	0.204545%
远志粉碎工艺考察 50 min2-2	9.463	19.8647	1.00069	25	4.09942%	2.06907842			
远志灭菌工艺考察 105℃1-1	9.440	19.7940	1.00038	25	8.82424%	2.16922653	2.171171755	2.159624832	0.215962%
远志灭菌工艺考察 105℃1-2	9.427	19.8295	1.00038	25	8.82424%	2.17311698			
远志灭菌工艺考察 105℃2-1	9.490	19.5584	1.00080	25	8.82424%	2.14250759	2.148077909		
远志灭菌工艺考察 105℃2-2	9.467	19.6601	1.00080	25	8.82424%	2.15364823			
远志灭菌工艺考察 110℃1-1	9.503	14.8852	1.00021	25	8.08437%	1.61841482	1.622073469	1.625987995	0.162599%
远志灭菌工艺考察 110℃1-2	9.483	14.9525	1.00021	25	8.08437%	1.62573211			
远志灭菌工艺考察 110℃2-1	9.487	14.9779	1.00077	25	8.08437%	1.62758251	1.629902521		
远志灭菌工艺考察 110℃2-2	9.510	15.0206	1.00077	25	8.08437%	1.63222253			
远志灭菌工艺考察 115℃1-1	9.583	13.5280	1.00057	25	6.49704%	1.44536153	1.453171698	1.464096927	0.146410%
远志灭菌工艺考察 115℃1-2	9.570	13.6742	1.00057	25	6.49704%	1.46098186			
远志灭菌工艺考察 115℃2-1	9.557	13.8124	1.00033	25	6.49704%	1.47610152	1.475022156		
远志灭菌工艺考察 115℃2-2	9.557	13.7922	1.00033	25	6.49704%	1.47394279			

　　根据《中国药典》2020 版一部,药材与饮片,远志下 3,6′-二芥子酰基蔗糖含量测定要求,远志样品丰原及粉碎与灭菌后远志样品(干燥品计算)3,6′-二芥子酰基蔗糖都大于 0.50%,满足《中国药典》2020 版相关要求(表 5.10)。

表 5.10　远志粉碎灭菌工艺考察 3,6′-二芥子酰基蔗糖含量测定

3,6′-二芥子酰基蔗糖	保留时间(min)	峰面积	称样量(g)	稀释倍数	平均水分/批	含量(mg/g)	平均含量(mg/g)	平均含量(mg/g)	平均含量
远志样品丰原 1-1	27.417	120.3922	1.00014	25	7.75155%	7.10762673	7.116473463	7.105099746	0.710510%
远志样品丰原 1-1	27.413	120.6919	1.00014	25	7.75155%	7.12532020			
远志样品丰原 2-1	27.390	120.2118	1.00090	25	7.75155%	7.09158755	7.093726029		
远志样品丰原 2-2	27.367	120.2843	1.00090	25	7.75155%	7.09586451			

续表

3、6'-二芥子 酰基蔗糖	保留时间 (min)	峰面积	称样量 (g)	稀释 倍数	平均水 分/批	含量 (mg/g)	平均含 量(mg/g)	平均含 量(mg/g)	平均 含量
远志粉碎工艺 考察 20 min1-1	27.337	137.8010	1.00042	25	2.31020%	7.68010078	7.684403393	7.646439978	0.764644%
远志粉碎工艺 考察 20 min1-2	27.340	137.9554	1.00042	25	2.31020%	7.68870600			
远志粉碎工艺 考察 20 min2-1	27.993	136.5914	1.00030	25	2.31020%	7.61359906	7.608476563		
远志粉碎工艺 考察 20 min2-2	27.993	136.4076	1.00030	25	2.31020%	7.60335406			
远志粉碎工艺 考察 40 min1-1	27.310	136.6163	1.00018	25	6.07898%	7.921 50478	7.910041421	7.889482622	0.788948%
远志粉碎工艺 考察 40 min1-2	27.297	136.2209	1.00018	25	6.07898%	7.89857806			
远志粉碎工艺 考察 40 min2-1	27.753	135.9584	1.00007	25	6.07898%	7.88422448	7.868923822		
远志粉碎工艺 考察 40 min2-2	27.743	135.4307	1.00007	25	6.07898%	7.85362317			
远志粉碎工艺 考察 50 min1-1	27.973	146.5870	1.00021	25	4.09942%	8.32394432	8.327510422	8.351985022	0.835199%
远志粉碎工艺 考察 50 min1-2	27.963	146.7126	1.00021	25	4.09942%	8.33107652			
远志粉碎工艺 考察 50 min2-1	27.783	147.2060	1.00069	25	4.09942%	8.35508465	8.376459623		
远志粉碎工艺 考察 50 min2-2	27.707	147.9592	1.00069	25	4.09942%	8.39783460			
远志灭菌工艺 考察 105 ℃1-1	27.667	121.3742	1.00038	25	8.82424%	7.24816587	7.261390319	7.213040899	0.721304%
远志灭菌工艺 考察 105 ℃1-2	27.630	121.8171	1.00038	25	8.82424%	7.27461476			
远志灭菌工艺 考察 105 ℃2-1	27.870	120.3931	1.00080	25	8.82424%	7.18655981	7.164691479		
远志灭菌工艺 考察 105 ℃2-2	28.043	119.6604	1.00080	25	8.82424%	7.14282315			
远志灭菌工艺 考察 110 ℃1-1	27.827	90.4387	1.00021	25	8.08437%	5.35821192	5.358801429	5.354101616	0.535410%
远志灭菌工艺 考察 110 ℃1-2	27.747	90.4586	1.00021	25	8.08437%	5.35939094			
远志灭菌工艺 考察 110 ℃2-1	27.747	90.4044	1.00077	25	8.08437%	5.35318260	5.349401804		
远志灭菌工艺 考察 110 ℃2-2	27.827	90.2767	1.00077	25	8.08437%	5.34562101			

续表

3、6二芥子酰基蔗糖	保留时间（min）	峰面积	称样量（g）	稀释倍数	平均水分/批	含量（mg/g）	平均含量（mg/g）	平均含量（mg/g）	平均含量
远志灭菌工艺考察 115℃1-1	28.050	77.5393	1.00057	25	6.49704%	4.51434946	4.531568068	4.581035613	0.458104%
远志灭菌工艺考察 115℃1-2	28.033	78.1308	1.00057	25	6.49704%	4.54878668			
远志灭菌工艺考察 115℃2-1	28.010	79.4952	1.00033	25	6.49704%	4.62933265	4.630503158		
远志灭菌工艺考察 115℃2-2	28.010	79.5354	1.00033	25	6.49704%	4.63167366			

　　根据《中国药典》2020 版一部，药材与饮片，远志下细叶远志皂苷含量测定要求，远志样品丰原及粉碎与灭菌后远志样品（干燥品计算）细叶远志皂苷都大于2.00%，满足《中国药典》2020 版相关要求（表 5.11）。

表 5.11　远志粉碎灭菌工艺考察细叶远志皂苷含量测定

细叶远志皂苷	保留时间（min）	峰面积	称样量（g）	稀释倍数	平均水分/批	含量（mg/g）	平均含量（mg/g）	平均含量（mg/g）	平均含量
远志样品丰原-1	8.573	27.1968	1.00039	50	7.75155%	40.53204777	40.46386544	40.4256187	4.042562%
远志样品丰原-1	8.580	27.1053	1.00039	50	7.75155%	40.39568311			
远志样品丰原-2	8.573	27.1136	1.00069	50	7.75155%	40.39593875	40.38737195		
远志样品丰原-2	8.573	27.1021	1.00069	50	7.75155%	40.37880516			
远志粉碎工艺考察 20 min-1	8.573	29.6890	1.00026	50	2.31020%	41.78713587	41.74427763	41.4229302	4.142293%
远志粉碎工艺考察 20 min-1	8.573	29.6281	1.00026	50	2.31020%	41.70141939			
远志粉碎工艺考察 20 min-2	8.577	29.2142	1.00079	50	2.31020%	41.09708118	41.10158278		
远志粉碎工艺考察 20 min-2	8.577	29.2206	1.00079	50	2.31020%	41.10608438			
远志粉碎工艺考察 40 min-1	8.570	27.8424	1.00029	50	6.07898%	40.75933584	40.98990488	41.08333817	4.108334%
远志粉碎工艺考察 40 min-1	8.570	28.1574	1.00029	50	6.07898%	41.22047392			
远志粉碎工艺考察 40 min-2	8.567	28.3473	1.00090	50	6.07898%	41.47318300	41.17677146		
远志粉碎工艺考察 40 min-2	8.570	27.9421	1.00090	50	6.07898%	40.88035991			

续表

细叶远志皂苷	保留时间(min)	峰面积	称样量(g)	稀释倍数	平均水分/批	含量(mg/g)	平均含量(mg/g)	平均含量(mg/g)	平均含量
远志粉碎工艺考察 50 min-1	8.573	30.4358	1.00030	50	4.09942%	43.63574316	43.92549351	44.30764459	4.430764%
远志粉碎工艺考察 50 min-1	8.570	30.8400	1.00030	50	4.09942%	44.21524386			
远志粉碎工艺考察 50 min-2	8.567	31.1494	1.00099	50	4.09942%	44.62804588	44.68979567		
远志粉碎工艺考察 50 min-2	8.567	31.2356	1.00099	50	4.09942%	44.75154545			
远志灭菌工艺考察 105 ℃-1	8.563	27.1572	1.00076	50	8.82424%	40.93405964	41.06873693	41.08152852	4.108153%
远志灭菌工艺考察 105 ℃-1	8.560	27.3359	1.00076	50	8.82424%	41.20341423			
远志灭菌工艺考察 105 ℃-2	8.557	27.2459	1.00046	50	8.82424%	41.08007185	41.09432011		
远志灭菌工艺考察 105 ℃-2	8.557	27.2648	1.00046	50	8.82424%	41.10856837			
远志灭菌工艺考察 110 ℃-1	8.557	27.9776	1.00094	50	8.04437%	41.82367597	41.56311514	41.4907162	4.149072%
远志灭菌工艺考察 110 ℃-1	8.560	27.6290	1.00094	50	8.04437%	41.30255431			
远志灭菌工艺考察 110 ℃-2	8.570	27.6595	1.00031	50	8.04437%	41.37418998	41.41831726		
远志灭菌工艺考察 110 ℃-2	8.560	27.7185	1.00031	50	8.04437%	41.46244454			
远志灭菌工艺考察 115 ℃-1	8.567	26.4091	1.00017	50	6.49704%	38.83860080	38.84543934	38.85342111	3.885342%
远志灭菌工艺考察 115 ℃-1	8.547	26.4184	1.00017	50	6.49704%	38.85227787			
远志灭菌工艺考察 115 ℃-2	8.553	26.4725	1.00073	50	6.49704%	38.91005423	38.86140288		
远志灭菌工艺考察 115 ℃-2	8.550	26.4063	1.00073	50	6.49704%	38.81275153			

根据《中国药典》2020 版一部,药材与饮片,茯苓按照醇溶性浸出物测定法(通则 2201)项下的热浸法测定,茯苓样品丰原及粉碎与灭菌后茯苓样品浸出物都大于 2.00%,满足《中国药典》2020 版相关要求(表 5.12)。

表 5.12　茯苓粉碎灭菌工艺考察浸出物测定

序号	m1(g)	m2(g)	m3(g)	m4(g)	m5(g)	m6(g)	m7(g)	水分	浸出物	平均浸出物/批
粉碎 10 min-1	2.00984	99.7535	98.8298	99.7693	43.5341	43.5707	0.0366		3.06860%	
粉碎 10 min-2	2.00529	96.3572	95.7605	96.3632	42.5611	42.5986	0.0375	15.74597%	3.74011%	3.40188%
粉碎 10 min-3	2.00769	100.6597	99.5895	100.6608	43.1786	43.2127	0.0341		3.39694%	
粉碎 15 min-1	2.00420	101.8353	100.8837	101.8404	45.4308	45.4733	0.0425		3.65087%	
粉碎 15 min-2	2.00276	99.9013	98.8300	99.9292	43.8803	43.9210	0.0407	13.91688%	4.06439%	3.95897%
粉碎 15 min-3	2.00881	101.4818	100.3700	101.4888	45.0835	45.1253	0.0418		4.16167%	
粉碎 20 min-1	2.00860	104.0802	103.0326	104.0853	42.5136	42.5587	0.0451		3.90953%	
粉碎 20 min-2	2.00624	102.9758	101.9050	102.9825	42.0570	42.1013	0.0443	12.94141%	4.41622%	4.20793%
粉碎 20 min-3	2.00557	104.2481	103.2507	104.2613	39.7596	39.8027	0.0431		4.29803%	
灭菌 105 ℃-1	2.01848	118.2659	117.6357	118.2777	41.7877	41.8177	0.0300		2.50744%	
灭菌 105 ℃-2	2.01751	99.8362	99.2777	99.8462	40.7896	40.8214	0.0318	15.64639%	3.15240%	2.92695%
灭菌 105 ℃-3	2.01858	101.2498	100.6516	101.2625	42.1932	42.2247	0.0315		3.12101%	
灭菌 110 ℃-1	2.02302	100.5659	99.7266	100.5896	42.0483	42.0835	0.0352		2.93771%	
灭菌 110 ℃-2	2.02170	99.1453	98.5327	99.1688	42.1930	42.2268	0.0338	15.58168%	3.34372%	3.10572%
灭菌 110 ℃-3	2.02258	102.8628	102.1779	102.8874	41.8636	41.8943	0.0307		3.03573%	
灭菌 115 ℃-1	2.02406	106.9433	106.1246	106.9502	39.3208	39.3583	0.0375		3.15670%	
灭菌 115 ℃-2	2.02265	102.8618	102.1450	102.8768	41.7327	41.7690	0.0363	14.80871%	3.58935%	3.45890%
灭菌 115 ℃-3	2.02168	104.6842	103.9648	104.6905	42.2979	42.3346	0.0367		3.63064%	
丰原-1	2.09059	100.9081	100.6580	100.9174	43.5362	43.572	0.0358		2.88559%	
丰原-2	2.09667	104.7113	104.3820	104.7245	32.62143	32.65347	0.0320	15.74597%	3.05627%	3.02679%
丰原-3	2.09463	102.6772	102.2953	102.6806	39.13674	39.16961	0.0329		3.13850%	

　　根据《中国药典》2020 版一部,药材与饮片、石菖蒲按照挥发油测定法(通则 2204)测定,石菖蒲样品丰原及粉碎与灭菌后石菖蒲样品挥发油含量测定都大于 1.0%(mL/g),满足《中国药典》2020 版相关要求(表 5.13)。

表 5.13　石菖蒲粉碎灭菌工艺考察挥发油测定

序　号	m(g)	V(mL)	v(mL)	油含量	平均油含量/批
石菖蒲粉碎工艺考察 20 min-1	50.1572	2.00	1.10	2.1931%	
石菖蒲粉碎工艺考察 20 min-2	50.1205	2.05	1.15	2.2945%	2.2929%
石菖蒲粉碎工艺考察 20 min-3	50.1830	2.10	1.20	2.3912%	
石菖蒲灭菌工艺考察 105 ℃-1	50.1490	1.40	0.50	0.9970%	
石菖蒲灭菌工艺考察 105 ℃-2	50.1866	1.45	0.55	1.0959%	1.0300%
石菖蒲灭菌工艺考察 105 ℃-3	50.1532	1.40	0.50	0.9969%	
石菖蒲灭菌工艺考察 110 ℃-1	50.1362	1.55	0.65	1.2965%	
石菖蒲灭菌工艺考察 110 ℃-2	50.1833	1.65	0.75	1.4945%	1.3623%
石菖蒲灭菌工艺考察 110 ℃-3	50.1583	1.55	0.65	1.2959%	

序　号	m(g)	V(mL)	v(mL)	油含量	平均油含量/批
石菖蒲灭菌工艺考察 115 ℃-1	50.1315	1.70	0.80	1.5958%	
石菖蒲灭菌工艺考察 115 ℃-2	50.1 566	1.75	0.85	1.6947%	1.5623%
石菖蒲灭菌工艺考察 115 ℃-3	50.1259	1.60	0.70	1.3965%	
石菖蒲样品丰原-1	50.1140	1.75	0.85	1.6961%	
石菖蒲样品丰原-2	50.1295	1.80	0.90	1.7954%	1.7624%
石菖蒲样品丰原-3	50.1192	1.80	0.90	1.7957%	

四、开心散含量测定

开心散含量测定的方法学由数据分析可得仪器精密度、重复性、溶液稳定性、中间精密度 RSD 值均小于 2.00%，这六种物质的线性关系，加样回收率考察满足《中国药典》2020 版相关要求（表 5.14）。

表 5.14　开心散含量测定的方法学验证

成分	线性关系	RSD				加样回收率(%)
		仪器精密度	重复性	稳定性	中间精密度	
远志𠲱酮Ⅲ	$y = 246.26x + 0.0105$ （$R2 = 0.9997$）	0.33%	0.40%	0.69%	0.91%	95.13%
3,6′-二芥子酰基蔗糖	$y = 186.10x + 0.2624$ （$R2 = 0.9998$）	0.63%	0.39%	0.40%	0.95%	93.06%
人参皂苷 Re	$y = 35.55x + 0.0339$ （$R2 = 0.9996$）	0.38%	1.51%	1.82%	1.13%	94.24%
人参皂苷 Rb₁	$y = 27.652x + 0.0290$ （$R2 = 0.9995$）	0.35%	0.92%	1.74%	1.62%	99.47%
β-细辛醚	$y = 908.69x + 1.5920$ （$R2 = 0.9997$）	0.97%	0.09%	0.57%	0.59%	94.45%
α-细辛脑	$y = 561.33x + 0.2038$ （$R2 = 0.9997$）	1.51%	0.90%	1.27%	0.72%	99.44%

结合 15 批开心散含量测定结果,制定本品质量标准为:本品每 1 g 干燥品含远志𠮿酮Ⅲ($C_{25}H_{28}O_{15}$)计,不得少于 0.19 mg,3,6'-二芥子酰基蔗糖($C_{34}H_{42}O_{19}$)不得少于 0.54 mg、人参皂苷 Re($C_{48}H_{82}O_{18}$)不得少于 0.86 mg、人参皂苷 Rb$_1$($C_{54}H_{92}O_{23}$)不得少于 0.43 mg、β-细辛醚($C_{12}H_{16}O_3$)不得少于 2.2 mg、α-细辛醚($C_{12}H_{16}O_3$)不得少于 0.022 mg(表 5.15、表 5.16)。

表 5.15　15 批开心散含量测定结果

人参皂苷 Rb$_1$	保留时间(min)	峰面积	称样量(g)	稀释倍数	平均水分/批	含量(mg/g)	平均含量(mg/g)	平均含量
开心散基准样品 202301-1	40.847	1.0031	1.00075	25	6.3022%	0.6790999	0.677610499	0.0678%
开心散基准样品 202301-1	40.847	0.9987	1.00075	25	6.3022%	0.6761211		
开心散基准样品 202301-2	40.843	0.9711	1.00068	25	6.3022%	0.6574819	0.658328163	0.0658%
开心散基准样品 202301-2	40.840	0.9736	1.00068	25	6.3022%	0.6591745		
开心散基准样品 202302-1	40.837	0.5637	1.00051	25	6.3072%	0.6576291	0.658475582	0.0658%
开心散基准样品 202302-1	40.840	0.5718	1.00051	25	6.3072%	0.6593221		
开心散基准样品 202302-2	40.840	0.5433	1.00078	25	6.3072%	0.3816347	0.384376666	0.0384%
开心散基准样品 202302-2	40.840	0.5476	1.00078	25	6.3072%	0.3871186		
开心散基准样品 202303-1	40.840	1.0592	1.00037	25	6.2397%	0.3677094	0.69164564	0.0369%
开心散基准样品 202303-1	40.843	1.0740	1.00037	25	6.2397%	0.3706197		
开心散基准样品 202303-2	40.840	1.0925	1.00061	25	6.2397%	0.7167024	0.721709563	0.0722%
开心散基准样品 202303-2	40.843	1.1033	1.00061	25	6.2397%	0.7267167		
开心散基准样品 202304-1	40.847	1.1263	1.00054	25	6.2627%	0.7633606	0.771482856	0.0771%
开心散基准样品 202304-1	40.847	1.1278	1.00054	25	6.2627%	0.7796052		

人参皂苷 Rb_1	保留时间(min)	峰面积	称样量(g)	稀释倍数	平均水分/批	含量(mg/g)	平均含量(mg/g)	平均含量
开心散基准样品 202304-2	40.843	1.1518	1.00089	25	6.2627%	0.7819714	0.600501497	0.0601%
开心散基准样品 202304-2	40.847	1.1557	1.00089	25	6.2627%	0.4190316		
开心散基准样品 202305-1	40.840	0.6193	1.00034	25	6.2479%	0.7822779	0.600736875	0.0601%
开心散基准样品 202305-1	40.843	0.6162	1.00034	25	6.2479%	0.4191959		
开心散基准样品 202305-2	40.840	0.6240	1.00064	25	6.2479%	0.4169725	0.419611552	0.0420%
开心散基准样品 202305-2	40.837	0.6227	1.00064	25	6.2479%	0.4222506		
开心散基准样品 202306-1	40.840	0.6067	1.00084	25	6.3644%	0.4218107	0.416391541	0.0416%
开心散基准样品 202306-1	40.840	0.6145	1.00084	25	6.3644%	0.4109724		
开心散基准样品 202306-2	40.840	0.5970	1.00060	25	6.3644%	0.4110710	0.413713451	0.0414%
开心散基准样品 202306-2	40.837	0.5968	1.00060	25	6.3644%	0.4163559		
开心散基准样品 202307-1	40.840	1.0931	1.00063	25	6.3852%	0.4164363	0.4105066	0.0411%
开心散基准样品 202307-1	40.840	1.0872	1.00063	25	6.3852%	0.4045769		
开心散基准样品 202307-2	40.840	1.0611	1.00068	25	6.3852%	0.7407385	0.73873943	0.0739%
开心散基准样品 202307-2	40.843	1.0596	1.00068	25	6.3852%	0.7367404		
开心散基准样品 202308-1	40.843	1.1470	1.00015	25	6.4124%	0.7196437	0.719135045	0.0719%
开心散基准样品 202308-1	40.847	1.1540	1.00015	25	6.4124%	0.7186264		

表 5.16　15 批开心散含量测定结果

β-细辛醚	保留时间(min)	峰面积	称样量(g)	稀释倍数	平均水分/批	含量(mg/g)	平均含量(mg/g)	平均含量(mg/g)
开心散基准样品 202301-1	60.613	136.5519	1.00075	25	6.3022%	3.2842214	3.28360927	0.3284%
开心散基准样品 202301-1	60.610	136.5010	1.00075	25	6.3022%	3.2829972		
开心散基准样品 202301-2	60.607	136.2093	1.00068	25	6.3022%	3 2762106	3.271882336	0.3272%
开心散基准样品 202301-2	60.603	135.8494	1.00068	25	6.3022%	3.2675540		
开心散基准样品 202302-1	60.603	122.0119	1.00051	25	6.3072%	3.2769443	3.272615005	0.3273%
开心散基准样品 202302-1	60.603	121.9963	1.00051	25	6.3072%	3.2682857		
开心散基准样品 202302-2	60.600	121.5792	1.00078	25	6.3072%	2.9345891	2.9344015	0.2934%
开心散基准样品 202302-2	60.600	121 4354	1.00078	25	6.3072%	2.9342139		
开心散基准样品 202303-1	60.600	133.1038	1.00037	25	6.2397%	2.9232744	2.921545599	0.2922%
开心散基准样品 202303-1	60.610	133.5114	1.00037	25	6.2397%	2.9198168		
开心散基准样品 202303-2	60.607	132.6505	1.00061	25	6.2397%	3.1996065	3.204505554	0.3205%
开心散基准样品 202303-2	60.600	133.2091	1.00061	25	6.2397%	3.2094046		
开心散基准样品 202304-1	60.600	129.6240	1.00054	25	6.2627%	3.1169389	3.11748591	0.3117%
开心散基准样品 202304-1	60.607	129.6695	1.00054	25	6.2627%	3.1180330		
开心散基准样品 202304-2	60.607	130.3934	1.00089	25	6.2627%	3.1343434	3.135933516	0.3136%
开心散基准样品 202304-2	60.600	130.5257	1.00089	25	6.2627%	3.1375236		

β-细辛醚	保留时间(min)	峰面积	称样量(g)	稀释倍数	平均水分/批	含量(mg/g)	平均含量(mg/g)	平均含量(mg/g)
开心散基准样品202305-1	60.597	126.4963	1.00034	25	6.2479%	3.1355720	3.137162707	0.3137%
开心散基准样品202305-1	60.593	125.8101	1.00034	25	6.2479%	3.1387534		
开心散基准样品202305-2	60.590	125.3712	1.00064	25	6.2479%	3.0409464	3.032698345	0.3033%
开心散基准样品202305-2	60.587	124.7784	1.00064	25	6.2479%	3.0244503		
开心散基准样品202306-1	60.590	122.5006	1.00084	25	6.3644%	3.0170444	3.009911597	0.3010%
开心散基准样品202306-1	60.590	122.4485	1.00084	25	6.3644%	3.0027788		
开心散基准样品202306-2	60.587	121.9687	1.00060	25	6.3644%	2.9486708	2.948043798	0.2948%
开心散基准样品202306-2	60.587	121.9934	1.00060	25	6.3644%	2.9474168		
开心散基准样品202307-1	60.583	125.2093	1.00063	25	6.3852%	2.9479861	2.942210414	0.2942%
开心散基准样品202307-1	60.587	125.0193	1.00063	25	6.3852%	2.9364347		

第三节　经典名方毒理学研究指导原则及开心散非临床安全评价研究现状

一、经典名方开发毒理学研究指导原则

（一）概述

根据《中华人民共和国中医药法》，古代经典名方是指"至今仍广泛应用、疗效确切、具有明显特色与优势的古代中医典籍所记载的方剂"。《中药注册分类及申

报资料要求》(国家局 2020 年第 68 号公告)将中药注册分类中的第三类古代经典名方中药复方制剂细分为"3.1 按古代经典名方目录管理的中药复方制剂(简称 3.1 类)"与"3.2 其他来源于古代经典名方的中药复方制剂(简称 3.2 类)"。3.2 类包括未按古代经典名方目录管理的古代经典名方中药复方制剂和基于古代经典名方加减化裁的中药复方制剂。根据《药品注册管理办法》《中药注册分类及申报资料要求》等相关要求,古代经典名方中药复方制剂(包括中药注册分类 3.1 类和 3.2 类)需进行非临床安全性研究/毒理学研究。为指导和规范该两类药物的毒理学研究和评价,特制定本指导原则。本指导原则在《中药注册分类及申报资料要求》所提出的毒理学要求基础上,进一步细化和明确古代经典名方中药复方制剂的毒理学研究要求,包括毒理学研究内容、试验管理、各项试验要求、结果分析与评价等。

(二) 毒理学研究基本要求

非临床安全性评价是古代经典名方中药复方制剂上市所需的重要内容,因此试验设计科学合理、试验规范的毒理学试验非常重要。为了进一步加快古代经典名方中药复方制剂的上市进程,建议在药学研究确定生产工艺后采用符合要求的样品尽早开展毒理学试验[76]。

1. 毒理学研究内容

毒理学研究的内容《中药注册分类及申报资料要求》对中药复方制剂的毒理学研究要求为"中药复方制剂,根据其处方来源及组成、人用安全性经验、安全性风险程度的不同,提供相应的毒理学试验资料,若减免部分试验项目,应提供充分的理由。对于采用传统工艺,具有人用经验的,一般应提供单次给药毒性试验、重复给药毒性试验资料"。古代经典名方中药复方制剂 3.1 类和 3.2 类均应采用传统工艺制备且采用传统给药途径,因此,一般情况下,古代经典名方中药复方制剂的毒理学研究一般包括单次给药毒性试验、重复给药毒性试验。若毒理学试验中发现非预期毒性时,应考虑进行追加试验。另外,若临床应用涉及特殊人群,或已有信息显示存在特殊担忧,需根据具体情况提供相应的毒理学试验。具体试验要求参考相关指导原则,如《药物单次给药毒性试验技术指导原则》《药物重复给药毒性试验技术指导原则》等,在此,本指导原则不再进行详细阐述。

2. 毒理学试验管理

试验管理古代经典名方中药复方制剂的毒理学试验应当在经过药物非临床研究质量管理规范认证的机构开展,并遵守《药物非临床研究质量管理规范》(GLP)。

（三）毒理学研究的具体要求

1. 受试物

由于古代经典名方中药复方制剂为直接提出上市申请许可,因此毒理学试验受试物的要求与一般的中药新药总体原则相似但略有不同。受试物质量应稳定、均一、可控,应采用能充分代表上市样品质量属性和安全性的样品。应采用药学研究确定制剂生产工艺后的样品作为受试物。若为提高毒理学试验中的给药剂量等试验需要,需要采用浸膏、浸膏粉等中间体作为受试物的,应研究说明其代表性。

2. 单次给药毒性试验

对于古代经典名方中药复方制剂,一般情况下,可采用一种动物、按临床拟用途径进行单次给药毒性试验。试验具体要求参见《药物单次给药毒性试验技术指导原则》。

3. 重复给药毒性试验

参考《药物重复给药毒性试验技术指导原则》对于古代经典名方中药复方制剂,通常可先进行一种动物(啮齿类)的重复给药毒性试验,当发现有明显毒性时,为进一步研究毒性情况,再采用第二种动物(非啮齿类)进行试验。若处方中含有毒性药材,则应进行两种动物(啮齿类和非啮齿类)的重复给药毒性试验。应采用临床给药途径进行试验。试验给药期限见表5.17。试验具体要求参见《药物重复给药毒性试验技术指导原则》。

表 5.17　支持上市的重复给药毒性试验的给药期限

临床使用期限	啮齿类动物(月)	非啮齿类动物(月)
≤2 周	1	1
2 周～1 个月	3	3
1～3 个月	6	6
>3 个月	6	9

若临床使用时涉及不同的使用期限,以临床使用期限最长者设计重复给药毒性试验的给药期限。若临床用于慢性和复发性疾病而经常间歇性用药,重复给药毒性试验的给药期限宜采用最长期限。某些情况下,在通过合法途径获得且受试物物质基础一致的前提下,可采用同品种的毒理学试验资料来支持上市申请,但是需提供相关证明性资料(包括合法途径证明、物质基础一致性研究资料等)以满足上述前提。

4. 其他试验

根据品种具体情况,必要时需提供其他毒理学试验。若临床应用涉及儿童人群,应进行幼龄动物重复给药毒性试验,试验具体要求参考《支持儿科用药开发的非临床安全性评价指导原则》。若用于临床可能涉及哺乳期妇女,应考虑是否会通过哺乳对子代生长发育产生影响。另外,当在重复给药毒性试验中发现受试物对生殖系统具有不良影响或具有潜在的致癌性风险,或文献提示具有相关担忧时,可能需要追加相应的特殊毒性试验。如出现此类情况,鼓励申请人就特殊毒性试验的必要性等问题与药品审评中心进行沟通交流。

(四) 结果分析与评价非临床安全性评价

作为古代经典名方中药复方制剂上市申请的重要内容之一,通过动物中的毒性研究,利用在动物中显示出的毒性来预测人体中可能出现的毒性反应,最终为临床安全用药提供参考信息。因此,需要对试验结果进行科学分析和全面评价。在对试验数据进行评价时,对于各项检测指标,需正确理解均值数据和个体数据的意义,综合考虑统计学意义和生物学意义;对于不同指标,需综合相关指标进行综合评价。在此基础上,对所进行试验进行综合分析,分析其可能的毒性反应及毒性靶器官,描述毒性反应的性质和程度,确定安全范围,以及为临床应用提供需要关注的信息。在将毒理学试验结果外推至人体时,应考虑受试物在动物和人体内毒性反应之间可能的差异。对古代经典名方中药复方制剂毒理学试验结果进行评价时,还应结合中医药理论和人用经验进行综合评价。总之,对于毒理学试验结果的评价,最终将为临床应用提供安全性信息,以保障患者用药的安全性。

二、开心散非临床安全性研究

在经典名方开心散组方中,远志具有消肿、收缩子宫等功效,临床上曾用于引产及催产[77]。为了考察开心散的对孕鼠胚胎-胎仔发育的毒性,王恩力等人通过对大鼠灌胃开心散考察胚胎-胎仔发育的影响,研究含有远志的开心散对大鼠胎仔发育的影响情况[78]。试验中88只受精雌鼠按照体重随机分为溶媒对照组和开心散 $2.6\ g/(kg \cdot d)$、$5.2\ g/(kg \cdot d)$、$10.5\ g/(kg \cdot d)$ 三个剂量组,每组为22只。全部雌鼠于妊娠第6天(GD_6)按照15 mL/kg给药体积灌胃给予溶媒或对应浓度的开心散,每天1次,妊娠期第6天至第15天连续给药,于 GD_{20} 解剖检查。试验结果发现开心散对孕鼠胚胎-胎仔发育毒性的无损害反应水平(NOAEL)为 $10.5\ mg/(kg \cdot d)$,并未引起大鼠母体毒性和胚胎-胎仔发育毒性,此结果为临床安全用药提供了参考。

Mu等人进行了急性和亚慢性口服剂量毒性研究,以研究大鼠单次或13周重复口服开心散的潜在毒性[79]。首先是通过一定的提取方法获得开心散提取液粉末,在急性口服剂量毒性研究中,小鼠被随机分为6组,每组20只,在给予单剂量($60.04\ g/kg$、$48.03\ g/kg$、$38.42\ g/kg$、$30.74\ g/kg$、$24.59\ g/kg$ 和 $19.67\ g/kg$)溶解于蒸馏水中的提取物之前,可自由取水。两次灌胃,每次 0.8 mL/只,每次间隔8 h。最终研究数据表明开心散对小鼠的口服 LD_{50} 估计>32.59 g/kg。在亚慢性口服剂量毒性研究中,试验动物随机分为 4 组,每组 30 只,将提取液溶解于蒸馏水中,每日灌胃给药 91 天,分别给药剂量为 0、1 g/kg、3 g/kg 和 9 g/kg。研究结果表明,目前在人体中,开心散作为中药提取物的推荐剂量为 263.6 mg/(kg·d)(平均体重 60 kg)。而在传统医学中使用的剂量下,开心散水提取物可能是相对安全的,因为在口服亚慢性大鼠中高剂量给药时具有低毒性,低剂量给药时无毒性。

　　无论对于中药、天然药物、化学药物及生物技术药物,非临床安全性研究的目的都是相同的,即旨在发现药物毒性与毒性靶器官,寻找毒性剂量与安全剂量,权衡药物进入临床的人体受益与风险,为药物进入临床研究提供科学依据。因此,为保障药物进入临床试验的人体安全性,在非临床阶段应尽量采用全面、科学、灵敏和规范的策略、方法及技术以发现药物的潜在毒性,已成为国际社会的共识。只有全面发现并识别药物毒性,才能预测药物进入临床后患者的风险,才能有针对性地制定药物毒性的监测方案及防控措施,中药也不例外。复方中药制剂区别于化学药物、生物技术药物最大的特点是复方中药是在中医指导下的辨证施治,具有临床人体应用历史。一些经典名方、验方历时数百年的人体应用实践,累积了一些人体应用的信息资料,对其安全性有了初步了解和把握[80]。

　　结合现代研究并在保障处方安全的情况下,明确开心散的用药部位、剂量及功能主治等,开心散非临床安全性研究为临床安全用药提供了参考。

参 考 文 献

[1] 国家药品监督管理局.关于发布《古代经典名方关键信息考证原则》《古代经典名方关键信息表(7 首方剂)》的通知[EB/OL].(2020-10-15)[2020-11-11].https://www.nmpa.gov.cn/xxgk/fgwj/gzwj/gzwjyp/20201111091109170.html.
[2] 易腾达,李玉丽,牛林强,等.经典名方开心散及类方的古代文献考证[J].中国实验方剂学杂志,2021(5):8-15.
[3] 王瑾,周小江,胡园,等.开心散药效物质基础和药理作用机制的研究进展[J].中草药,2020,51(18):4780-4788.
[4] 林秋甘,林国彬,杨光义.鱼鳔的研究进展[J].西北药学杂志,2019,34(5):709-712.
[5] 李和伟,王启帆,付宇,等.关于古今中药药物剂量折算的相关思考[J].现代中药研究与实践,2017,31(4):84-86.
[6] 陶弘景.名医别录[M].陈芳,杨卫平,辑校.贵阳:贵州科技出版社,2017.
[7] 唐慎微.证类本草[M].曹孝忠,校.寇宗奭,衍义.上海:上海古籍出版社,1991:28.
[8] 苏颂.本草图经[M].北京:学苑出版社,2018.
[9] 陶弘景.本草经集注[M].尚志钧,尚元胜,辑校.北京:人民卫生出版社,1994:189.
[10] 苏敬.新修本草[M].云雪林,杨碧仙,辑校.贵阳:贵州科学技术出版社,2017.

[11] 刘文泰.本草品汇精要[M].北京:北京科学技术出版社,2019.

[12] 李时珍.本草纲目[M].福州:福建科学技术出版社,2016.

[13] 吴其濬.植物名实图考[M].北京:中华书局,2018.

[14] 朱亮,王群星,龚鸣,等.小柴胡汤的临床治验及其本草考证[J].中国乡村医药,2019,26 (17):18-20.

[15] 李峰,包海鹰.人参的本草考证及现代药理学的研究进展[J].人参研究,2017,29(2): 43-46.

[16] 国家药典委员会.中华人民共和国药典:2020年版　一部[S].北京:中国医药科技出版 社,2020.

[17] 王纶.本草集要[M].张瑞贤,李健,校注.北京:学苑出版社,2011.

[18] 郑金生.中华大典·医药卫生典·药学分典四[M].成都:四川出版集团巴蜀书社,2012: 391-411

[19] 张志聪.本草崇原[M].任华,宋白杨,点校.北京:中国中医药出版社,2020.

[20] 杨时泰.本草述钩元[M].上海:上海科学技术出版社,1958.

[21] 翁倩倩,赵佳琛,张悦,等.经典名方中石菖蒲药材的考证[J].中国中药杂志,2019,44 (23):5256-5261.

[22] 卢多逊.开宝本草·辑复本[M].尚志钧,辑校.合肥:安徽科学技术出版社,1998:151.

[23] 朱橚.救荒本草[M].北京:中医古籍出版社,2018.

[24] 卢之颐.本草乘雅半偈[M].北京:中国中医药出版社,2016.

[25] 张仲景.伤寒杂病论[M].王叔和,撰.钱超尘,郝万山,整理.北京:人民卫生出版社,2017.

[26] 华佗.中藏经[M].农汉才,点校.北京:学苑出版社,2007:81.

[27] 吴普.吴普本草[M].尚志钧,尤荣辑,辑校.北京:人民卫生出版社,1987:60.

[28] 葛洪.肘后备急方校注[M].北京:人民卫生出版社,2017.

[29] 陈延.小品方辑校[M].高文柱,辑校.天津:天津科学技术出版社,1983:85.

[30] 孙思邈.千金翼方[M].鲁兆麟,彭建中,魏富有,点校.沈阳:辽宁科学技术出版社, 1997:53.

[31] 陈卫东,彭慧,王妍妍,等.茯苓药材的历史沿革与变迁[J].中草药,2017,48(23): 5032-5038.

[32] 袁松.彩色图解《神农本草经》[M].北京:北京联合出版社,2015:220.

[33] 檀萃.滇海虞衡志[M].宋文熙,李东平,校注.昆明:云南人民出版社,1990:266.

[34] 吴仪洛.本草从新[M].北京:中国中医药出版社,2013:158.

[35] 司马迁.史记[M].石磊,译.北京:中国文史出版社,2021.

[36] 韩保升.蜀本草[M].尚志钧,辑复.合肥:安徽科学技术出版社,2005:420.

[37] 苏轼,沈括.苏沈良方[M].北京:人民卫生出版社,1956:41.

[38] 陈嘉谟.本草蒙筌[M].北京:人民卫生出版社,1988:216.

[39] 赵继鼎.中国真菌志(第三卷)[M].北京:科学出版社,1998:413.

[40] 郑金生.中华大典失医药卫生典失药学分典五[M].成都:四川出版集团巴蜀书社, 2012:1144.

[41] 雷敩.雷公炮炙论[M].王兴法,辑校.上海:上海中医学院出版社,1986:31-32.

[42] 唐甄权.药性论[M].尚志钧,辑校.合肥:安徽科学技术出版社,1983:38.

[43] 成都中医学院.中医常用名词简释[M].成都:四川人民出版社,1959:126.

[44] 张林,曾凤.《千金要方》开心散剂量的文献考证[J].北京中医药大学学报,2020,43(8):641-644.

[45] 孙思邈.备急千金要方[M].鲁兆麟,主校.沈阳:辽宁科学技术出版社,1997.

[46] 易腾达,李玉丽,谭志强,等.经典名方开心散功能主治衍变与剂量的关联考证[J].中国实验方剂学杂志,2021,27(7):24-33.

[47] 尚炳娴,戴子琦,吴倩文,等.经典名方开心散的处方与本草考证[J].西北药学杂志,2022,37(3):12-19.

[48] 国家中医药管理局办公室,国家药品监督管理局综合,规划财务司.关于公开征求《古代经典名方关键信息表(25 首方剂)(征求意见稿)》意见的通知[EB/OL].(2022-07-27)[2022-08-01]. http://www.natcm.gov.cn/kejisi/zhengcewenjian/2022-08-01/27311.html.

[49] 田桂玉,伍红菊,刘玉琦,等.经典名方开心散基准样品 HPLC 特征图谱研究[J].中国现代中药,2023,25(6):1311-1318.

[50] 聂燕,汪滢,赵璐,等.中药及其复方指纹图谱的研究新进展[J].时珍国医国药,2012,23(12):3110-3112.

[51] 王常瞵,高鹏,姜晶晶,等.开心散及其组成药材指纹/特征图谱的研究概况[J].山东中医药大学学报,2020,44(1):98-104.

[52] 邵建强.中药指纹图谱的研究进展[J].中草药,2009,40(6):994-998.

[53] 巴寅颖,刘洋,姜艳艳,等.开心散血清 HPLC 特征图谱研究[J].北京中医药大学学报,2011,34(6):409-412,416.

[54] 戴莹,姜艳艳,刘洋等.基于类药有效组分特征图谱的中药复方质量表征模式研究[J].北京中医药大学学报,2011,34(5):326-332.

[55] 刘江云.中药经方开心散抗老年性痴呆的物质基础研究[D].北京:中国协和医科大学,2004.

[56] Wang X T, Liu J, Yang X M, et al. Development of a systematic strategy for the global identification and classification of the chemical constituents and metabolites of Kai-Xin-San based on liquid chromatography with quadrupole time-of-flight mass spectrometry combined with multiple data-processing approaches[J]. Journal of Separation Science, 2018, 41(12): 2672-2680.

[57] Shi Y , Cao C , Zhu Y ,et al. Comparative pharmacokinetic study of the components of Jia-Wei-Kai-Xin-San in normal and vascular dementia rats by ultra-fast liquid chromatography coupled with tandem mass spectrometry[J]. Journal of Separation Science,2018, 41(12): 2504-2516.

[58] Zhang Z X, Yan B, Liu K L, et al. Fragmentation pathways of heroin-related alkaloids revealed by Ion trap and quadrupole time-of-flight tandem mass spectrometry[J]. Rapid

Commun Mass Spectrom, 2008, 22(18): 2851-2862.

[59]　崔琳琳, 冯巧巧, 曹玲, 等. 覆盆子生药粉湿热灭菌工艺优化及不同灭菌方式对质量影响研究[J]. 药物评价研究, 2022, 45(5): 918-925.

[60]　孙昱. 中药灭菌方法探讨[J]. 中国临床药理学杂志, 2018, 34(19): 2380-2382.

[61]　陈天朝, 徐丽军, 宋薇. 中药固体制剂灭菌技术研究现状、问题及对策[J]. 中医学报, 2013, 28(7): 1015-1017.

[62]　冯少俊, 伍振峰, 王雅琪, 等. 中药灭菌工艺研究现状及问题分析[J]. 中草药, 2015, 46(18): 2667-2673.

[63]　陈天朝, 聂书慧, 白明学, 等. 我院医院制剂灭菌方法的总结及讨论[J]. 中国当代医药, 2013, 20(34): 187-188.

[64]　严丹, 袁星, 解达帅, 等. 中药饮片灭菌的研究现状与思考[J]. 中草药, 2016, 47(8): 1425-1429.

[65]　王钢, 王丹, 何毅, 等. 麦冬、大黄饮片电子束辐照灭菌工艺研究[J]. 核农学报, 2022, 36(8): 1579-1588.

[66]　康超超, 王学成, 伍振峰, 等. 基于物理化学及生物评价的中药生药粉灭菌技术研究进展[J]. 中草药, 2020, 51(2): 507-515.

[67]　尚海宾, 陶海涛, 乔晓芳. 中药高温瞬时灭菌设备的智能化设计与性能确认[J]. 流程工业, 2022(7): 58-61.

[68]　李振豪, 李顺仓, 王杰, 等. 不同灭菌法对婴儿健脾散成分及微生物的影响[J]. 流程工业, 2020(6): 56-59.

[69]　国家药品监督管理局综合司. 公开征求古代经典名方中药复方制剂及其物质基准申报资料要求(征求意见稿)意见[EB/OL]. [2021-03-04]. https://www.nmpa.gov.cn/xxgk/zhqyj/zhqyiyp/20190327150101694.html.

[70]　陈颖, 禹鹏鑫, 丁辉, 等. 经典名方开心散不同温度高压蒸汽灭菌条件下9种指标成分含量变化研究[J]. 中草药, 2021, 52(4): 976-981.

[71]　周天姣. 生慧颗粒的制备工艺与益智延寿药效物质基础研究[D]. 武汉: 湖北中医药大学, 2021.

[72]　尚炳娴, 李军, 张佟, 等. 开心散60Co-γ射线辐照灭菌工艺优化及不同灭菌方式对其质量影响研究[J]. 中草药, 2023, 54(8): 2408-2416.

[73]　郝豪奇. 加压溶剂提取对丹参成分及活性的影响[D]. 青岛: 青岛科技大学, 2020.

[74]　张奇志, 王文亮, 王守经, 等. γ射线辐照技术对中药灭菌的应用研究进展[J]. 中国现代药物应用, 2007, 1(2): 62-63.

[75]　李俊莹, 许倩, 秦绍刚, 等. 高温瞬时灭菌对开心散有效成分含量及微生物学指标的影响[J/OL]. 中国现代中药, 2024, 26(1): 168-175[2023-11-17]. https://doi.org/10.13313/j.issn.1673-4890.20230310004.

[76]　黄芳华, 王庆利. 古代经典名方中药复方制剂毒理学研究[J]. 中国中药杂志, 2022, 47(23): 6529-6532.

[77]　姜北.《景岳全书·妇人规》组方用药特点研究[D]. 哈尔滨: 黑龙江中医药大学, 2020.

[78] 王恩力,郑成成,徐百卉,等.开心散大鼠灌胃给药胚胎-胎仔发育毒性试验[C]//中国毒理学会生殖毒理专业委员会,中国实验灵长类养殖开发协会.2019年生殖毒理药理学理论与技术及科技产品研发学术交流大会暨2019年中国实验灵长类养殖开发协会第五届二次全体会员大会论文集.

[79] Mu L H, Huang Z X, Liu P, et al. Acute and subchronic oral toxicity assessment of the herbal formula Kai-Xin-San[J]. Journal of Ethnopharmacology, 2011, 138(2):351-357.

[80] 岑小波,韩玲.中药新药非临床安全性研究和评价的思考[J].中国药理学与毒理学杂志,2016,30(12):1343-1358.

[81] 林源,董志颖,黄宝康,等.人参历代炮制工艺与传承研究[J].亚太传统医药,2022,18(7):221-226.

[82] 高慧,黄雯,熊之琦,等.远志的炮制研究进展[J].中国实验方剂学杂志,2020,26(23):209-218.

[83] 陈芳,吴潍,范晓良.茯苓炮制历史沿革考证[J].中药材,2021,44(9):2224-2231.